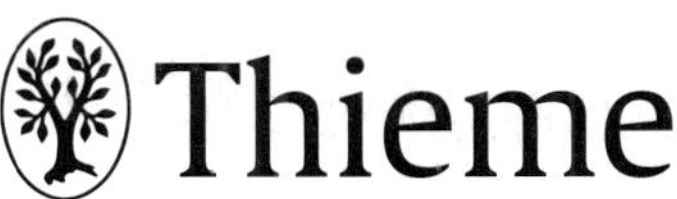

Rückenschule für das zahnärztliche Team

Korrekte Arbeitshaltung, gezielter Ausgleich, wirkungsvolle Selbstbehandlung

Manfred Just

In Zusammenarbeit mit Richard Hilger

2., überarbeitete Auflage
191 Abbildungen

Georg Thieme Verlag
Stuttgart · New York

Manfred Just
Am Ries 6
91301 Forchheim

Die 1. Auflage ist erschienen
bei Hüthig Verlag Heidelberg.
1. Auflage 1998

Die Deutsche Bibliothek – CIP-Einheitsaufnahme
Just, Manfred
Rückenschule für das zahnärztliche Team :
korrekte Arbeitshaltung, gezielter Ausgleich,
wirkungsvolle Selbstbehandlung / Manfred
Just. In Zusammenarbeit mit Richard Hilger. –
2., überarb. Aufl. – Stuttgart : New York :
Thieme, 2002

Wichtiger Hinweis: Wie jede Wissenschaft ist die Medizin ständigen Entwicklungen unterworfen. Forschung und klinische Erfahrung erweitern unsere Erkenntnisse, insbesondere was Behandlung und medikamentöse Therapie anbelangt. Soweit in diesem Werk eine Dosierung oder eine Applikation erwähnt wird, darf der Leser zwar darauf vertrauen, dass Autoren, Herausgeber und Verlag große Sorgfalt darauf verwandt haben, dass diese Angabe **dem Wissensstand bei Fertigstellung des Werkes** entspricht. Für Angaben über Dosierungsanweisungen und Applikationsformen kann vom Verlag jedoch keine Gewähr übernommen werden. **Jeder Benutzer ist angehalten**, durch sorgfältige Prüfung der Beipackzettel der verwendeten Präparate und gegebenenfalls nach Konsultation eines Spezialisten festzustellen, ob die dort gegebene Empfehlung für Dosierungen oder die Beachtung von Kontraindikationen gegenüber der Angabe in diesem Buch abweicht. Eine solche Prüfung ist besonders wichtig bei selten verwendeten Präparaten oder solchen, die neu auf den Markt gebracht worden sind. **Jede Dosierung oder Applikation erfolgt auf eigene Gefahr des Benutzers.** Autoren und Verlag appellieren an jeden Benutzer, ihm etwa auffallende Ungenauigkeiten dem Verlag mitzuteilen.

© 2002 Georg Thieme Verlag
Rüdigerstraße 14, D-70469 Stuttgart
Unsere Homepage: http://www.thieme.de
Printed in Germany
Bilder und Grafiken mit freundlicher
Genehmigung DIAVOLO-Verlag, Forchheim
Umschlaggestaltung: Thieme Verlagsgruppe
Satz und Druck: Kösel GmbH & Co. KG,
Kempten

ISBN 3-13-119422-7   1 2 3 4 5 6

Danksagung

Bei der Erstellung dieses Buches wurde ich von vielen Fachleuten unterstützt. Mein besonderer Dank gilt Herrn Dr. med. dent. Richard Hilger für die unermüdliche und kritische Mitarbeit und Bereitschaft, das eigene Wissen und Material bereitzustellen.

Für Impulse und Handreichungen danke ich den Zahnärzten Dr. Bert Wagner und Dr. Werner Neuhauser, für das Lektorat Dr. Heinz-Michael Günther.

Mein Dank gilt auch dem Praxisteam von Dr. Stephan Eger, Katrin Schmitt, Melanie Eichfelder und Karin Hofmann sowie den vielen kritischen und aufbauenden Fachkollegen und Freunden, ohne die dieses Buch nicht möglich gewesen wäre.

Anmerkung: Sowohl der Beruf des Zahnarztes als auch der der Zahnarzthelferin kann von weiblichen und männlichen Personen ausgeübt werden. Die alleinige weibliche oder männliche Schreibweise bedeutet keine Diskriminierung oder einseitige Auffassung seitens der Autoren.

Geleitwort

Die zahnärztliche Arbeitsweise ist durch geringe Unterschiede von Haltung und Bewegung gekennzeichnet und wird meist im engsten Bewegungsraum am Patientenstuhl ausgeübt. Die Behandlungen werden im Allgemeinen nur durch wenige nicht voll ausgeschwungene Schritte unterbrochen; knappe, automatisierte Kurzbewegungen verbinden die verschiedenen Arbeitshaltungen. Meist wird lang anhaltende, statische, bewegungsarme Haltearbeit geleistet, die mit einer Dauerteilbelastung einzelner Abschnitte des Haltungs- und Bewegungsapparates verbunden ist. Das Arbeitsfeld im Patientenmund ist oft schlecht zugänglich und erzwingt einen begrenzten Einblickswinkel, vor allem, wenn der Patient unzweckmäßig gelagert ist.

Nach der Behandlung nimmt man sich oft nicht die Zeit für kurze lockernde Entspannung. Der nächste Patient beansprucht die volle Aufmerksamkeit; das Skelett-Muskel-System wird erneut stärker angespannt ohne vorherige wirkungsvolle Entspannung.

Diese beruflichen Arbeitsabläufe in ihrer arbeitstäglichen jahrelangen häufigen Wiederholung verursachen oft zunächst lokale Missempfindungen und Schmerzen, dann funktionelle Beschwerden und später bleibende Schäden am Skelett-Muskel-System, die die Berufsausübung hemmen oder gar unmöglich machen.

Diese ungünstigen Bedingungen können durch zweckmäßige Gestaltung der zahnärztlichen Arbeit und der Arbeitsumgebung entscheidend verbessert werden. Frühe Hinweise dazu erfolgten schon zum Ende des 19. Jahrhunderts (*Colemen* 1883, *Williams* 1949), in der 1. Hälfte des 20. Jahrhunderts (z. B. *Balters* 1931, *Focke* 1937), durch *Schöbel* (1967) sowie besonders seit den 60er-Jahren, als der „neue Stil in der Zahnheilkunde" (*Schön* 1942) propagiert wurde. In den folgenden Jahrzehnten wurden umfangreiche Systeme zur zahnärztlichen Arbeitssystematik entwickelt (z. B. von *Beach*, beschrieben von *Paul* [1980], sowie von *Hilger* [1978–94]).

In der Darmstädter Untersuchung (*Rohmert* et al. 1988) wurden 1986 die Ursachen und Auswirkungen von Körperhaltungen bei zahnärztlicher Tätigkeit analysiert und Empfehlungen zu gesünderen Arbeitsbedingungen gegeben. Mit beeindruckender Klarheit ergab sich, dass der sitzende Zahnarzt und die Assistenz gute Arbeitshaltungen nur einnehmen können, wenn der Patient zweckmäßig gelagert ist, oft in liegender Position. Die aufgabenbezogene Patientenlagerung ist unabdingbare Voraussetzung für gute Arbeitshaltungen, die einen niedrigen Belastungsgrad aufweisen.

Aber auch bei diesen günstigen Körperhaltungen ist eine bedeutende Beanspruchung zu erwarten, weil sie so häufig im Einzelfall und während des Arbeitstages vorkommen. So wird verständlich, dass auch jahrzehntelange ergonomische Arbeitsweise körperliche Missempfindungen meist nicht völlig verhindern kann.

Umso dringlicher wird es deshalb, gesundheitsförderndes Verhalten bei der Patientenbehandlung, in den Arbeitspausen und in der Freizeit einzuüben. Diese gymnastischen Übungen sollen geschwächte Muskeln kräftigen, verspannte Muskeln lockern, verkürzte Muskeln dehnen sowie den Kreislauf und die Atmung anregen. Zweckmäßige Gestaltung der häuslichen Umgebung soll hinzukommen.

Der Mensch ist nach seinem biologischen Bauplan für intensive körperliche Aktivität bestimmt und auf dynamisch-motorische Belastung ausgerichtet. Fast die Hälfte der Skelettmuskulatur dient der Bewegung. Der Mensch ist ein Laufgeschöpf.

Bei allen Überlegungen zur bestmöglichen Gestaltung von Arbeit und Freizeit ist zu berücksichtigen, dass die Ausübung der Zahnheilkunde mit Belastungen verbunden ist, die sich nicht völlig vermeiden lassen. Durch zweckmäßiges Verhalten aber, wie in diesem Buch beschrieben, kann erreicht werden, dass die beruflichen Belastungen keine krank machenden Wirkungen haben. So erreichen wir am besten unser Ziel:

Sorgfalt für den Patienten,
Schutz für das Team.

Düsseldorf, Mai 1997   Dr. Richard Hilger

Vorwort zur 2. Auflage

Kurz nach Erscheinen war im Herbst 1998 bereits über die Hälfte der 1. Auflage verkauft – ein Zeichen, dass dieses Thema vielen Fachkollegen „unter den Nägeln brennt". Aufgrund der großen Nachfrage wurde eine Neuauflage notwendig, die Sie nun in Händen halten.

Aufbau und weite Teile der vorliegenden 2., überarbeiteten Auflage, unter anderem der fachliche Teil über Abhalte- und Absaugtechnik von Dr. Richard Hilger, sind unverändert geblieben. In zwei Bereichen gibt es neue wissenschaftliche Erkenntnisse bzw. Weiterentwicklungen: bei den Themen „Druckverhältnisse in der Wirbelsäule" und „Selbsttherapie", die selbstverständlich in die Neuauflage eingebaut wurden.

Die Untersuchungen einer Ulmer Forschergruppe um Dr. *Wilke* brachten teilweise 30 Jahre geltende Regeln ins Wanken. Wilke et al. wiederholten und verfeinerten die Untersuchungen von *Nachemson* aus den 60er-Jahren zur Druckbelastung der Bandscheiben bei verschiedenen Haltungen und Tätigkeiten und kamen zu einigen völlig neuen Ergebnissen (siehe Kapitel „Haltung").

Im Bereich Selbsttherapie gibt es ebenfalls Neuigkeiten. Die Methode *Zilgrei* hat sich weiterentwickelt zu JUST-FIVE. Der bisherige Ansatz „Schmerztherapie" wurde dabei um den Inhalt „Muskelbalanceaufbau" erweitert zu einem umfassenden Konzept zur Wiederherstellung *und* Stabilisierung von Beschwerdefreiheit. Gleichzeitig wurde JUST-FIVE noch mehr den Bedürfnissen der Arbeitswelt angepasst (siehe Kapitel „JUST-FIVE").

Ich wünsche Ihnen viel Spaß bei der Lektüre und viel Erfolg bei der Anwendung und Umsetzung der praktischen Tipps.

Forchheim, im September 2001 Manfred Just

Vorwort zur 1. Auflage

Haltungsschäden und Bewegungsmangelkrankheiten sind immer mehr auf dem Vormarsch. Manche Branchen und Berufszweige sind dabei noch stärker betroffen als der so genannte Bundesdurchschnitt – zum Beispiel Zahnärztinnen und Zahnärzte.

Die Folgen sind Schmerzen, Unwohlsein, Nachlassen der Qualität und Quantität der Arbeitsergebnisse, längere Absenzen, chronische Leiden und oft vorzeitiger Ruhestand.

Der dadurch entstehende immense volkswirtschaftliche Schaden schlägt sich gerade bei den freiberuflich tätigen Zahnärzten spürbar in konkretem Umsatzrückgang nieder, jeder entgangene Arbeitstag bedeutet Einbußen in vierstelliger Höhe.

Zum Glück kann man dagegen etwas tun, denn solche Krankheiten sind nicht automatisch die Folge des Berufes, sondern oft „hausgemacht" und selbst mitverschuldet. Prophylaxe heißt das Stichwort, doch diesmal nicht zum Wohle des Patienten, sondern zum Wohle des Behandlers.

Das vorliegende Buch, welches in enger Zusammenarbeit mit Herrn Dr. Richard Hilger aus Düsseldorf entstanden ist, soll ein Leitfaden sein, diese Prophylaxe erfolgreich durchzuführen.

Es wurde daher viel Wert auf sofortige und konkrete Umsetzbarkeit aller Tipps und Hinweise am Arbeitsplatz und zu Hause gelegt. Optimale Haltung in allen Lebenslagen, korrekte Patientenlagerung, optimale Absaug- und Haltetechnik, optimale Praxisorganisation, Mikro- und Minipausen mit gezielten Ausgleichsübungen, Entspannungstechniken, Selbstbehandlungsmethoden wie *Zilgrei* oder Akupressur und vieles mehr sind in diesem Buch enthalten.

Dieses Werk soll auch dazu dienen, Aktivität anzuregen und Freude an Bewegung zu wecken.

Forchheim, im Mai 1997 Manfred Just

Inhaltsverzeichnis

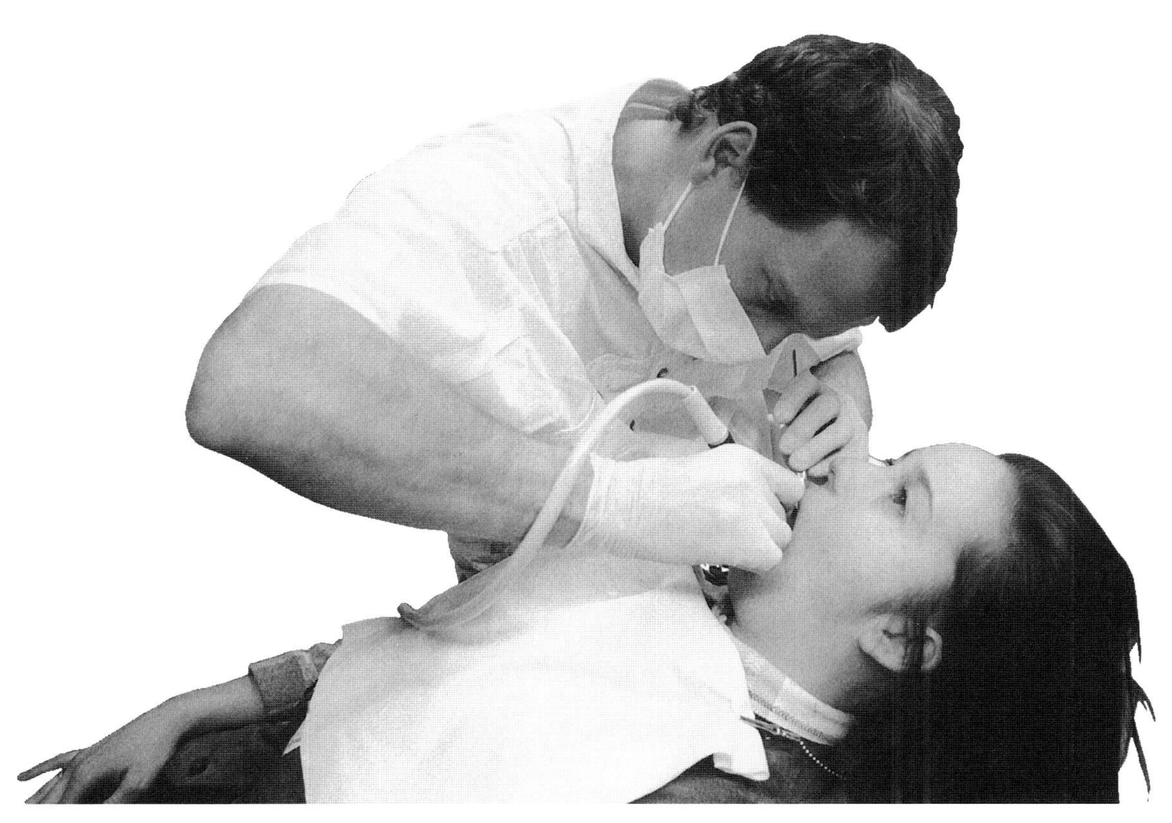

Besonderheiten
und Gefahren
des zahnärztlichen Berufes

In diesem Kapitel finden Sie:

- Ein ganz normaler Montag

- Ist Zahnarztsein gefährlich?

- Auslöser: Arbeitshaltung

- Auslöser: Bewegungsmangel

- Auslöser: zusätzliche Risikofaktoren

Ein ganz normaler Montag

Es ist Montag. Schon nach zwei Patienten hat Dr. Schmidt einen steifen Nacken, kurz vor 11.00 Uhr macht sich sein Rücken bemerkbar, bei der letzten Sitzung vor der Mittagspause spürt er ein Kribbeln in der rechten Hand. Die Pause ist kürzer als erhofft, weil es Komplikationen beim letzten Patienten gab, und Dr. Schmidt muss schon nach 30-minütiger Erholung wieder an die Arbeit. Eigentlich fühlt er sich müde, aber er hat noch 4 Stunden Präzisionsarbeit vor sich, also streckt er sich einmal, kneift die Augen zusammen und startet. Schließlich will er pünktlich Feierabend machen, um noch etwas zu besorgen.

18.00 Uhr, endlich hat der letzte Patient die Praxis verlassen. Dr. Schmidt fühlt sich etwas schlapp, die Schulter schmerzt, die Augen brennen. Jetzt wäre etwas frische Luft genau das Richtige.

Dr. Schmidt setzt sich ins Auto und fährt von der Praxis mit einem kleinen Umweg nach Hause, er muss ja noch etwas einkaufen. Mit Stau ist er endlich kurz nach 19.00 Uhr da. Eigentlich wollte er zum Ausgleich noch etwas mit dem Rennrad fahren, aber er hat jetzt gar keine rechte Lust – außerdem regnet es leicht.

Also isst er lieber zu Abend und setzt sich dann bequem auf die Couch – endlich entspannen.

Skala der Leiden	
von 100 befragten Zahnärzten klagten über:	
Wirbelsäulenbeschwerden	64
Kopfschmerzen	42
Dermatitiden	40
sonstige Beschwerden	20
Quelle: Der freie Zahnarzt 1981	

Schließlich ist morgen ein harter Tag mit zwei langen und komplizierten Sitzungen, da will Dr. Schmidt wieder fit sein. Hoffentlich sind die Verspannungen im Nacken morgen früh weg.

Ein Ausnahmefall oder täglich gelebte Praxis bei Tausenden von Zahnärztinnen und Zahnärzten?

Ist Zahnarzt sein gefährlich?

Viele Fachkollegen haben schon nach wenigen Berufsjahren chronische Beschwerden und Schädigungen. Im Vergleich zu anderen Berufsgruppen im medizinischen Bereich halten die Zahnärzte einen traurigen Rekord, was vorzeitigen Ruhestand wegen Arbeitsunfähigkeit, Berufswechsel aus gesundheitlichen Gründen und auch geringere Lebenserwartung anbetrifft.

Auffallend dabei ist, dass Beschwerden sich nicht auf Zahnärzte mit jahrzehntelanger Berufsausübung beschränken, sondern bereits viele Kollegen unter 30 Jahren darunter leiden.

Warum ist das so?

Die Ursachen sind in den charakteristischen Arbeitsbedingungen zu finden:

- Die unphysiologische und oft extrem ungünstige körperliche Arbeitshaltung führt frühzeitig zu orthopädischen Problemen bis hin zu Arbeitsunfähigkeit.
- Extreme Bewegungsarmut sowie überwiegend statische Muskelarbeit und hohe psychische Dauerbelastung sind in hohem Maße Risikofaktoren für degenerative Herz-Kreislauf- und Stoffwechselkrankheiten.

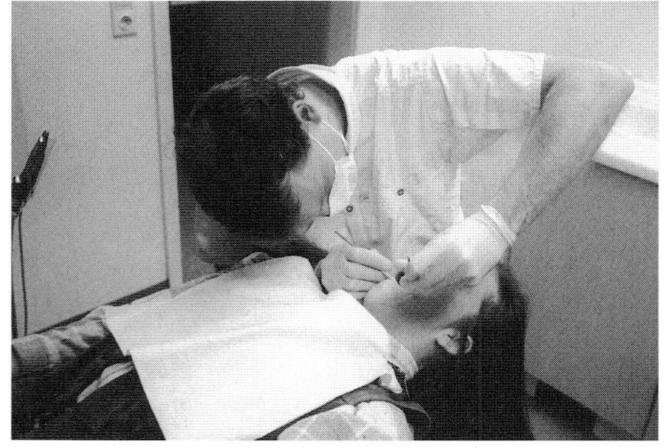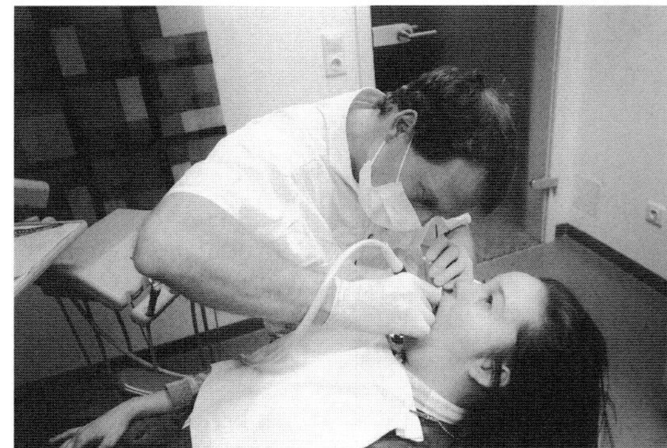

Zwei der häufigsten zahnärztlichen Grundhaltungen

Auslöser: Arbeitshaltung

Zahnärzte sitzen während der Arbeit fast ausnahmslos und nehmen dabei in der Regel eine überwiegend statische, häufig unphysiologische und torquierte Körperhaltung ein – und das stundenlang.

Diese statische Belastung (= Mangel an Bewegung und Haltungswechsel) führt zu unzureichender Durchblutung und damit Mangelernährung der Haltemuskulatur. Schon minimale Anstrengungen reduzieren die Durchblutung extrem: Bei Muskelanspannung mit 15% der Maximalkraft kommt es zu Durchblutungseinschränkungen, bei 50% zu einem Durchblutungsstop (nach *Weineck* 1992). Über zunehmende aerobe Energiebereitstellung, Anhäufung saurer Stoffwechselprodukte, Lähmung und Verquellung der Muskelzellmembran und Dauerkontraktion der Muskelfasern kommt es zu tastbaren Verhärtungen (Myogelosen) mit Dauerschmerzsymptomatik.

Eine weitere Folge ist die steigende zentrale Ermüdung mit abnehmender Konzentrationsfähigkeit.

Aber nicht nur die Muskulatur verändert sich durch die Fehlbelastung, auch Knorpel, Bänder und die Bandscheiben. Durch statische Dauerbelastungen nimmt die Bandscheibenhöhe ab, die Spannung der Längsbänder lässt nach, das Bewegungssegment lockert sich. Die dadurch bewirkte Stellungsänderung der Wirbelkörper ist verknüpft mit einer Einengung der Zwischenwirbellöcher mit der Folge der Bedrängung und Reizung der Nervenwurzeln, die dort austreten (= Ischialgie, Protrusion, Prolaps).

Die durch die Degeneration nicht mehr anpassungsfähige Bandscheibe reagiert viel empfindlicher auf berufliche Mehr- und Fehlbelastungen, sodass nach einigen Berufsjahrzehnten die Schmerzsyndrome extrem zunehmen.

Welche Belastungen durch unterschiedliche Positionen auf die Wirbelsäule und damit die Bandscheiben einwirken, zeigen die folgenden Bilder:

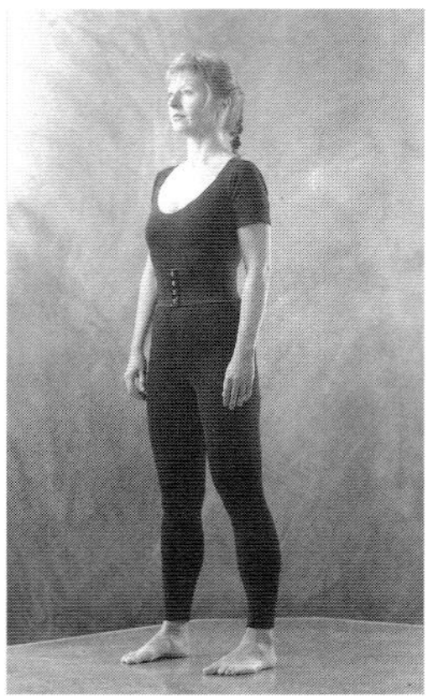

≙ 100%

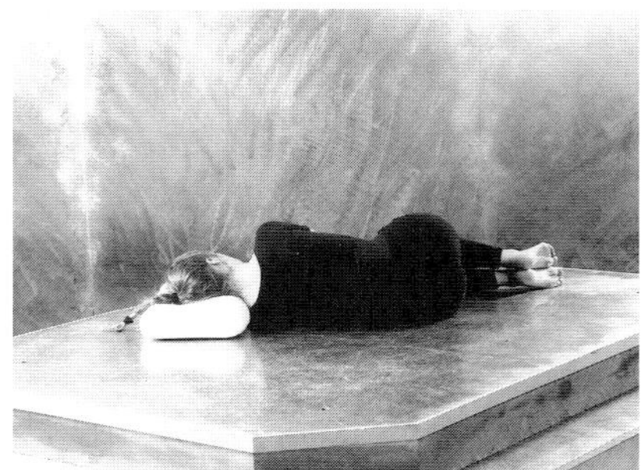

≙ 25%

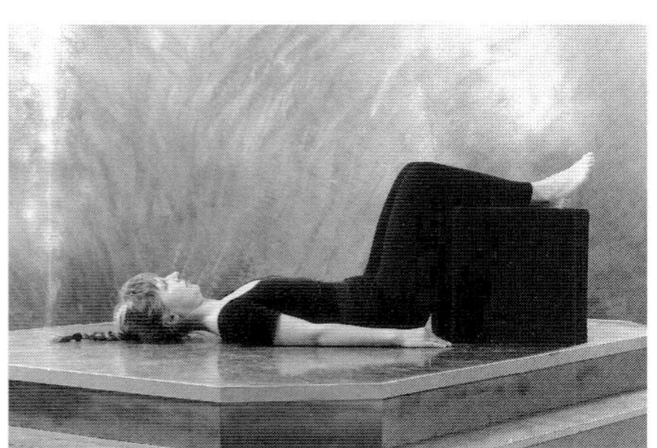

≙ 25%

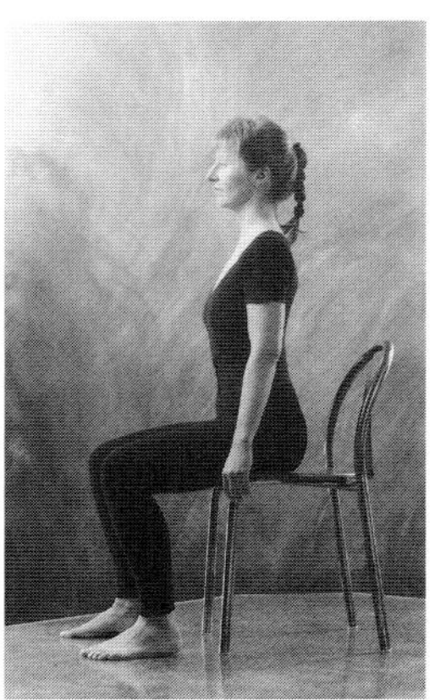

≙ 90%

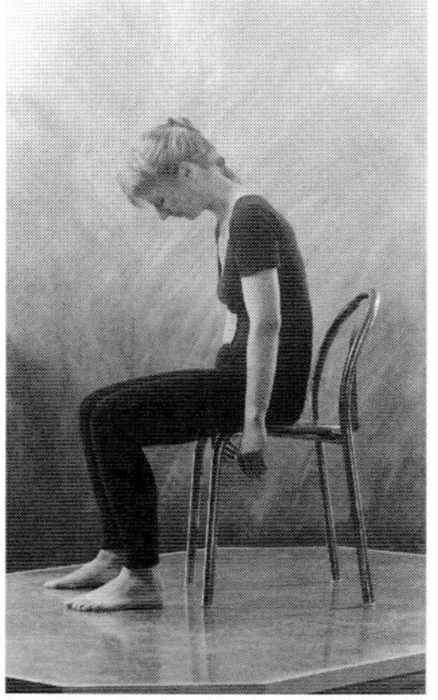

≙ 170%

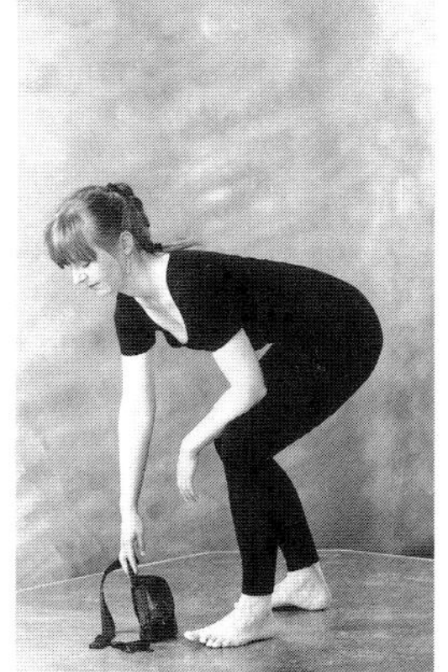

≙ 170–190%

Auslöser: Bewegungsmangel

Zahnärzte haben einen durch Bewegungsarmut und Haltungsmonotonie geprägten Beruf. Sie bewegen sich sehr wenig, da sie fast nur sitzen (s.o.) und der Arbeitsbereich – die Mundhöhle – klein ist und meist die gleiche Sitzposition erfordert.

Da der menschliche Organismus auf Bewegung angelegt ist, muss sich jede chronische Unterforderung in Form von Bewegungsmangelerkrankungen niederschlagen. Allein in den letzten hundert Jahren veränderten sich das Bewegungsverhalten und der Faktor „körperliche Arbeit" rapide. Wurde damals die für die Arbeit benötigte Energie noch zu 90% durch Muskelkraft geleistet, so beträgt dieser Anteil heutzutage nur noch 1% (nach *Mellerowicz/Franz* 1981).

Eine solche Entwicklung kann nicht ohne Auswirkungen auf die Gesundheit des Menschen bleiben, und so ist quer durch die Bevölkerung ein entsprechender Anstieg von Bewegungsmangel-Krankheiten zu verzeichnen. Zahnärzte sind dabei überrepräsentiert.

Auslöser: zusätzliche Risikofaktoren

Zu den beiden genannten Hauptauslösern von chronischen Beschwerden kommt noch eine Vielzahl weiterer Risikofaktoren, die diese Beschwerden begünstigen und verstärken. Risikofaktoren sind spezielle Verhaltensweisen, Umwelteinflüsse und Körpermerkmale, die auf den menschlichen Organismus einwirken und diesen schädigen.

Je mehr solcher Faktoren zusammentreffen, desto früher und schwerer treten degenerative Herz-Kreislauf-Erkrankungen oder arteriosklerotische Veränderungen auf. Dabei addieren sich die Risikofaktoren in ihrer Wirkung nicht nur, sie potenzieren sich, zwei Risikofaktoren bedeuten also vierfaches Infarktrisiko (nach *Weineck* 1990 *a*).

Die häufigsten Risikofaktoren (neben Bewegungsmangel und falscher Haltung) sind Bluthochdruck, Fettstoffwechselstörungen, Nikotin, Übergewicht, zusätzlicher (negativer) psychosozialer Stress, Diabetes mellitus, Alkohol.

Zusätzlich verstärkend wirkt die (Arbeits-)Umgebung, wenn z. B. Geräte und Instrumente nicht ergonomisch angepasst sind, schlechte Absaugeinrichtungen vorhanden sind, die Beleuchtung unvorteilhaft ist und auch der Lärm gesundheitsschädigend wirkt.

Auf einige der zusätzlichen Risikofaktoren wie Rauchen, Alkohol und Übergewicht wird in diesem Buch nicht näher eingegangen. Dies bedeutet nicht, dass der Autor die Wichtigkeit dieser Faktoren unterschätzt, doch würde es den Rahmen des Buches sprengen, diese angemessen abzuhandeln.

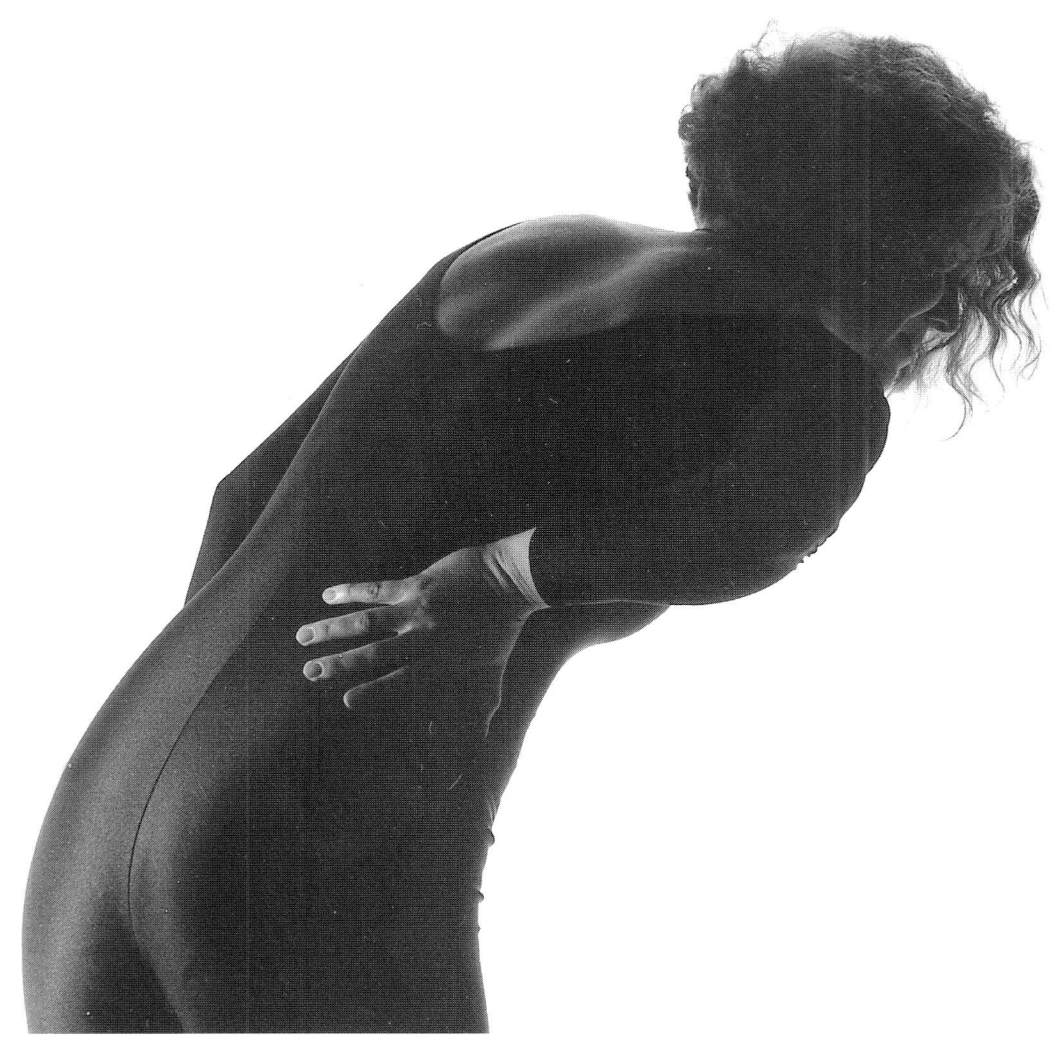

Hauptbeschwerden im zahnärztlichen Beruf

In diesem Kapitel finden Sie:

- Konkrete Beschwerden

- Krankheitsbilder und Beschwerden der Wirbelsäule

- Erkrankungen der Halswirbelsäule (Halswirbelsäulen-syndrom/ Zervikalsyndrom)

- Erkrankungen der Lendenwirbelsäule

- Prävention - Behandlung - Aktivität

Konkrete Beschwerden

Folgende „typische" haltungsbedingte Beschwerden werden immer wieder genannt:

- lokale Hals-Nacken-Beschwerden nach längeren Sitzungen,
  oft schon nach 1 – 2 Stunden Arbeit,
- Schulter-Arm-Syndrom, also ausstrahlende Schmerzen in Arme und Hände
  bzw. Kribbeln und Taubheit in Armen und Händen,
- Kopfschmerzen, meist einseitig, vor allem spätnachmittags und abends,
  oft in Verbindung mit Augenschmerzen,
- Stechen im Brustbereich und Atembeschwerden,
  vor allem nach langen Sitzungen,
- lokale Schmerzen im LWS-Bereich, auch nachts und am frühen Morgen,
- ischiatische Beschwerden mit Taubheitsgefühlen in einem Bein/beiden Beinen,
  vor allem bei längeren Behandlungen,
- Hüftbeschwerden, vor allem im rechten Bein (bei Rechtshändern).

(Quelle: Erhebungen des Autors bei Spezialkursen für Zahnärzte 1995/96)

Ursachen für diese Beschwerden sind meist falsche Haltung, also z.B. eine torquierte Oberkörperhaltung, abgespreizte Arme, schief gelegter oder vornüber geneigter Kopf, falsche Beinhaltung und Dauerbelastungen, z.B. durch langwierige Behandlungen oder auch bewusstes Verharren in der sitzenden Position (z.B. wegen Zeitminimierung).

Dies deckt sich weitestgehend mit den typischen vertebragenen Schmerzsyndromen bei Zahnärzten, die *Kastenbauer* (1987) beschreibt:

- **HWS-Syndrom:** Nackensteifigkeit, Brachialgien und Sensibilitätsstörungen der oberen Extremität (bis in die Fingerspitzen), Kopfschmerzen mit Manifestation als Hinterhaupts-, Stirn-, Schläfen- oder Scheitelschmerz, Schluckbescherden.
  Auslöser: Seitneigen des Kopfes, C2/C3-Blockaden.
- **Zervikale Migräne**
  Auslöser: Störung der bulbozerebralen Durchblutung nach Irritation von A. vertebralis/N. vertebralis.

- **Okzipitalneuralgie:** halb- oder beidseitiger Hinterkopfschmerz.

  Auslöser: Irritation des N. occipitalis maior wegen unphysiologischer Dehnung bei Fehlbelastung der Halswirbelgelenke.

- **LWS-Syndrom:** Druckschmerz im LWS-Bereich, Sensibilitätsstörungen und Hypertonus der beteiligten Muskeln mit Myogelosen und Fixierung des erkrankten Wirbelsäulensegments, Ausstrahlungen in die Extremitäten. Auslöser: sitzende, unphysiologische Dauerhaltung.

Muskuläre Beschwerden, also z. B. Verspannungen, Verhärtungen, und **Erkrankungen der Wirbelsäule** gehen Hand in Hand, wobei beide durch Überlastung oder Fehlbelastung hervorgerufen werden und sich gegenseitig bedingen.

Die typische Reaktion auf eine unphysiologische Reizung ist der reflektorische Hypertonus der tonischen Haltemuskulatur (also z. B. der Nackenmuskulatur), der schließlich zu einer schützenden Ruhestellung für das geschädigte Bewegungssegment (Gelenk oder Funktionseinheit) führt. Gleichzeitig leitet diese Schutzfunktion einen „Circulus vitiosus" ein, da durch die zusätzliche Spannung Reflexe verstärkt werden, die ihrerseits „Schutzmechanismen" auslösen. Resultat ist letztendlich eine Gelenkdysfunktion mit Blockaden der Beweglichkeit und hartnäckigen Schmerzen.

Es ist daher sinnvoll, diese Beschwerde- und Krankheitsbilder der Wirbelsäule näher zu betrachten und daraus Gegenmaßnahmen abzuleiten.

Krankheitsbilder und Beschwerden der Wirbelsäule

Chronische Wirbelsäulenleiden sind die häufigsten Gesundheitsstörungen der modernen Leistungsgesellschaft im Allgemeinen und der Zahnärzteschaft im Speziellen. Der Verschleiß der Wirbel und der Bandscheiben – bedingt durch Fehlbelastung, Schädigungen, Minderbelastung und Alter – führt zu eingeschränkter Beweglichkeit der Funktionseinheiten und zu bewegungsabhängigen Schmerzen.

Betroffen sind dabei einerseits die *Bandscheiben*, andererseits die *Wirbelbogengelenke*.

Verletzungsmechanismus der Bandscheibe

Die multifunktionale Bandscheibe als Puffer, Gelenk und Kugellager ist permanent großen Kräften ausgesetzt. Entsprechend hoch ist die Abnutzung und mit zunehmendem Alter die Anfälligkeit für Verletzungen und Schäden. Degenerative, also altersbedingte Veränderungen wie sinkende Elastizität, Brüchigkeit und Abnutzung hat jeder Mensch, dies ist natürlich und auch nicht notgedrungen schmerzhaft.

Akute Bandscheibenschäden dagegen werden meist durch Fehl- oder Überbelastungen der Wirbelsäule hervorgerufen.

Der Druck, der auf der Bandscheibe ruht, ist abhängig von der Körperhaltung.

Neueste Untersuchungen (*Wilke et al.*) haben ergeben, dass der Druck im Liegen unabhängig von der Position (Rückenlage oder Seitenlage) ca. 1,0 – 1,2 bar beträgt. Beim korrekten Sitzen erhöht sich die Belastung um ca. das Vierfache auf 4,6 bar, entspanntes Stehen erhöht noch einmal auf ca. 5 bar. Starkes Vorbeugen verzehnfacht bereits den ursprünglichen Wert im Liegen.

Beim Anheben eines Gegenstandes von 20 kg kann im ungünstigsten Fall (mit Rundrücken) der Druck auf die Bandscheibe 23 bar betragen, beim Heben „nach Rückenschule" liegt der Wert bei 17 bar, beim Tragen des Gegenstandes am Körper sind noch 11 bar zu messen.

Durch korrekte Haltung (siehe Kapitel „Die optimale Arbeitshaltung des zahnärztlichen Teams" (S. 66 ff) kann die Belastung also enorm verringert werden.

Haltung und Bandscheibendruck
Neueste Erkenntnisse der intradiskalen Forschung

Bei welcher Körperposition herrscht die größte Belastung, wann ist der Druck auf die Bandscheibe am höchsten? Diese Fragen wurden von Forschern immer wieder aufgeworfen.

Lange Jahre waren die Erkenntnisse von Nachemson und seinen Mitarbeitern aus den 60er- und 70er-Jahren Grundlage für alle Rückenschulen und Verhaltensweisen bei Beschwerden bzw. nach Operationen.

Diese Erkenntnisse waren unter anderem: deutlicher Druckanstieg von ca. 50% beim Nachvornebeugen, ca. 40% höherer Druck beim Sitzen im Vergleich zum Stehen, bei Rückenlage ca. 25% des Drucks im Vergleich zum Stehen, bei Seitenlage ca. 75% des Drucks im Vergleich zum Stehen, also dreimal so schädlich wie Rückenlage.

Dies hatte erhebliche, bis heute gültige therapeutische Konsequenzen, weil auf der Grundlage dieser Daten Patienten mit Bandscheibendegeneration, vor allem frisch operierten Bandscheibenpatienten, empfohlen wurde, nach Möglichkeit nicht mehr zu sitzen, sondern ihren Tätigkeiten grundsätzlich im Stehen nachzugehen, bzw. die Seitenlage zu vermeiden.

Den Ergebnissen dieser Untersuchung wurde lange Zeit vertraut, vor allem auch, weil solche „gefährlichen" invasiven Messungen mit Einbringen eines Messgerätes in den Nucleus pulposus einer Bandscheibe seitdem nie mehr wiederholt wurden.

Aber es rührten sich Zweifel in der Fachwelt. Die intradiskalen Druckunterschiede zwischen Stehen und Sitzen und zwischen Rücken- und Seitenlage wurden immer öfter kritisch diskutiert, da diese Druckunterschiede nicht plausibel erklärt werden konnten. Verstärkt wurde die Diskussion durch Ergebnisse anderer, weniger gefährlicher Untersuchungen, z. B. die Präzisionshöhenmessungen von *Althoff et al.* mit Untersuchung der Höhenzunahme bzw. -abnahme eines definierten Wirbelsäulenabschnittes (Ergebnis: Hinsetzen in jeder Sitzposition, unabhängig von der Position selbst, erzeugte grundsätzlich einen Größenzuwachs bis zu 4 mm dieses Wirbelsäulenabschnittes).

Dies ließ Dr. Wilke und seinen Kollegen keine Ruhe, sodass sie mit einer modernen Messtechnik und einem Kollegen als Freiwilligen die nicht ganz ungefährlichen Untersuchungen von Nachemson wiederholten und durch dynamische Übungen ergänzten.

Dabei kamen neben vielen beinahe identischen Ergebnissen auch einige völlig anders lautende heraus, die gleichzeitig die Lehrmeinung verändern dürften.

Fazit: Die bisherige Rückenschule muss in einigen Punkten modifiziert werden:

- Stehen und Sitzen sind etwa gleich zu bewerten, Sitzen um ca. 10% günstiger.
- „Lümmeln", also schief sitzen, ist nur halb so belastend für die Bandscheiben wie korrektes Sitzen (allerdings sind Scherkräfte für Diagonalverschiebungen nicht berücksichtigt).

- Und Liegen ist immer gut, egal wie – eine gute Nachricht für Bandscheiben-operierte, die sonst zum Liegen in Rückenlage gezwungen wurden.

Intradiskale Druckwerte für verschiedene Positionen und Übungen

Position	Druck in MPa (0,1 MPa = 1 bar)
Liegen auf dem Rücken	0,10
Liegen auf der Seite	0,12
Entspanntes Stehen	0,50
Stehen, stark vorgebeugt	1,10
Sitzen, bequem, ohne Lehne	0,46
Sitzen mit maximaler Flexion	0,83
Sitzen, lässig mit Lehne	0,27
Gehen barfuß	0,53 – 0,65
Gehen mit Tennisschuhen	0,53 – 0,65
Joggen mit harten Straßenschuhen	0,35 – 0,95
Joggen mit Tennisschuhen	0,35 – 0,85
Heben von 20 kg mit Rundrücken	2,30
Heben von 20 kg aus Knien (nach Rückenschule)	1,70
Halten von 20 kg am Körper	1,10

Kurzfristige Belastungen sind normalerweise ungefährlich, aber Dauerbelastungen, vor allem in ständiger Fehlhaltung (z.B. Rundrücken beim Sitzen), führen zu einem ungleichen Druck auf die Vorderseite der Bandscheibe mit der Folge, dass einerseits der Gallertkern in der Mitte verschoben, andererseits der Bandscheibenrand einseitig abgenutzt wird.

Wird die umgebende Faserknorpelschicht nur nach außen gedrückt, spricht man von einer *Bandscheiben-Protrusion* (Vorwölbung), wobei Nerven oder Rückenmark bedrängt werden können. Wird dieser Faserring gesprengt und zerrissen, werden Teile dieses Gallertkerns herausgedrückt, gibt es einen *Prolaps* (Bandscheibenvorfall).

Über 90% aller Bandscheibenvorfälle betreffen die zwei untersten Bandscheiben der Wirbelsäule zwischen dem 4. Lendenwirbel und dem Kreuzbein. Hier ist die anfälligste Stelle der Wirbelsäule, da hier auch die ansetzenden Hebelkräfte am stärksten sind.

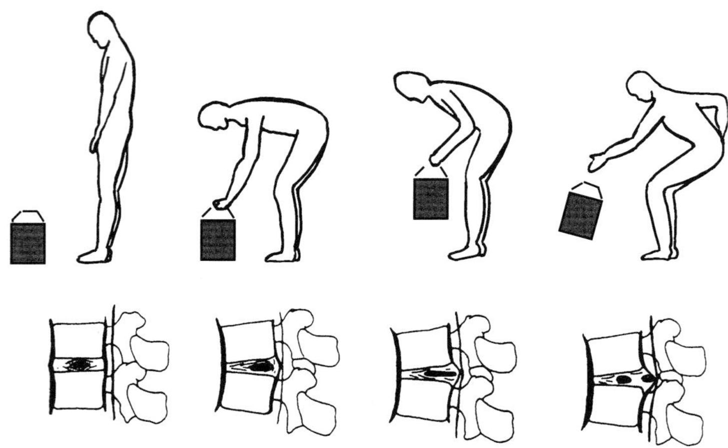

Mechanismus des Bandscheibenvorfalls

Wirbelgelenkarthrose/Spondylitis

Normale Abnutzungsprozesse in der Wirbelsäule können Schmerzen und Entzündungen hervorrufen, die durch Über- und Fehlbelastungen verstärkt werden. Es kommt zu degenerativen Veränderungen der das Knochengewebe umgebenden Knorpelschicht, vor allem bei den Zwischenwirbelgelenken. Diese altersbedingte Wirbelsäulenerkrankung nennt man *Spondylitis* (= „Entzündung des Wirbels") oder *aktivierte Arthrose*.

Die Folgen solcher Arthrosen sind Schmerzen, gegen die als Schutz die Spannung der Halte- und Stützmuskulatur erhöht wird. Dieser Dauertonus verhärtet den Muskel, führt zu Dauerbelastungen der Bandscheiben und zu Schmerzen im Muskel. Diese treten hauptsächlich im Schulter-Nacken-Bereich auf und werden durch Stress und psychischen Druck noch verstärkt.

Hier werden einige Krankheitsbilder beschrieben, die als Folge der vorher geschilderten Mechanismen auftreten.

Erkrankungen der Halswirbelsäule (Halswirbelsäulensyndrom/Zervikalsyndrom)

Alle Beschwerden im Kopf-, Hals-, Nacken- und Armbereich, deren Ursachen in der Halswirbelsäule liegen, fallen unter den Begriff *Halswirbelsäulensyndrom*. Ausgelöst wird ein solches Syndrom in der Regel durch *krankhafte* bzw. altersbedingte *(degenerative)* Veränderungen der Bandscheiben oder durch *äußere Einwirkungen*, z.B. einen Unfall. Die Folgen sind vielseitig: Bewegungseinschränkungen, Verspannungen der Schulter-Nacken-Muskulatur, Kopfschmerzen oder auch Taubheit bzw. Schwellungen in den Händen.

Hierbei unterscheidet man lokale Beschwerden, die direkt bei der Halswirbelsäule auftreten *(lokales Halswirbelsäulensyndrom)* von solchen, die an anderen Stellen auftreten, ihre Ursache aber in der Halswirbelsäule haben und *Wurzelsyndrome* genannt werden, z.B. das Schulter-Arm-Syndrom.

Lokales Halswirbelsäulensyndrom

Lokale Halswirbelsäulensyndrome sind auf die Halsregion beschränkt, machen sich bemerkbar durch Schulter-Nacken-Schmerzen, Muskelverspannungen sowie Bewegungseinschränkungen der Halswirbelsäule und bilden unter den bandscheibenbedingten Beschwerden der Halswirbelsäule die größte Gruppe.

Die Symptome können *akut* einsetzen, etwa durch eine abrupte Drehbewegung des Kopfes, oder auch *schleichend* ohne besondere Ursache, ausgelöst durch z.B. längeres Sitzen in vornüber geneigter Haltung und die dadurch bedingte Wölbung der Wirbelsäule nach hinten. Dies ist besonders häufig bei Zahnärzten nach längeren Behandlungssitzungen der Fall, hier meist schwerpunktmäßig auf der „Arbeitsseite".

Schulter-Arm-Syndrom

Bei diesem Erscheinungsbild sind die Schmerzen im Arm oder in der Schulter zu spüren *(zervikobrachiales Syndrom)*. Je nachdem, welche Nervenwurzel durch vorfallendes Bandscheibengewebe gereizt oder geschädigt wird, werden die Schmerzen in unterschiedlichen Körperpartien verspürt. Bei den obersten Segmenten der Halswirbelsäule (Austritt zwischen 1. und 2. Halswirbel [C1 und C2]) sind hauptsächlich

Kopfschmerzen und Störungen einzelner Hirnfunktionen festzustellen, z. B. Schluckbeschwerden, Schwindelattacken oder Hör- und Sehstörungen.

Je tiefer die geschädigte Nervenwurzel liegt, desto weiter wandern die Schmerzen in Richtung der Hände. Die Beschwerden reichen von Bewegungseinschränkungen der Schulter und Schulterschmerz (Wirbel C3 und C4) über Oberarmschmerz (C5, C6) bis zu Schmerzen im Unterarm und Spannungsgefühlen oder Schwellungen in den Händen (C7).

Beschleunigungssyndrom (Schleudertrauma, posttraumatisches Halswirbelsyndrom)

In der Regel wird das *Beschleunigungssyndrom* durch einen Unfall oder andere „unvorhergesehene Ereignisse" verursacht, wodurch die Halswirbelsäule verletzt wird. Der bekannteste Verletzungsmechanismus ist ein Auffahrunfall mit dem Auto.

Wird ein langsam fahrendes Auto von hinten gerammt, wird der Oberkörper abrupt nach vorne beschleunigt, während der Kopf aufgrund der Trägheit der Masse stehen bleibt und eine starke Beugung nach hinten beschreibt. Aus dieser Position federt der Kopf mit einer ebenso heftigen Bewegung nach vorne, oft noch verstärkt durch

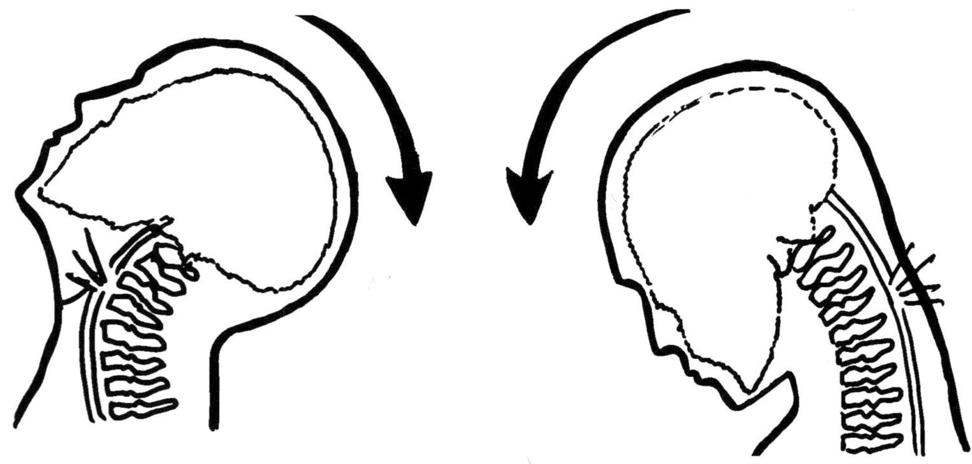

Mechanismus beim Beschleunigungssyndrom

einen Aufprall des Fahrzeuges auf ein Hindernis, z. B. bei einem Serienunfall. Genau umgekehrt verläuft der Mechanismus für die Personen im rammenden Fahrzeug, denn hier ist die erste Beugung des Kopfes nach vorne.

Durch diesen Verletzungsmechanismus entstehen meist Schmerzen im Nacken und am Hinterkopf, verbunden mit Bewegungseinschränkungen des gesamten Halswirbelsäulenbereiches. In der Regel nehmen diese Schmerzen nach etwa 2–3 Tagen noch zu, bedingt durch anschwellendes Gewebe (Anriss, siehe Grafik) oder andere Veränderungen im Bereich der Halswirbelsäule (verrutschte Bandscheibe o. ä.).

Für den Zahnarzt bedeutet ein solcher Unfall eine große Gefahr für chronische Beschwerden, wenn die Folgen nicht völlig ausgeheilt werden.

Erkrankungen der Lendenwirbelsäule (Lendenwirbelsäulen- bzw. Lumbalsyndrom)

Unter dem weitverbreiteten Begriff „Kreuzschmerzen" verbirgt sich das *Lendenwirbelsäulensyndrom*. Darunter versteht man alle Krankheitserscheinungen, die direkt oder indirekt von *altersbedingten Veränderungen* der Bandscheiben im Bereich der Lendenwirbelsäule (*lumbale Bandscheiben*) verursacht werden. Dazu zählen neben *lokalen* Beschwerden im Bereich der Lendenwirbelsäule (*lokales Lumbalsyndrom*) auch ins Bein *ausstrahlende* Schmerzen (*lumbales Wurzelsyndrom*).

Lokales Lendenwirbelsyndrom

Ein lokales Lendenwirbelsyndrom bedeutet, dass die Beschwerden tatsächlich „im Kreuz" auftreten, also die Symptomatik im Wesentlichen auf die Lendenwirbelregion beschränkt bleibt. Vom akuten *Hexenschussanfall*, der plötzlich einsetzt (und manchmal ebenso rasch wieder verschwindet) bis zu *chronischen Kreuzschmerzen* gibt es beim lokalen Lendenwirbelsyndrom alle Übergänge.

Hexenschuss (akuter Lumbago)

Der Hexenschuss stellt eine *akute Form* des lokalen Lendenwirbelsyndroms dar. Unvorhergesehene Belastungen der Wirbelsäule, häufig verknüpft mit Kälte- und

Nässeeinwirkungen, sind die Auslöser. Der meistens blitzartig einschießende Kreuzschmerz führt sofort zur Bewegungssperre der Lendenwirbelsäule; die Folge ist die charakteristische, gebückte Fehlhaltung.

Belastungskreuzschmerz

Die meisten Beschwerden sind belastungsabhängig. Sie treten gewöhnlich im Laufe des Tages auf und verstärken sich im Sitzen und Stehen bei leicht vornüber geneigtem Oberkörper sowie beim Heben und Tragen von Gegenständen. Bei Rückenlage mit leicht angewinkelten Hüft- und Kniegelenken verschwinden diese Beschwerden meist wieder. Es gibt auch Belastungskreuzschmerzen, die sich im Stehen, besonders beim Rückbeugen des Oberkörpers, verstärken und bei Vorneigung verringern.

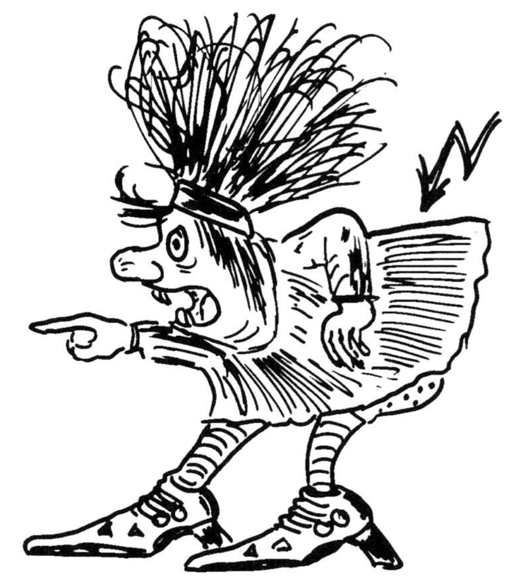

Bei längerem Stehen stellt sich bei vielen Menschen, bedingt durch schwache Muskulatur, schon innerhalb kurzer Zeit ein beschwerdeauslösendes *extremes Hohlkreuz* (Hyperlordose) der Lendenwirbelsäule mit entsprechender Überlastung der Wirbelgelenke ein. Unterstützt wird dies durch Tragen hoher Absätze, Bergabgehen, Tätigkeiten mit Rückbeugen wie Obstpflücken, Wandstreichen, Betrachten von Bildern o. ä.

Entlastungskreuzschmerz

Während der Belastungskreuzschmerz bei vertikaler Beanspruchung der Wirbelsäule (also beispielsweise beim Stehen) entsteht und bei Rückenlage wieder verschwindet, ist es beim *Entlastungskreuzschmerz* genau umgekehrt. Die Schmerzen entstehen nach einer längeren Ruhephase, also meist in den frühen Morgenstunden. Im Gegensatz zu einem Hexenschuss verschwinden Schmerzen und Bewegungseinschränkungen nach dem Aufstehen innerhalb kurzer Zeit (30 min).

Die Ursachen sind Bandscheibenlockerungen durch „ausgeleierte" Bandverbindungen zwischen den Wirbeln und der ungenügenden Anpassung der Bandscheibe (siehe Ernährung der Bandscheibe) an die Druckentlastung. Die Folge ist ein Verrutschen der Bandscheibe, die dann auf Nerven drücken kann.

Ischias (lumbales Wurzelsyndrom)

Die meisten Menschen kennen den Begriff „Ischias" bereits aus eigener Erfahrung: Ohne ersichtlichen Grund kribbeln plötzlich die Zehen, zieht es in der Wade, schmerzt der Gesäßmuskel. Ursache ist eine mechanische Reizung der Nervenwurzeln, die bei den letzten beiden Lendenwirbeln und dem ersten Kreuzbeinwirbel austreten. Dadurch entstehen ins Bein ausstrahlende Schmerzen und Störungen, die unter dem allgemeinen Begriff *Ischialgie* (im Volksmund einfach „Ischias") zusammengefasst werden. Ischialgie kennzeichnet den Schmerz im Verlauf der Ischiasnerven.

Die Ischialgie ist eine Folge der altersbedingten Veränderung der beiden untersten Bandscheiben der Lendenwirbelsäule. Diese werden langsam aus ihrer korrekten Lage verschoben und drücken immer mehr auf umgebendes Gewebe. Die Ischialgie tritt daher meist nicht plötzlich auf, sondern wird schleichend stärker, so z.B. beim Autofahren (Gasfuß „schläft ein") durch die Vibrationen und die ungünstige Sitzpositition, nach langem unkorrektem Sitzen im Schneidersitz oder auf zu kleinen Stühlen etc. Akute Auslöser können Husten, Niesen oder Pressen beim Stuhlgang sein, wobei der Schmerz ins Bein bis zu den Zehen zu spüren ist.

Weitere und in der Regel gefährlichere Erscheinungsformen sind Gefühllosigkeit und Lähmungserscheinungen.

Prävention – Behandlung – Aktivität

Will man wichtige Aspekte nicht übersehen, ist die ganzheitliche Betrachtung des *Arbeitssystems „Zahnarztpraxis"* notwendig. Zu einem Arbeitssystem gehören:

- der Mensch: z.B. Zahnarzt, Mitarbeiterin,
- der Arbeitsplatz: z.B. Behandlungsplatz,

- die Arbeitsmittel: z. B. Instrumente, Geräte,
- der Arbeitsablauf: z. B. Patientenlagerung, Behandlung,
- die Arbeitsumgebung: z. B. Behandlungsraum, Licht, Luft, Lärm,
- der Arbeitsgegenstand: z. B. Patient, Zahnersatz.

Dieses Arbeitssystem hat zum Ziel, gleich bleibende zahnmedizinische Behandlungsqualität, Wohlbefinden des Patienten und Gesunderhaltung des Praxisteams durch Vermeidung unnötiger Belastungen und wirtschaftlich vernünftigen Mitteleinsatz zu gewährleisten.

Dazu wird die Ergonomie als wissenschaftliche Disziplin benutzt, die sich mit der Optimierung dieses Arbeitssystems befasst: Anpassung der Arbeit an den Menschen und des Menschen an die Arbeit.

Alle erforderlichen Aspekte zu betrachten, würde den Rahmen des Buches sprengen. Der Schwerpunkt liegt daher auf der *Arbeitshaltung* des zahnärztlichen Teams in Verbindung mit der Betrachtung der *Arbeitsmittel*, den Möglichkeiten des körperlichen *Ausgleichs* und *Selbstbehandlungsmethoden* bei Beschwerden bzw. zur Prophylaxe.

Themen wie Praxisgrundriss oder Arbeitssicherheit werden nicht behandelt. Hierzu verweise ich auf das ausführliche Werk „Arbeitssystem Zahnarztpraxis" von *Dr. R. Hilger*.

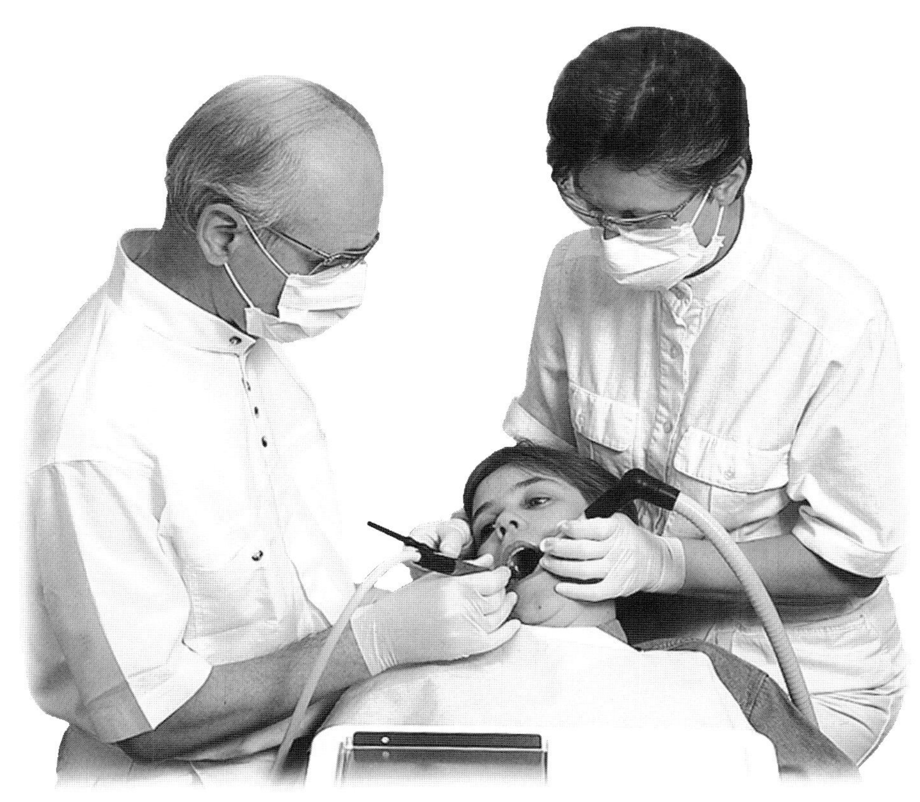

Richtige Arbeitshaltung des zahnärztlichen Teams

In diesem Kapitel finden Sie:

- Eine kleine „Rückenschule"

- Standardsituationen des Alltags

- Der Arbeitsplatz des Zahnarztteams

- Die optimale Arbeitshaltung des zahnärztlichen Teams

- Die optimale Absaug- und Haltetechnik

- Optimale Organisation des Arbeitsablaufes

„Halte Dich gerade, Kind!" – nur ein nerviger Spruch von vielen Müttern oder die gesund erhaltende Lebensweisheit schlechthin?

Die Statistik gibt die Antwort: Haltungsschäden sind neben reinen Bewegungsmangelkrankheiten führend bei Krankheitskosten und Beeinträchtigungen des täglichen Lebens.

Allerdings muss dieser erzieherische Hinweis zu einer das ganze Leben bestimmenden Formulierung modifiziert werden, z.B. „Halte Dich immer korrekt, bei allem was Du tust."

Dies setzt das Wissen über korrekte Haltung voraus und bedeutet aktive Beeinflussung des eigenen Habitus, der eigenen Verhaltensweisen und der Umgebung.

Dieses Kapitel befasst sich daher mit den Grundlagen korrekter Haltung in allen „Lebenslagen" und ist als Basis für die konkrete Haltung im zahnärztlichen Alltag gedacht.

Ziel soll es sein, diese allgemein gültigen Regeln auf alle Lebensbereiche und besonders auf den zahnärztlichen Arbeitsplatz zu übertragen.

Die Ausgangssituation für Sie ist Ihr derzeitiger individueller Habitus, Ihre „Standardhaltung" bei den stetig wiederkehrenden Tätigkeiten.

Wollen Sie Ihre eigene Haltung optimieren, müssen Sie zuerst Ihren derzeitigen Habitus analysieren. Wie stehen Sie, sitzen Sie, liegen Sie, welche körperliche Grundhaltung nehmen Sie bei Ihrer täglichen Arbeit ein, welche abweichenden Haltungen von der Idealform (z.B. Rundrücken, Skoliose, vorgeneigter Kopf) haben Sie usw.?

Beobachten Sie sich selbst bzw. lassen Sie sich vom Partner oder Arbeitskollegen beobachten. Vor allem die Arbeitshaltungen bei ständig wiederkehrenden Tätigkeiten sollten betrachtet werden, denn hier ist die Gefahr einer dauerhaften Schädigung bei unkorrekter Haltung besonders groß.

Vergleichen Sie diese Beobachtungen mit den Beschreibungen in den folgenden Kapiteln „Rückenschule" und „korrekte Arbeitshaltung" und versuchen Sie, Ihre Haltung möglichst nahe an diese „Ideale" heranzubringen.

Eine kleine „Rückenschule"

Liegen

Grundsätzlich gilt es, die *natürliche Form* der Wirbelsäule zu *bewahren*. Dies bedeutet, dass sich die Unterlage dem Körper in jeder Liegeposition anpasst. Das Material muss dort nachgeben, wo der Körper hineindrückt (z.B. beim Beckengürtel und bei den Schultern), Hohlräume dagegen ausfüllen (z.B. im Lendenwirbelsäulenbereich und am Hals), ohne jedoch in die Weichteile zu drücken.

Dazu braucht man eine erstklassige *Matratze* bzw. Matratzen-Auflagen-Kombination und evtl. zusätzliche *Hilfsmittel* wie ein speziell geformtes Nackenkissen oder mehrere kleine Kissen. In den verschiedenen Liegepositionen gelten natürlich unterschiedliche Hinweise.

Vorbereitung des Liegens

Es genügt nicht, sich einfach hinzulegen, um zu entspannen. Die über den Tag aufgebaute Verspannung muss gelockert und beseitigt werden. Dies kann zum Beispiel geschehen durch:

- ein wärmendes Bad oder eine heiße Dusche, evtl. verbunden mit Gymnastik,
- einen Abendspaziergang,
- Atemübungen oder
- spezielle Entspannungsübungen und -techniken (siehe Kapitel „Entspannung").

Matratze

- Bei der Auswahl der Matratze sollte man besonders darauf achten, dass sie sich gut anpasst an den Körper,
- den ganzen Körper in jeder Lage unterstützt (Ausfüllen ohne Druck),
- auf keinen Fall zu hart (harte Matratzen sind die modernsten Folterinstrumente) und
- nicht zu schwer ist. Schließlich muss die Matratze ab und zu bewegt, angehoben werden, und das meist in einem sehr ungünstigen Winkel.
- Sie sollte atmungsaktiv sein, also kein Billigschaum mit Megaschwitzeffekt.

Die optimale Körperlage

Die optimale Lage ist die Rückenlage, doch die wenigsten Menschen (unter 10 %) schlafen nachts auf dem Rücken. Die häufigste Schlafposition ist Seitenlage und zusammengerollt, u. a. weil es bei Rückenschmerzen als angenehm empfunden wird. Andere Theorien sprechen von ungünstiger Bettkonstruktion mit durch den Lattenrost bedingter Wölbung nach oben, sodass man „auf einem Berg" liegt, von dem man automatisch in die Seitenlage rollt. Rückenlage begünstigt zudem das Schnarchen, vor allem bei ungünstigem oder fehlendem Kissen, da dann der Kopf überstreckt wird. Dies ist nicht nur für Schnarcher unangenehm.

Tipps für richtiges Liegen

Bei Rückenlage

- Die Oberfläche muss nachgeben bei Gesäß, Schultergürtel und Hinterkopf.
- Der Nacken bzw. der Kopf sollten durch ein entsprechend geformtes Kissen (Nackenstützkissen) unterstützt werden.

Bei Seitenlage

- Auflagefläche muss nachgeben bei Hüfte und Schulter,
- Unterstützung im Hals durch entsprechendes Kissen; ein Kissen in der Taillengegend ist weniger vorteilhaft, da Druck auf innere Organe ausgeübt wird.

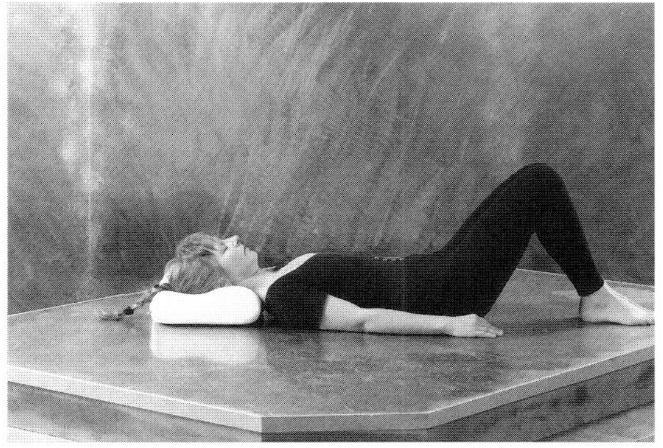

Rückenlage mit Nackenstützkissen

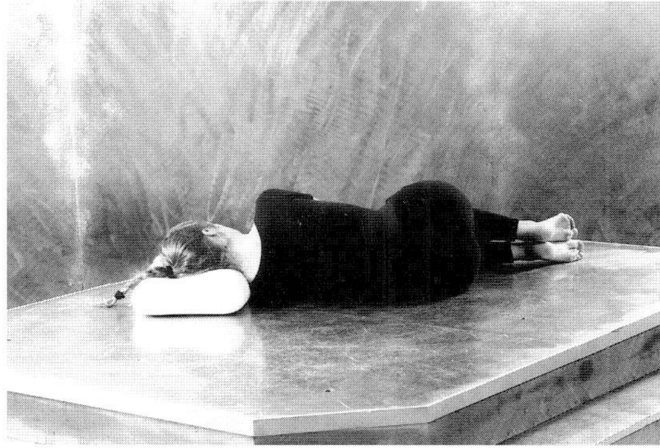

Seitenlage mit Nackenstützkissen

Bei Bauchlage

Diese Haltung möglichst nicht einnehmen, wenn aber doch, dann:

* kein Kissen unter den Kopf,
* Arme möglichst am Körper entlang liegen lassen, Handflächen nach oben,
* gerade liegen, evtl. ein Kissen unter die Hüften legen.

Die Bauchlage ist vor allem für den Bereich der Halswirbelsäule sehr ungünstig, da der Kopf um fast 90° gedreht werden muss. Die Folgen sind oft Verspannungen, Steifheit und Schmerzen im Hals-Nacken-Bereich.

Aufstehen

„Wie kann ein Tag schon gut beginnen, der mit dem Aufstehen anfängt?"

Er kann zumindest mit gutem Aufstehen beginnen.

Aufstehen aus dem Liegen

Das Aufstehen aus dem Liegen ist meist die erste Tat am neuen Tag. Der Körper hat vorher stundenlang ohne Aktivität gelegen. Die erste Anspannung des Tages sollte vorbereitet werden und nicht abrupt erfolgen.

Tipps für richtiges Aufstehen am Morgen

* Räkeln Sie sich, strecken und dehnen Sie den Körper noch im Liegen.
* Stehen Sie bewusst auf, überlegen Sie die einzelnen Schritte.
* Nie den Oberkörper abrupt aufrichten (Hexenschussgefahr).
* Seitlich aus dem Bett rollen, über die Arme abstützen.
* Am Bettrand sitzend noch einmal räkeln und strecken.
* Warm duschen, Dehnungsübungen unter der Dusche.
* Abtrocknen als erste Gymnastik verwenden.

Wenn sie nicht im Bett, sondern auf dem Boden liegen (z.B. im Freibad), gilt genauso: niemals gerade den Oberkörper aufrichten, immer seitlich oder bäuchlings mit Aufstützen.

Das *Aufstehen aus der Bauchlage* geht folgendermaßen: Arme neben den Schultern aufstützen, ein Bein nahe an den Körper ziehen, Bauch- und Gesäßmuskulatur anspannen und mit gleichzeitigem Ausatmen hochdrücken in den Kniestand (Bankstellung). Jetzt ein Bein aufstellen, auf dem Oberschenkel abstützen und mit geradem Oberkörper aufstehen. Mit etwas Übung geht die Hochstemmphase auch ohne angezogenes Bein.

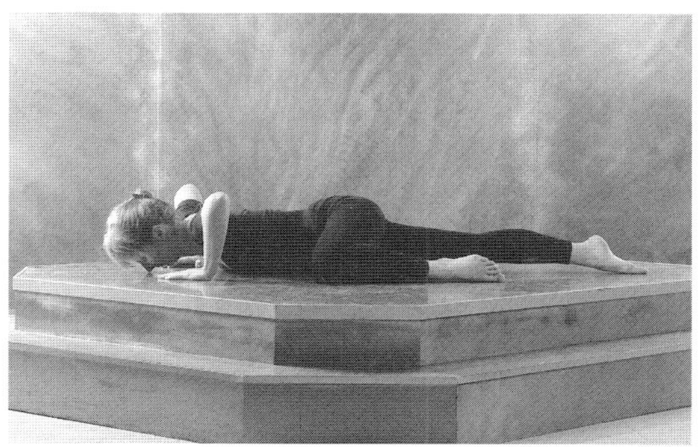 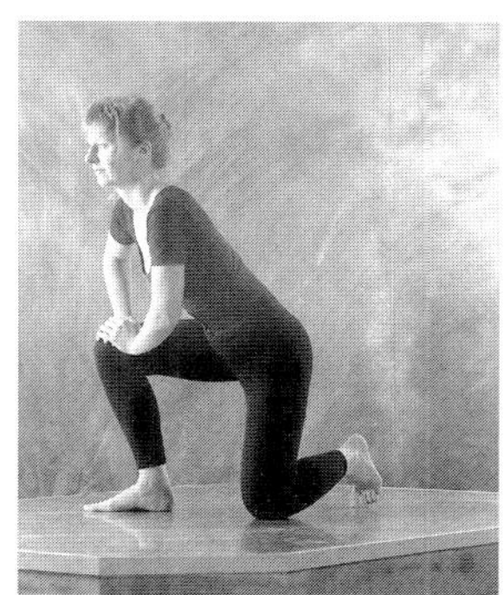

Aufstehen aus dem Liegen mit Abstützen

Aufstehen aus dem Sitzen

Vor dem eigentlichen Aufstehen muss unbedingt ein Vorkippen des Beckens erfolgen, da nur so der Oberkörper aufgerichtet werden kann. Stellen Sie sich vor, Becken und Oberkörper reagieren wie ineinander greifende Zahnräder. Als weitere Folge bleibt der Kopf aufrecht (Zahnradprinzip), Sie sollten also beim Aufstehen ein Tablett auf dem Kopf balancieren können.

Tipps für richtiges Aufstehen

- Schrittstellung, einen Fuß unter den Körperschwerpunkt setzen, Knie öffnen.
- Oder: Füße parallel, Knie erst nach vorne schieben
  (Füße wieder unter Schwerpunkt).
- Becken vorkippen.
- Oberkörper aufrichten.
- Kein Abknicken in der Hüfte oder Abbücken des Oberkörpers.

- Aktive Bewegung (Kraft) aus der Gesäß- und Oberschenkelmuskulatur.
- Abstützen auf Stuhllehne oder Oberschenkel.

Der Oberkörper ist möglichst aufrecht, die Kraft kommt aus den Gesäß- und Beinmuskeln. Voraussetzung für korrektes Aufstehen ist ein Vorkippen des Beckens (Bauch vorwölben). Wichtig ist, den Oberkörper gestreckt zu lassen und keinen Buckel zu machen.

Bei Schmerzen in den Knien ist ein Kompromiss aus Kniebelastung und theoretisch optimalen Aufstehen zu schließen, d.h. der Oberkörper wird leicht nach vorne gebeugt, bleibt dabei aber unbedingt gestreckt, das Aufrichten ist eine Art Wippbewegung.

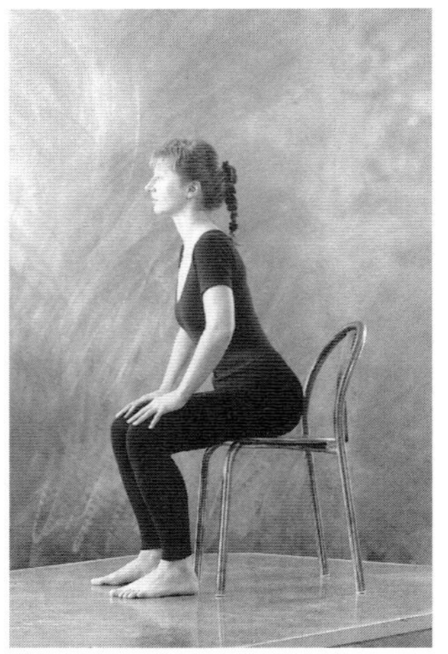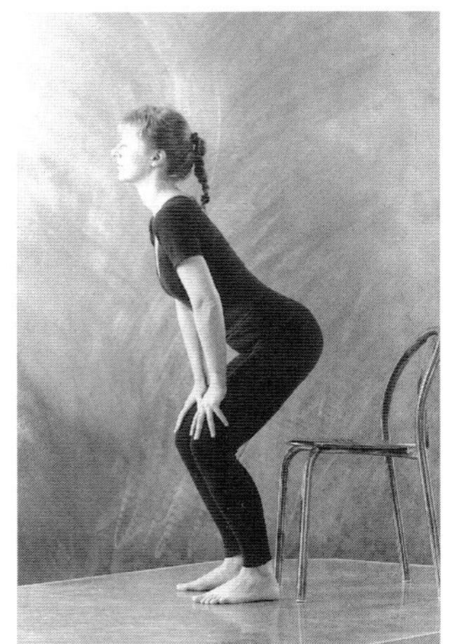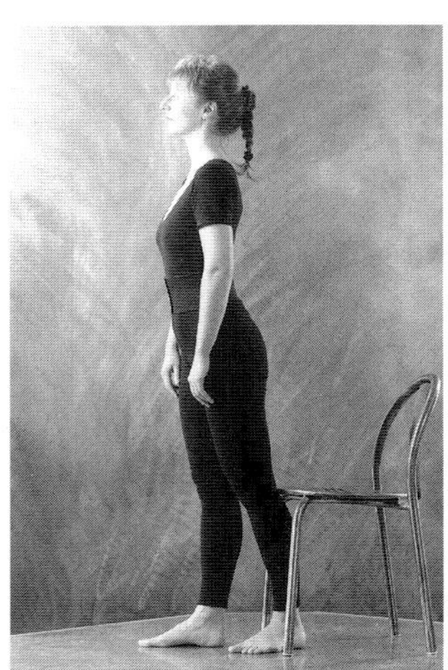

Aufstehen aus dem Sitzen mit Abstützen auf den eigenen Oberschenkeln

Stehen

Stehen ist zwar von der Grundbelastung her für die Bandscheibe gesünder als Sitzen, doch müssen auch hier einige Grundregeln beachtet werden, um langes Stehen gut auszuhalten.

Tipps für richtiges Stehen

- Möglichst nicht oder nicht dauernd mit gestreckten Beinen stehen, abwechseln.

- Keine hohen Absätze tragen, eben stehen.
- Gute Schuhe, bei längerem Stehen mit Fußbett, benutzen.
- Beide Beine gleichmäßig belasten oder möglichst ein Bein höher abstellen, z. B. auf einer Fußleiste (siehe Theke in der Bar).
- Oberkörper aufrecht halten, Bauchmuskeln aktivieren, Schultern zurücknehmen.
- Möglichst anlehnen (Lendenwirbelsäulenbereich).
- Nicht zu lange stehen, sondern bewegen, Position verändern.
- Möglichst abstützen auf Tisch, Stehpult o. Ä.

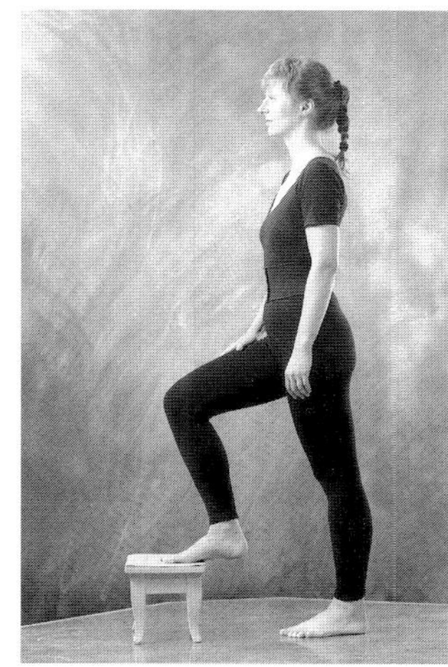

Stehen mit erhöhtem Fuß

Bücken nach dem Z-Prinzip

Beim korrekten Bücken wird die Hauptarbeit von den Bein- und Gesäßmuskeln geleistet. Dies bedeutet Beugungen im Hüft-, Knie- und Fußgelenk. Der Oberkörper ist dabei immer gerade, aber nicht notgedrungen lotrecht (= kein Rundrücken), dies ist anatomisch auch gar nicht möglich.

Stellen Sie sich das Bücken wie die Bewegung beim zweifachen Falten eines Geschäftsbriefes vor, Oberkörper und Unterschenkel sind dabei während des Bückens parallel. Voraussetzung: Kraft in Gesäß und Oberschenkeln, Dehnfähigkeit vor allem in den Waden.

Diese Art des Bückens ist vor allem für das Heben von größeren Gegenständen, die mit beiden Händen gehoben werden müssen, notwendig. Wenn nur leichte Gegenstände gehoben werden, ist die „Ausfallschritt-Technik" mit Abstützen des Unterarms auf dem vorderen Bein (beide rechts oder beide links) zu empfehlen. Die Bewegungsrichtung ist dabei nicht hoch-tief, sondern vor-tief – hoch-rück, also kräftesparend.

Tipps für richtiges Bücken

- Beim Bücken Knie-, Hüft- und Fußgelenk beugen.
- Oberkörper unbedingt gerade lassen (Kopf in Verlängerung der Wirbelsäule).
- Abstützen auf Oberschenkel oder Gegenstand, z. B. Stuhl, Tischkante.
- Becken kippen, Gesäß nach hinten schieben.
- Bauchmuskeln locker lassen, Gesäß anspannen.

Variante: Anstelle des Bückens kann man auch *in die Hocke* gehen. Gefahr: Hier entsteht eine starke Überstreckung der Sehnen und Muskeln der Knievorderseite (Patella-Sehne) und der Gesäßpartie. Gleichzeitig werden die Rückenmuskeln gedehnt.

Besser ist die „Fersensitz-Variante".

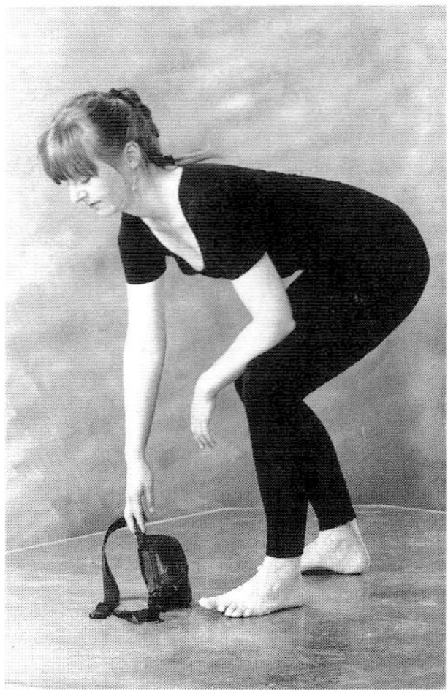

Bücken mit Abstützen auf dem Oberschenkel

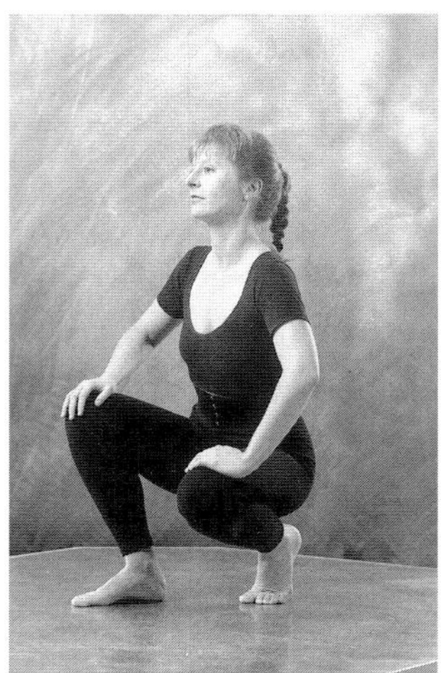

Hocken auf einer Ferse

Sitzen

Wenn schon sitzen, dann sollte man *dynamisch* sitzen und permanent die Sitzstellung verändern. Die generelle Regel lautet „im und ums Lot" sitzen, also immer wieder den Körper aufrichten und die optimale Haltung einnehmen. Hierfür sind spezielle Stühle wie z. B. die PENDING-Stühle mit der „Pendel"-Aufhängung besonders zu empfehlen. Wichtig ist die variable Sitzflächenneigung nach vorne und hinten, so-dass sich der Stuhl und nicht der Rücken den Erfordernissen der Tätigkeit anpasst.

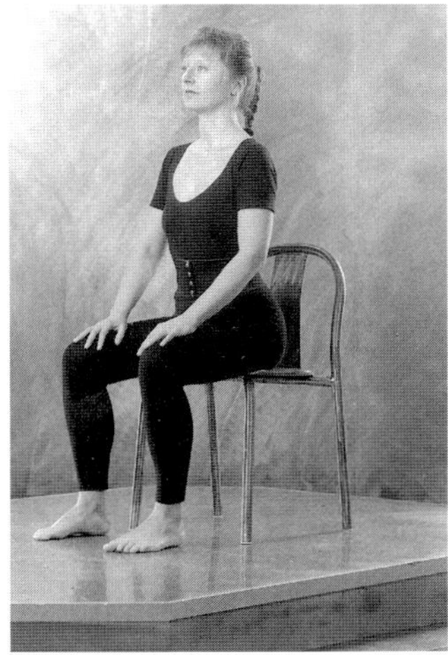

Freies Sitzen auf einem Stuhl

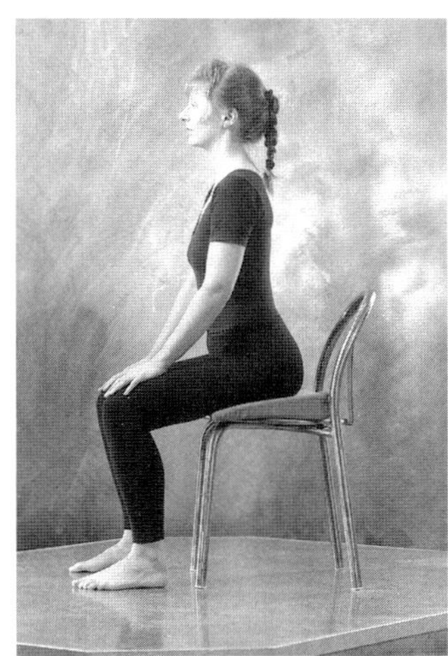

Sitz auf einem Keilkissen

Tipps für richtiges Sitzen

* Sitzen im und ums Lot.
* Nicht auf weichen Polstern sitzen.
* Immer wieder aufrichten, zwischendurch aufstehen und strecken.
* Öfter einmal anlehnen und den Kopf zurücknehmen.
* Wenn die Sitzmöglichkeit statisch oder anatomisch ungünstig ist, dann:
    - ein Keilsitzkissen oder Luftpolsterkissen verwenden (Erhöhung hinten, dadurch Aufrichtung des Beckens);
    - ein Lendenkissen verwenden (verhindert Wegkippen des Beckens).

Knien

Beim Hinknien sollte immer darauf geachtet werden, dass der Untergrund nicht zu hart ist, da sonst auf Dauer Schäden an den Knien auftreten können. Ideal ist es, ein kleines Kissen oder ein spezielles Kniepolster unter die Knie zu legen und sich gleichzeitig auf die Fersen zu setzen.

Tipps für richtiges Hinknien

- Beim Hinknien wie beim Bücken verfahren.
- Kissen (Knieschoner etc.) unter die Knie legen.
- Verschiedene Varianten anwenden, z.B.:
  - Hinknien auf beide Knie,
  - Knien auf einem Knie, anderes Bein aufgestellt,
  - Bankstellung.

In der Bankstellung (oft auch „Tischstellung" genannt) kniet man auf beiden Knien und stützt sich gleichzeitig mit den Händen auf dem Boden ab, der Oberkörper ist dabei waagrecht. Durch diese Stütze wird der Rücken entlastet. Die Stütze ist auch mit einem Arm wirksam, sodass mit der anderen Hand etwas getan werden kann.

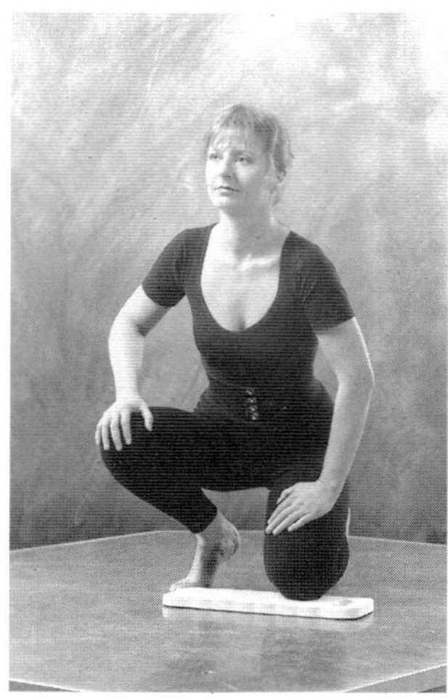

Hinknien auf einem Bein

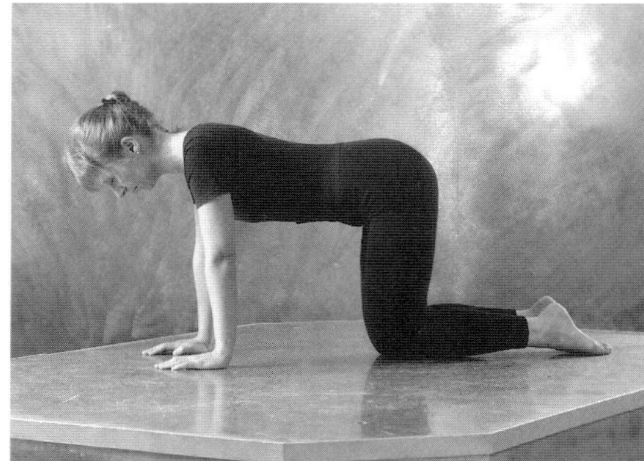

Bankstellung

Heben

Das Heben von schweren oder sperrigen Gegenständen ist eine der Hauptursachen für Schädigungen. Durch die Kraftübertragung (Hebelgesetz) wirkt auf die Bandscheiben das vielfache Gewicht der eigentlichen Last, bei falscher Hebetechnik kann dies das Dreizehnfache des eigentlichen Lastgewichts ausmachen.

Schwierig ist das Aufheben von Gegenständen vom Boden, da dies ein maximales Bücken erfordert. Generell gilt, dass der Winkel im Knie nie kleiner als 90° werden soll, da sonst der Wirkungsgrad rapide abnimmt (kein Arbeitswinkel im Knie), die Verletzungsgefahr im Knie entsprechend zunimmt. Bei Schmerzen im Knie ist oft nicht einmal dieser 90°-Winkel erreichbar. Auch hier sollte besser wieder ein Kompromiss aus machbarer und theoretisch optimaler Bewegung geschlossen werden durch die Ausführung einer Wippbewegung im Becken-Knie-Bereich bei gleichzeitig geradem, angespanntem Rücken.

Tipps für richtiges Heben

- Der Oberkörper sollte immer möglichst aufrecht, auf jeden Fall aber gerade bleiben.
- Nicht einknicken in der Hüfte.
- Heben aus den Beinen heraus.
- Last so nah wie möglich am Körper halten, möglichst Kontakt mit dem Körper.
- Last immer abstützen (Hüfte, Oberschenkel, Bauch).
- Gewicht reduzieren, lieber zweimal heben.
- Größere oder sperrige Lasten zu zweit heben.

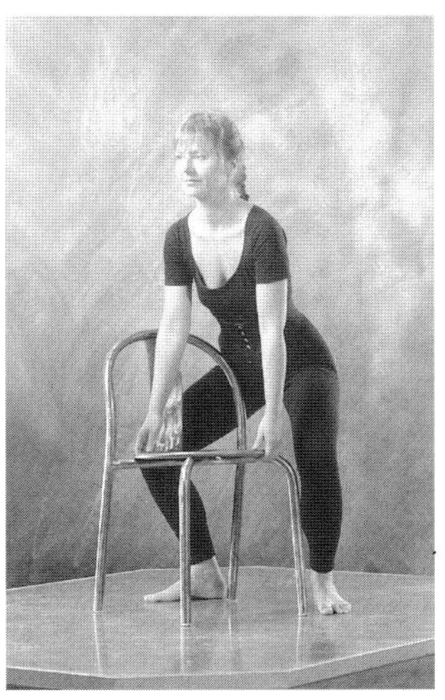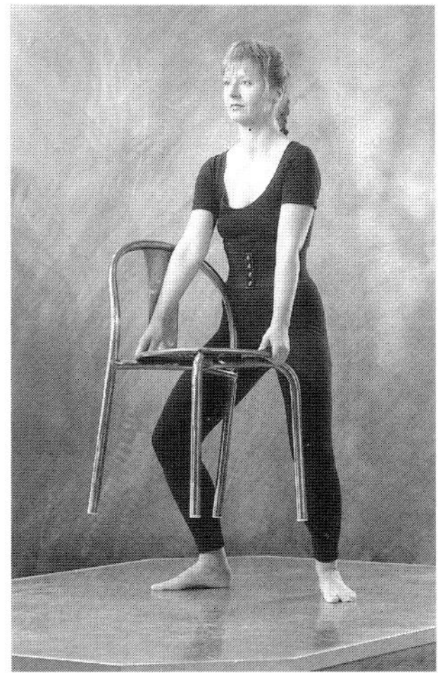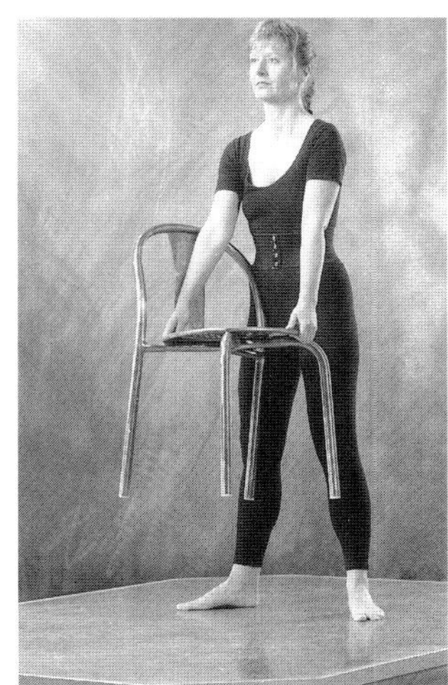

Heben eines Gegenstandes

- Tragegurte verwenden, nur dann ist ein Aufrechtbleiben des Oberkörpers möglich (siehe Möbelpacker).
- Immer Körper erst anspannen (Bauch-Gesäß-Muskulatur).
- Immer gerade heben, keine Dreh-Hebe-Bewegungen.

Tragen

Beim Tragen von Gegenständen gilt Ähnliches wie beim Heben, vor allem wenn die Last wieder abgesetzt wird. Ideal ist ein Abstützen der Last am Körper, z.B. am Oberschenkel oder am Hüftknochen.

Tipps für richtiges Tragen

- Oberkörper immer aufrecht halten.
- Last gleichmäßig verteilen, also z.B. zwei Taschen tragen (in jeder Hand eine).
- Last abstützen am Körper.
- Schwere Lasten zu zweit tragen.
- Beim Abstellen der Last verfahren wie beim Heben, kein Abknicken in der Hüfte.

Generell gilt: Lieber einmal öfter gelaufen als rückengeschädigt. Der Zeitverlust ist minimal zu den Nachteilen bei einem Hexenschuss oder Bandscheibenvorfall.

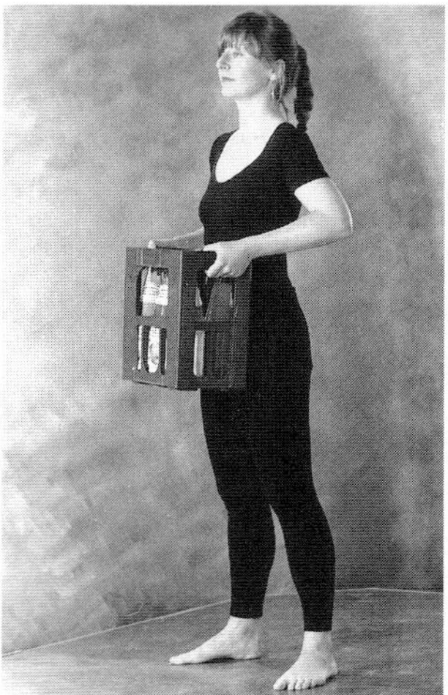

Tragen eines Gegenstandes vor dem Körper

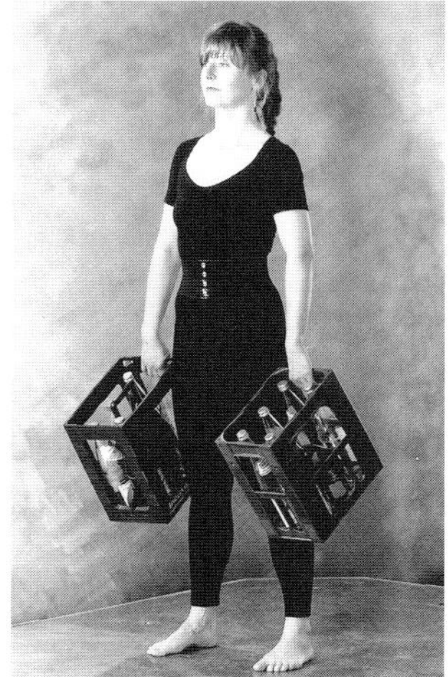

Lastenverteilung

Weitere generelle Tipps

Kleidung

Grundsätzlich sollte Kleidung die natürlichen Funktionen wie Beckenkippung, Atmung etc. nicht behindern. Enge Jeans oder Röcke, hohe Absätze und Ähnliches sind daher nicht zu empfehlen.

Bei Tätigkeiten im Freien ist eine optimale Schutzkleidung (Funktionswäsche) notwendig. Kälte und Nässe sind zusätzlich zu falscher Haltung und Technik Auslösefaktoren von Rückenbeschwerden.

Folgende Kleidungsstücke sind besonders empfehlenswert:

- Legere, nicht beengende Kleidung im Hüftbereich,
- flache Schuhe, möglichst ohne Absatz,
- Schuhe mit dämpfenden Sohlen,
- bei Sport und Freizeit: Funktionsunterwäsche (z. B. nässedurchlässige Gewebe), da hier die Feuchtigkeit nicht auf der Haut verbleibt, sondern in die zweite Kleidungsschicht transportiert wird.

Hilfsmittel

Mit kleinen Hilfen können oft große Erleichterungen erzielt werden. Folgende Hilfsmittel sind besonders empfehlenswert:

- kleiner Schemel oder Hocker für alle Tätigkeiten, bei denen am Boden mit den Händen gearbeitet wird,
- Kissen zum Hinknien oder Knieschoner auf der Hose/am Bein, für alle Tätigkeiten, bei denen gekniet werden kann,
- hohe, stabile Tische für alle Tätigkeiten im Stehen,
- optimale und durchdachte Werkzeuge und Hilfsmittel, z. B. Besen mit langen Stielen,
- Luft-Sitzkissen,
- Lendenkissen,
- höhenverstellbare Stehhilfen bzw. extrem hochfahrbare Stühle (z. B. für „kleine" Assistenz bei „großem" Zahnarzt),
- ergonomische Möbel.

Abwechslung

Eine einfache und gleichzeitig sehr wirkungsvolle Möglichkeit ist *Abwechslung*. Immer wiederkehrende Bewegungen sollten durch Arbeiten mit völlig anderem Bewegungsmuster unterbrochen werden. Spezialisierung ist sicherlich sinnvoll, führt aber oft zu Überlastung einzelner Körperpartien.

Entspannung/Gymnastik

Ruhen Sie sich zwischen den verschiedenen Arbeitsschritten doch einmal aus – und zwar anders als sonst. Legen Sie sich in der Stufenlage 15 Minuten auf eine Liege (Unterschenkel waagrecht auf einen Schaumstoffwürfel o. Ä. legen, Oberschenkel senkrecht). So entlasten Sie die Lendenwirbelsäule auf sehr wirksame Art.

Gezielte Gymnastik zur Mobilisation und Dehnung geplagter Muskelgruppen oder *JUST-FIVE* (siehe Kapitel „Selbstbehandlung") ist ebenfalls eine gute Möglichkeit, den Körper wieder für die Arbeit fit zu machen.

Mut

Zu all diesen Verhaltensänderungen gehört eine Portion Mut und Überwindung, denn es gibt sicherlich Spötter, für die solche neue Sitten Anlass zu komischen Bemerkungen sind.

Aber die Spötter haben vielleicht früher Rückenschmerzen als Sie!

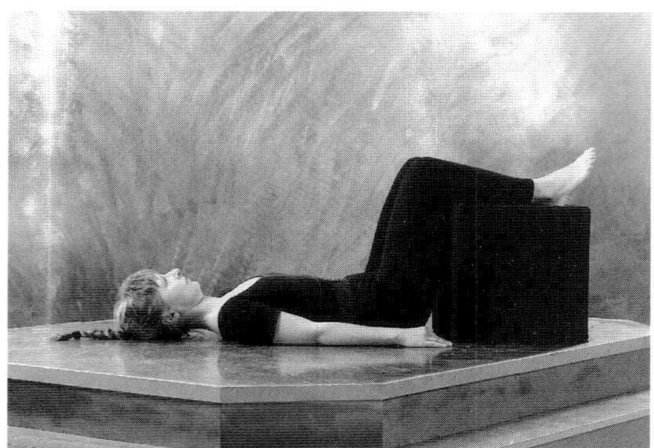

Stufenlage mit Schaumstoffwürfel

Standardsituationen des Alltags

Im Folgenden sind täglich wiederkehrende und häufige Situationen des Alltags beschrieben mit kleinen Tipps, wie diese rückenfreundlich gemeistert werden können:

- *Aufwachen und Aufstehen*

  Räkeln, strecken, seitlich aus dem Bett rollen, auf Bettkante noch mal strecken und räkeln.

- *Zähneputzen*

  Aufstützen auf Waschbecken oder Knie.

- *Anziehen*

  Anlehnen an Wand oder Schrank bzw. Sitz auf Stuhlkante
  bei Strümpfen, Hosen etc.

- *Schuhe anziehen*

  Hinknien, ein Bein aufgestellt oder einen Fuß auf einen Stuhl stellen
  oder Sitz auf Stuhlkante.

- *Tasche/Koffer tragen*

  Heben aus den Beinen heraus, Oberkörper gerade und angespannt lassen, zwei Gegenstände (Koffer) möglichst auf einmal tragen, in jeder Hand einen.

- *Koffer auf Autorücksitz verstauen*

  Abstützen am Autodach oder an Sitzlehne.

- *Getränkekasten in den Kofferraum stellen oder herausheben*

  Decke als Schutz für Kleidung und Auto verwenden, dann abstützen am Auto, Kasten an Ladekante hinunterrutschen lassen, eventuell vorher Flaschen aus dem Kasten nehmen oder zu zweit heben.

- *Ins Auto setzen*

  Im 90°-Winkel zum Auto auf den Sitz setzen, dann Beine anheben und hineindrehen, dabei möglichst am Fahrzeug abstützen.

- *Tägliche Arbeit*

  Möglichst auf und an ergonomisch sinnvollen Möbeln sitzen und entsprechendes Werkzeug benutzen, allgemeine Regeln beachten. Ausgleichsübungen siehe weitere Kapitel in diesem Buch.

- *Fahrrad aus dem Keller holen*

  Anfassen tief am Rahmen, Fahrrad mit Körperkontakt tragen.

- *Mülleimer heraustragen*

  Schürze umbinden und mit beiden Händen vor dem Körper, möglichst mit Körperkontakt tragen (nicht neben dem Körper mit Abwinkeln in der Hüfte).

- *Kind heben und tragen*

  Beim Aufheben unter den Achseln fassen, aus den Beinen heben. Beim Tragen nahe am Körper halten, auf Hüfte abstützen, seitlich auf die Hüfte setzen und Seiten öfters wechseln, kleinere Kinder in Rückenkraxe = Rucksacktragegestell tragen (allerdings problematisch, wenn sich die Kinder stark bewegen oder hinauslehnen).

- *Kind in Kindersitz auf Autorückbank setzen*

  Bei Viertürer: Einen Fuß in den Wagen stellen, einen Unterarm auf dem eigenen Oberschenkel abstützen, dann erst das Kind hochheben. Dies ist sehr schwierig, am besten ist es, das Kind kann so schnell wie möglich selbst in den Wagen klettern und es muss nur noch angeschnallt werden.

  Bei Zweitürer: Auf die vorgeklappte Rücklehne des Vordersitzes setzen (Gesicht nach hinten), dann Kind hineinheben mit Abstützen auf dem eigenen Oberschenkel (Motto: lieber den Sitz kaputt als den Rücken).

Noch ein Tipp

Wenden Sie die 10-Punkte-Methode an. Kleben Sie jeweils einen roten Klebepunkt an die 10 Stellen in Ihrer Wohnung oder Arbeitsstelle, die Sie am häufigsten aufsuchen oder wo Sie Tätigkeiten ausführen, die Sie für rückengefährdend halten, z. B. an die Kühlschranktür bei einem Bodenkühlschrank oder über das Waschbecken neben den Zahnputzbecher etc.

Immer wenn Sie den Punkt sehen, denken Sie automatisch an die Rückenregeln – und schon klappt's!

Grundregeln für den Rücken

- **Halte Deinen Rücken gerade.**
- **Bewege Dich, trainiere täglich Deine Wirbelsäule.**
- **Sitze „unruhig" und ums Lot.**
- **Stehe nicht mit gestreckten Beinen.**
- **Liege nicht mit gestreckten Beinen.**
- **Beuge beim Bücken Fuß-, Knie- und Hüftgelenk.**
- **Hebe keine schweren Gegenstände (zumindest mit Hilfsmitteln oder zu zweit).**
- **Verteile Lasten und halte sie dicht am Körper.**
- **Stütze Dich möglichst immer ab.**
- **Treibe Sport, möglichst Schwimmen, Radfahren oder Laufen.**

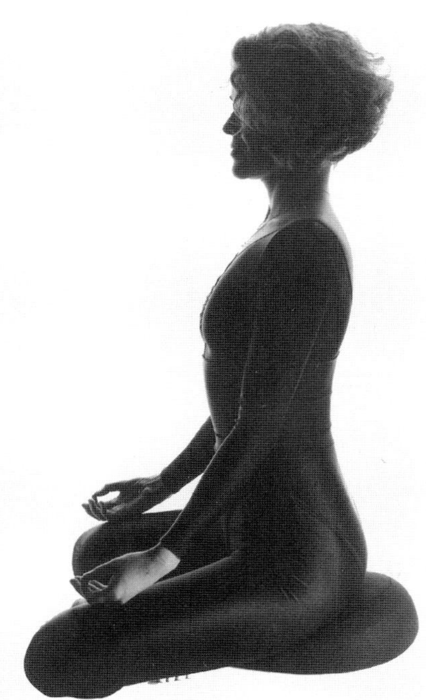

Der Arbeitsplatz des Zahnarztteams

Gute Haltung ist nur möglich, wenn die Arbeitsumgebung, die Geräte und Instrumente dies auch zulassen. Was von diesen an ungünstigen Einflüssen nicht abgefangen wird, muss der Körper „wegstecken". Beispiele sind schlecht verstellbare Arbeitsstühle mit zu hoher Rückenlehne oder Patientenstühle mit sehr dicker Lehne, aber auch Schuhe mit hohen Absätzen.

Selten ist die Umgebung und das Werkzeug dem Menschen optimal angepasst oder anpassbar. Zusätzlich kommen oft noch Konventionen bzw. traditionelle Verhaltensweisen dazu, z. B. „das macht ein Mädchen nicht".

Die Umgebung muss aktiv und nach ergonomischen Gesichtspunkten gestaltet werden mit dem Aspekt „gesunder Rücken" – auch wenn dies etwas mehr kosten sollte. Neben dem Behandlungsplatz mit Patientenstuhl und Ausrüstungselementen muss auch noch die übrige Umgebung betrachtet werden.

Basiskonzepte

Bei der Beschreibung der Kombination und der Anordnung der zahlreichen zahnärztlichen Ausrüstungselemente haben sich vier Basiskonzepte (BK) herauskristallisiert, die auch die Grundlage für angebotene Behandlungseinheiten bilden (nach *Kimmel, Wagner, Dombrowsky* 1978). Folgende Kriterien dienen zur Beschreibung eines Basiskonzepts:

- Position des Zahnarztelementes (= Ausgangspunkt der Konzeptbezeichnung),
- Position des Mitarbeiterinnenelementes,
- Patientenlagerung (sitzend oder liegend),
- Arbeitshaltung von Zahnarzt und Mitarbeiterin (sitzend oder stehend),
- Arbeitsposition von Zahnarzt und Mitarbeiterin (Stellung am Patientenstuhl entsprechend dem Indexschema = entspricht Zifferblatt einer Uhr),
- Sichtverhältnisse im Patientenmund (direkt oder indirekt),
- Greifwege von Zahnarzt und Mitarbeiterin,
- psychologische Wirkung der Geräte auf Patient, Zahnarzt und Mitarbeiterin.

  Die Bezeichnungen „Basiskonzept 1 bis 4" leiten sich aus den Geräteanordnungen der Zahnarztelemente ab. Die Mitarbeiterinnenelemente können unterschiedlich positioniert sein, sodass sich Varianten innerhalb der einzelnen Basiskonzepte ergeben.

Hier ein kurzer Überblick:

Basiskonzept 1

- Zahnarzt: Zahnarztelement befindet sich rechts vom Patienten;
  Sitzposition zwischen 9 und 10 Uhr,
- Mitarbeiterin:
  Variante A = BK 1/1: Mitarbeiterinelement befindet sich links vom Patienten
  Variante B = BK 1/2: Mitarbeiterinelement befindet sich hinter dem Kopf
  des Patienten (12 Uhr),
  Sitzpositon: zwischen 1 und 3 Uhr,
- Patient liegt meist, Arzt und Mitarbeiterin können günstige Arbeitshaltung einnehmen, Untersuchung und Behandlung erfolgen oft in direkter Sicht, zweckmäßige Greifwege.

Basiskonzept 2

- Zahnarzt: Zahnarztelement befindet sich in einem Schrank
  hinter dem Kopf des Patienten (11 Uhr),
  Sitzposition meist 9 Uhr,
- Mitarbeiterin: Mitarbeiterinelement befindet sich in einem Schrank
  hinter dem Kopf des Patienten (12 Uhr),
  Sitzpositon: zwischen 1 und 3 Uhr,
- Patient liegt meist, günstige Arbeitshaltung möglich, Untersuchung und Behandlung meist in direkter Sicht möglich, Greifwege über Kopf des Patienten.

Basiskonzept 3

Die Elemente für Zahnarzt und Mitarbeiterin sind als Einheit auf der linken Seite des Patientenstuhles angeordnet und werden über den Patienten geschwenkt;

- Zahnarzt: Sitzposition zwischen 9 und 11 Uhr,
- Mitarbeiterin: Mitarbeiterinelement befindet sich hinter dem Kopf des Patienten (12 Uhr), Sitzposition: zwischen 1 und 3 Uhr,

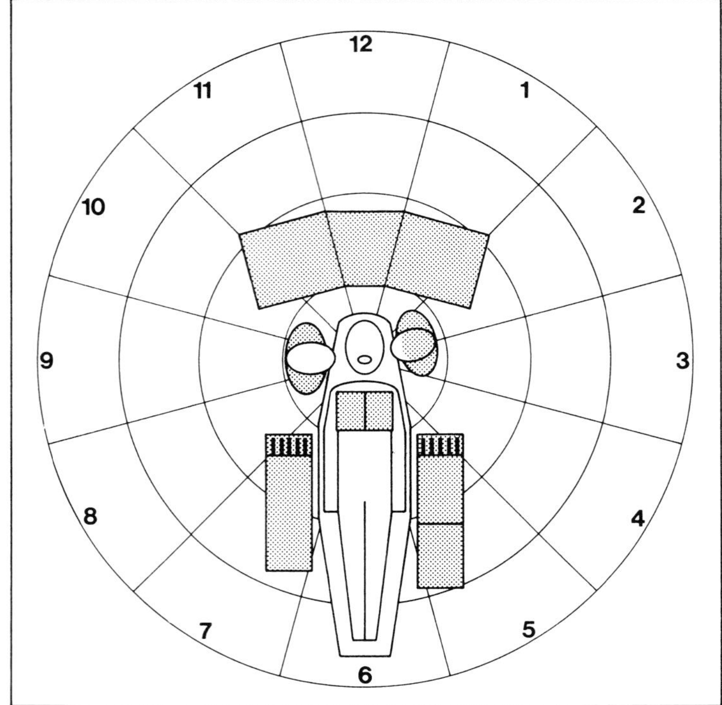

Indexschema, um die Position von Personen und Ausrüstungselementen am Behandlungsplatz zu bestimmen. In diesem Beispiel (Basiskonzept 1/1) befinden sich der Zahnarzt in Position 9, die Helferin in Position 2 bis 3, der Schrank hinter dem Patienten in Position 12 (aus: Hilger et al. 1984)

- Patient liegt meist, Greifwege zu schlauchgebundenen Instrumenten sehr kurz, Instrumente liegen im Zentrum der keimhaltigen Aerosolwolke.

Basiskonzept 4

Die Elemente für Zahnarzt und Mitarbeiterin sind im Oberteil des Patientenstuhls eingebaut;

- Zahnarzt: Sitzposition zwischen 10 und 12 Uhr,
- Mitarbeiterin: Sitzposition: zwischen 2 und 3 Uhr,

  günstige Arbeitshaltung für Zahnarzt möglich, kurze Greifwege, Untersuchung und Behandlung häufig in indirekter Sicht;
- Patient liegt grundsätzlich völlig flach, Mitarbeiterin hat meist ungünstige Sitzposition (Torsion in der Lendenwirbelsäule), spezielle Absaugtechnik erforderlich.

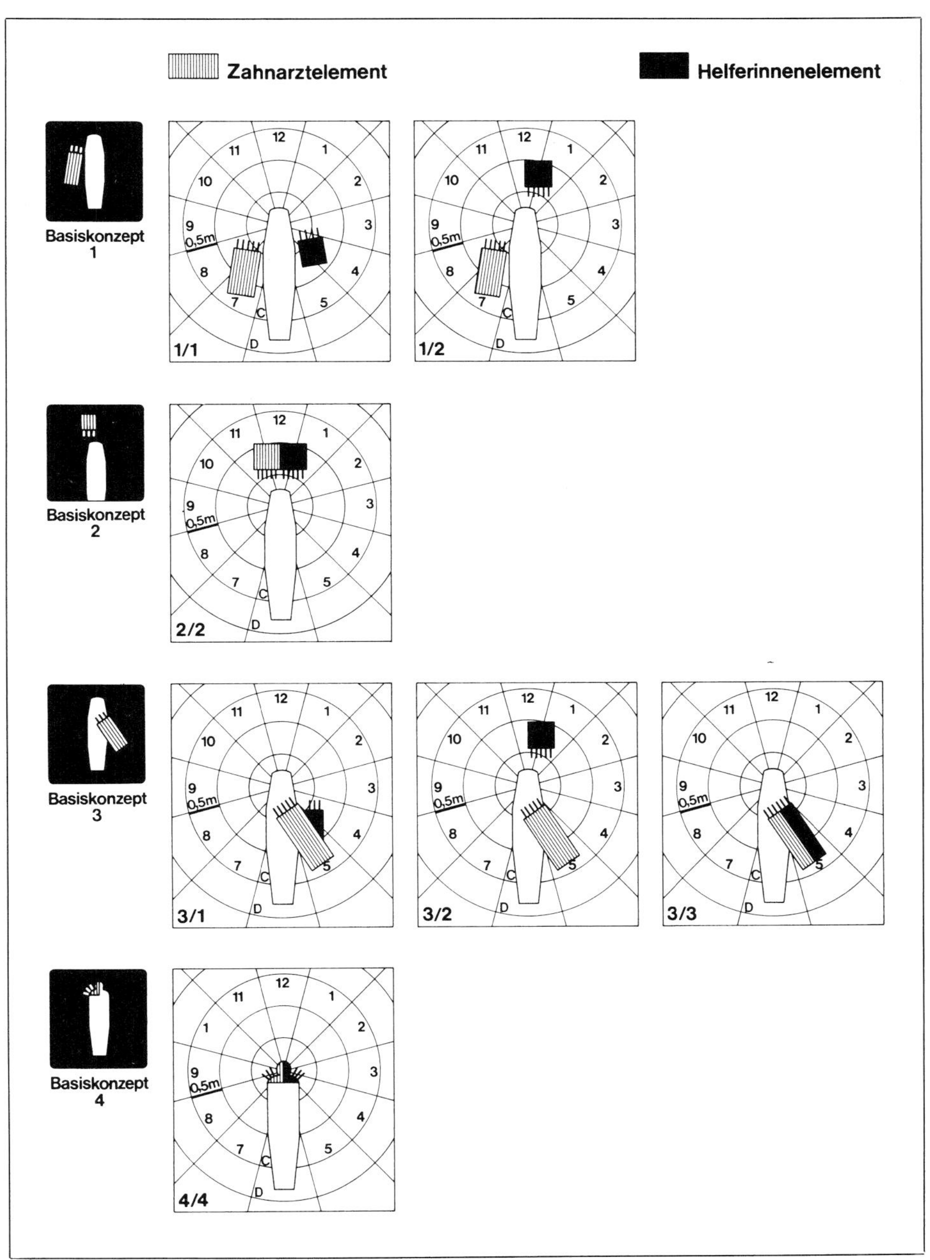

Basiskonzepte BK 1 bis BK 4 und Ausrüstungskombinationen
(aus: Kimmel et al. 1978, mit freundlicher Genehmigung des Deutschen Ärzte-Verlags)

Bei den Basiskonzepten 3 und 4 steht die Funktion im Vordergrund, bei Basiskonzept 2 sind Ästhetik und psychologische Betrachtungen stärker als ungünstige Greifwege, Basiskonzept 1 ist der Kompromiss aus zweckmäßiger Arbeitssystematik und günstiger psychologischer Wirkung.

Welches Konzept gewählt wird, hängt von vielen individuellen Kriterien des einrichtenden Zahnarztes ab, einen Ausschließlichkeitsanspruch gibt es für keines dieser Konzepte.

Nähere Informationen zu Vor- und Nachteilen der 4 Basiskonzepte und weiteren tiefer gehenden Einzelheiten können Sie dem Buch „Arbeitssystem Zahnarztpraxis" von Dr. Hilger entnehmen.

Einrichtung und Arbeitsmittel

Neben der Behandlungseinheit gibt es noch viele andere Einrichtungsgegenstände und Arbeitsmittel, die ergonomisch sinnvoll ausgesucht werden müssen. Da oft schon Inventar vorhanden ist und Geld ebenfalls eine Rolle spielt, muss ein Kompromiss zwischen notwendig, kurzfristig und bezahlbar gefunden werden. Die folgenden Seiten sollen Ihnen dies erleichtern.

Analysieren Sie in einem *ersten Schritt* Ihre Umgebung und Ihren Arbeitsplatz unter ergonomischen, rückenfreundlichen Gesichtspunkten nach folgenden Kriterien:

- *Was ist nicht beeinflussbar?* Z.B. Wetter, Raum, Außenlärm;
- *Was ist langfristig beeinflussbar?* Z.B. teure Möbel, neue Behandlungseinheit;
- *Was ist sofort bzw. relativ kurzfristig beeinflussbar?* Z.B. Arbeitsstühle, Instrumente (im Privatbereich: Kissen).

In einem *zweiten Schritt* listen Sie die Veränderungs- bzw. Linderungsmöglichkeiten mit den entsprechenden Kosten und Problemen auf, z.B.:

- *Empfang: Arbeitsfläche zu niedrig:* Erhöhung durch Sockel;
- *Tastatur unergonomisch = nicht dreh- und kippbar:* Neukauf;
- *Arbeitsstuhl ohne Vorneigemöglichkeit bzw. vorne nicht abgeschrägt:* Neukauf;
- *Stehpult:* Neukauf.

In einem *dritten Schritt* legen Sie die Reihenfolge der Umsetzung und den zeitlichen Rahmen fest. Denken Sie dabei daran: Je schneller Sie die größten „Rückenquäler" beseitigt haben, desto länger bleiben Sie vor degenerativen Verschleißerscheinungen verschont und desto geringer ist die Wahrscheinlichkeit einer akuten Erkrankung.

Um Ihre Analyse etwas zu konkretisieren, wird auf den nächsten Seiten das Minimum an Ergonomie für Büro und Praxis, für die Wohnungseinrichtung und für das Auto beschrieben sowie eine kleine Kostentabelle aufgestellt.

Grundausstattung Büro und Praxis

- *Höhenverstellbarer Schreibtisch,* möglichst mit neigbarer Schreibfläche.

- *Arbeitsstuhl für Zahnarzt und Mitarbeiterin,* stufenlos höhenverstellbar von 45 bis evtl. 70 cm, kleine, drehbare und vorne abgeschrägte Sitzfläche, Lendenholm-Lehne. Der Stuhl sollte sich der jeweiligen Sizhaltung (aktiv = kippen nach vorne, passiv = kippen nach hinten + Lordosestütze) anpassen und möglichst auch seitlich beweglich sein, um alle Bewegungen und Schwingungen des Körpers „mitzumachen" und diesen dabei optimal zu unterstützen. Diesem Ideal sehr nahe kommen z. B. der Pending-Stuhl von Bio-Med (D) und der DYNAMIK von Back Quality Europe (NL).

- *Bandscheibendrehstuhl* (Empfang, Büro) mit ähnlichen Eigenschaften wie der Arbeitsstuhl. Hier ist als „Zweitsitz" auch ein Sitzball denkbar.

- *Stehpult,* höhenverstellbar oder zumindest in Ellbogenhöhe montiert, mit schräger Schreibfläche (ebenfalls möglichst variabel).

- *PC*: ergonomische Tastatur, die eine Verdrehung des Handgelenks bzw. eine Winkelhaltung der Arme unnötig macht. Alternativen zu Standardtastaturen sind Tastaturen mit getrennten Tastenblöcken, die entweder mit Abstand angebracht sind (Schulterbreite) oder mit Winkel. Die Maus sollte ohne Winkel im Handgelenk bedienbar sein. Der Bildschirm sollte auf optimaler Augenhöhe positioniert werden, sodass kein Vor- oder Rückneigen des Kopfes nötig ist.

- *Liege:* Für die kurze Pause zwischendurch, evtl. mit Möglichkeit der Stufenlage, also ein Schaumstoffwürfel für die Unterschenkel.

- *Stange:* Reckstange (Türreck), Ringe, Sprossenwand oder breiter Türholm zum Hinhängen (Entlastung der Bandscheiben).

Grundausstattung Wohnung

- *Eine gutes Matratzensystem*: Hierzu gehört nicht nur die Matratze, die aus nicht zu hartem Schaumstoff bzw. Latex bestehen sollte, sondern auch die Auflage für die Matratze. Empfehlenswert sind hier Bandgeflechte oder verstellbare Lattenroste, die den Druck gleichmäßig verteilen.

- *Orthopädisches Nackenkissen*: Form und Material sollten so beschaffen sein, daß der Druck von Kopf und Hals gleichmäßig verteilt wird und eine permanente Spannung im Halsmuskelbereich über die ganze Nacht hinweg vermieden wird.

- *Ein guter Arbeitsstuhl* bei sitzender Tätigkeit (Büro zuhause) und gute Stühle am Esstisch.

- *Ein guter Sessel,* bei dem kein Rundrücken gemacht werden kann – denn nach getaner Arbeit ist Feierabend und man will sich entspannen – der Wirbelsäule geht es genauso.

- *Sofa:* Ideal ist ein Sofa, welches die gleichen Eigenschaften hat wie ein wertvoller Sessel, d.h. bei korrektem Sitzen (nicht hineinlümmeln) wird ein Rundrücken verhindert – oder man benutzt das Sofa als Liege.

- *Arbeitsflächen in der Küche, im Hobbyraum:* Die Arbeitsflächen sind fast immer zu niedrig, sodass grundsätzlich gebückt bzw. vornübergebeugt hantiert und gearbeitet werden muss. Ideal ist eine Montage der Arbeitsfläche auf Hüfthöhe der Person, die bevorzugt diesen Arbeitsplatz nutzt. Im Stehen sollte der Winkel zwischen Ober- und Unterarm bei aufgelegter Handfläche ca. 100° betragen.

- *Reckstange:* Ideal für die Entlastung der Bandscheibe nach langem Sitzen (oder einem Waldlauf) ist das Aushängen an einer Stange, sei es eine Reckstange (Türrahmen) oder ein extra hierfür angebrachtes Wasserrohr. Einfach hinhängen und ab Schulter abwärts entspannen.

Grundausstattung Auto

- *Schalensitz/gefederter Sitz:* Ideal ist ein Autositz, der einerseits alle Stöße (= Schlaglöcher) abfängt, andererseits den Körper auch bei langen Autofahrten so stützt, daß die Bandscheiben so wenig wie möglich belastet werden. Gleichzeitig darf natürlich die Aktivierung der Rumpfmuskeln nicht vernachlässigt werden.

- *Lendenkissen:* Wenn kein Schalensitz oder gut stützender Fahrersitz vorhanden und die Kosten für einen Austauschsitz gescheut werden, ist die Lendenstütze eine schnelle und kostengünstige Alternative.

- *Gute Ladekante/Schutz:* Die Ladekante des Gepäckraums eines Autos ist eine der gefährlichsten Stellen. Um Kleidung und Lack zu schonen, wird oft eine äußerst ungünstige Haltung mit Dreh-Hebe-Bewegungen in Kauf genommen. Hier hilft, wenn schon kein Lieferwagen vorhanden ist, eine Decke, die alles schont, Kleidung, Fahrzeug und daraus resultierend den Rücken.

Grundausstattung Kleidung

- *Gute Schuhe* mit höchstens leichtem Fußbett und ohne bzw. nur mit ganz niedrigen Absätzen. Der Mensch ist barfuß geboren und nicht mit Stöckelschuhen. Die natürliche Fußhaltung beim Gehen und Stehen ist also waagrecht, eine erhöhte Ferse belastet vor allem den Bereich der Lendenwirbelsäule.

Zusätzliche Hilfsmittel

Die Grundausstattung alleine reicht aber oft nicht aus, um den Alltag rückenschonend zu meistern. Ein paar zusätzliche Hilfsmittel, die im Folgenden näher erläutert werden, vermindern die tägliche Dauerbelastung bzw. unterstützen die Erholung.

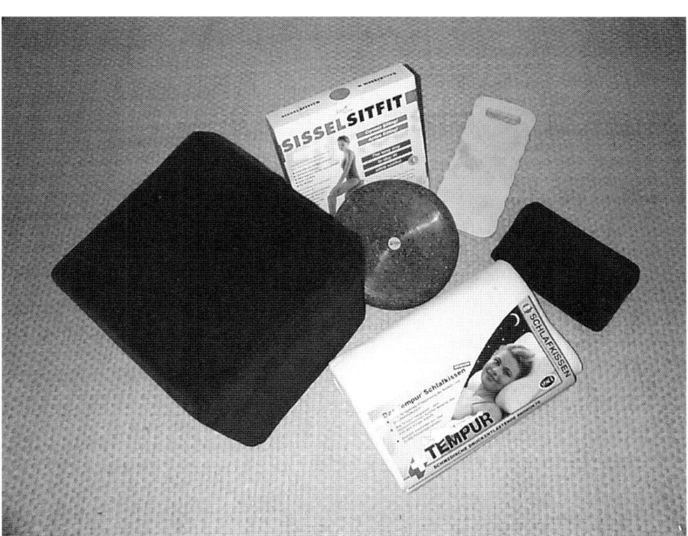

- *Luft-Sitzkissen*

  Dieses „dynamische" Sitzkissen ist besser als ein statischer Sitzkeil. Es fördert die Bewegung im LWS-Bereich und damit die Aktivierung der gesamten Wirbelsäule und der Muskulatur. Das Kissen passt sich den Bewegungen und Bedürfnissen des Körpers an, sodass eine Vorneigung des Beckens dann gegeben ist, wenn sie gebraucht wird, eine Entlastung nach hinten aber ebenfalls möglich ist.

- *Würfel*

  Der Würfel ist ideal für die *Stufenlagerung*. In Rückenlage legen Sie die Unterschenkel auf den Würfel, wobei Ober- und Unterschenkel etwa rechtwinklig gebeugt sein sollten. In dieser Position wird die Wirbelsäule optimal entlastet, die Bandscheiben können sich erholen. Da der Würfel in der Regel aus sehr festem Schaumstoff hergestellt wird, kann er auch als Sitzgelegenheit dienen (Maße ca. $40 \times 40 \times 45$ cm).

- *Kniekissen*

  Das Kniekissen ist überall dort ideal, wo man sich bücken oder knien muss. Ob Tätigkeiten im Garten, am oder unterm Auto, bei Handwerk oder in der Wohnung, dieses Polster schützt vor Knieschmerzen – und die Hose bleibt sauber.

- *Lendenkissen*

  Dieses ist besonders geeignet für die Benutzung im Auto, im Kino, im Sessel oder wo immer eine Lehne zu weich und nachgiebig oder zu hart und gerade ist. Es wird zwischen Rückenlehne und Lendenwirbelbereich gelegt. Die abgerundete Form passt sich dem Rücken optimal an, verhindert ein Abkippen des Beckens und unterstützt damit die physiologische Aufrichtung der gesamten Wirbelsäule. Dieses Kissen ist vor allem für „Vielfahrer" und „Vielsitzer" sehr zu empfehlen.

- *Nackenkissen*

  Das orthopädisch geformte Nackenkissen hat eine eigenwillige und außergewöhnliche, dem Nacken nachempfundene Form und besteht aus einem speziellen, sich dem Körper anpassenden Material. Das Kissen umfließt weich und geschmeidig genau die Nacken- und Kopfform, stützt die Hals- und Schulterpartie und sorgt für angenehme Entspannung. Der Druck auf die Nackenwirbel in den verschiedenen Liegestellungen wird während des Schlafs erheblich verringert (Maße ca. $50 \times 32 \times 10/7$ cm).

Zeittafel

Aufstellung der durchschnittlichen Dauer von Haupttätigkeiten pro Tag, geordnet nach Zeitanteil.

Tätigkeit	Zeit		Zeitanteil	Wichtigster Gegenstand
Tägliche Arbeit	10	Stunden	41,6 %	Arbeitsstuhl
Schlafen	8	Stunden	33,3 %	Matratze
Freizeit	3,5	Stunden	14,6 %	Schuhe/Sessel
Essenszeiten	1,5	Stunden	6,3 %	Stuhl
Auto/Zug fahren	1	Stunde	4,2 %	Autositz

Kostenaufstellung

Aufstellung der durchschnittlichen Kosten für die wichtigsten „rückenunterstützenden" Gegenstände. Dabei wurde die Differenz von durchschnittlicher und ergonomisch optimaler Lösung berücksichtigt.

Gegenstand	Preis für „Gutes" (€)	Kosten/ Jahr (€)	Nutzungs- dauer	Preis für „Normales" (€)	Differenz- betrag/Jahr (€)
Matratze	600,–	60,–	10 Jahre	250,–	35,–
Sessel	1000,–	100,–	10 Jahre	500,–	50,–
Arbeitsstuhl	500,–	50,–	10 Jahre	250,–	25,–
Schuhe (2 Paar)	200,–	200,–	1 Jahr	100,–	100,–
				Summe pro Jahr	210,–

Übrigens: Haben Sie sich schon einmal überlegt, wieviel Geld Sie jedes Jahr für Ihr Auto ausgeben (sofern Sie eines besitzen)? Eine Statistik besagt, dass ein Auto am Tag 15,00 € kostet!

Für einen gesunden Rücken müssten Sie pro Tag wesentlich weniger, nach obigem Beispiel nur ca. 0,55 € aufbringen!

Die optimale Arbeitshaltung des zahnärztlichen Teams

Auf das Team kommt es an!

Zahnärztliche Tätigkeit ist in der Regel Teamarbeit, fast immer ist Assistenzpersonal aktiv in den Arbeitsprozess eingebunden. Dies bedeutet Abhängigkeit vom Tun des jeweils anderen und notgedrungen Abstimmung und Kompromisse.

Bei der Umgestaltung der Arbeitsprozesse und der Arbeitsumgebung unter ergonomischen Gesichtspunkten ist daher das TEAM, also Zahnarzt und Assistenz, zu betrachten; das Team muss sich gemeinsam verändern.

Wie wichtig die „dritte und vierte" Hand des Zahnarztes für seine korrekte Haltung ist, zeigt das nächste Kapitel. Die richtige Patientenlagerung sowie die optimale Absaug- und Haltetechnik sind unabdingbare Voraussetzungen für korrekte Haltungen des Zahnarztes und der Assistenz.

Es ist wie bei einem guten Handwerker: Das Werkstück (= Patient) auf der Werkbank (= Patientenstuhl) wird so positioniert (= gelagert) und befestigt (= Haltetechnik), dass der Meister (= Zahnarzt) es optimal bearbeiten kann, und zwar für alle Seiten: Patient (= optimale Versorgung), Mitarbeiterin und Zahnarzt (= ohne Dauerschäden wegen schlechter Haltung).

Die optimale Patientenlagerung

Die folgenden Ausführungen beruhen auf den Veröffentlichungen von Dr. R. Hilger, insbesondere auf dem Buch „Arbeitssystem Zahnarztpraxis" (1988).

Optimale Patientenlagerung hat hauptsächlich zwei Funktionen: entspannte Lagerung für den Patienten und Schaffung günstiger Arbeitsmöglichkeit für das Behandlungsteam. Besonders die Vermeidung von Fehlhaltungen und statischen Dauerbelastungen bei Zahnarzt und Assistenz und die Voraussetzung für Präzisionsarbeit sind dabei zu erfüllen.

Ein guter Patientenstuhl mit allen erforderlichen Verstellmöglichkeiten ist die Grundvoraussetzung.

Eine gute Arbeitshaltung bei zahnärztlicher Behandlung kann nur eingenommen werden, wenn der Patient richtig gelagert ist. Bei der zweckmäßigen Patientenlagerung sind zwei Abschnitte zu unterscheiden: zunächst die Lagerung des Körpers, dann die Lagerung des Kopfes.

Für die *Körperlagerung* gilt: Bei der Behandlung im *Oberkiefer* ist die Verbindungslinie zwischen Kopf und Füßen des Patienten parallel zum Boden. Das heißt, Kopf und Füße liegen auf einer Höhe. Bei einer Behandlung im *Unterkiefer* liegen die Füße etwas tiefer als der Kopf.

Für die *Kopflagerung* gilt: Bei der Behandlung im *Unterkiefer* ist die gedachte Linie durch die Kauflächen der unteren Seitenzähne schwach nach distal geneigt.

Bei einer Behandlung im *Oberkiefer* gilt: Die gedachte Linie durch die Kauflächen der Oberkieferseitenzähne ist senkrecht zum Boden, wenn die Labialflächen der Oberkieferfrontzähne behandelt werden. Sie ist weit nach distal (dorsal) geneigt für die Behandlung der Oberkieferseitenzähne.

Von der Grundregel des liegenden Patienten gibt es *Ausnahmen*. Einige Behandlungen werden am sitzenden Patienten durchgeführt, z.B. bestimmte Zahnentfernungen, Abformungen, Bissregistrierungen, ästhetische Kontrollen von Zahnersatz. *Medizinische Kontraindikationen* für den *liegenden Patienten* sind u.a.: Einschränkung der Atmung (Dyspnoe, Emphysem), Stauungen im kleinen Kreislauf (Mitralklappenfehler), Hypertonie, Asthma, degenerative Gelenkerkrankungen, Deformation der Wirbelsäule und Lähmungen. In der zweiten Hälfte der Schwangerschaft sollte auf die vollständige Rücklagerung der Patientin verzichtet werden.

Der liegende Patient, dessen Kopf nach dorsal geneigt ist, kann wegen des durch Zunge und Wasser verschlossenen Rachenraumes nicht durch den Mund, sondern nur durch die Nase atmen. Deshalb ist die Rücklagerung nicht zweckmäßig, wenn die *Nasenatmung* gestört ist, z.B. durch Erkältungskrankheiten, Entzündungen, Schwellungen, Septumanomalien und Wucherungen in der Nase. Dann muss am sitzenden Patienten behandelt werden.

Die Anzahl der Patienten, die bei der Behandlung sitzen müssen, ist pro Arbeitstag in den meisten Praxen gering. Zudem werden bei diesen Patienten im Allgemeinen keine lang dauernden Behandlungen und umfassenden Sanierungen durchgeführt; es handelt sich meist um Kurzbehandlungen oder einfache Maßnahmen. Deshalb sind die ungünstigen Arbeitshaltungen erträglich, die Zahnarzt und Mitarbeiterin beim sitzenden Patienten kurzfristig einnehmen müssen. Ist keine Behandlung geplant, sondern ein Gespräch mit dem Patienten, sollte die Rückenlehne aufgerichtet werden. Zweckmäßig ist es, umfangreiche Besprechungen mit dem Patienten über Befunde und Behandlungsplanungen in einem eigenen Büro durchzuführen.

Bei der physiologisch optimalen Lagerung betragen die Hüftbeuge und Kniebeugewinkel des Patienten jeweils ca. 140°. Diese Winkelstellung wurde von verschiedenen Forschern (nach *Hilger*, a.a.O., S. 112) ermittelt und auch in der Praxis als optimal erkannt.

Wie gelangt nun ein Patient ohne größeres Unbehagen in diese liegende Position?

Vier-Schritte-System der Patientenlagerung

- *Erster Schritt: Einsteigeposition*

Wenn der Patient bei steil aufgerichteter Rückenlehne in den Stuhl eingestiegen ist, muss zur Behandlung die Lehne extrem weit zurückgeneigt werden. Dies dauert sehr lange (aus Sicht des Patienten) und wird aufgrund des starken Positionswechsels (von aufrechtem Sitz in die überstreckte Liegeposition) als unangenehm empfunden. Dazu kommt die dabei notwendige und ebenfalls unangenehme Streckung im Hüftgelenk.

Um dies zu vermeiden, ist es zweckmäßig, bereits vor dem Einsteigen des Patienten den Stuhl in die Position zu bringen, dass der Winkel zwischen Rücklehne und Sitz etwa 140° beträgt. Dies geschieht, bevor der Patient den Behandlungsraum betritt.

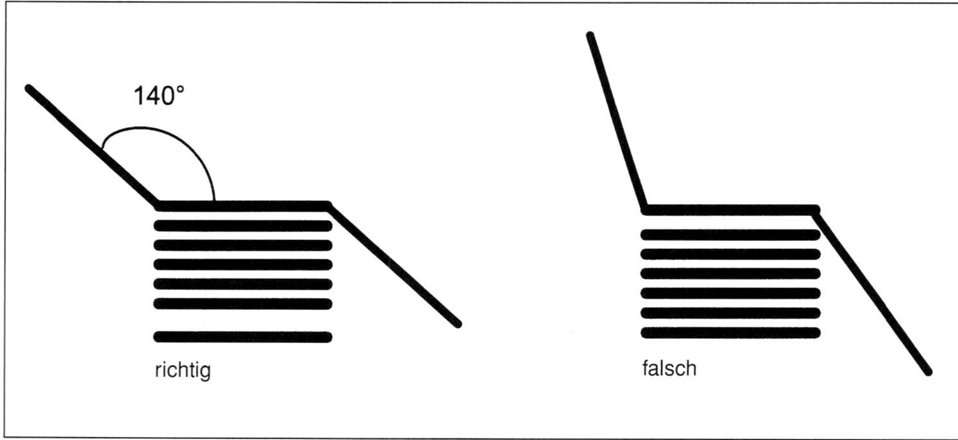

Einsteigeposition: Rückenlehne zurückgeneigt (ca. 140°)

- *Zweiter Schritt: Einsteigen des Patienten in den Stuhl*

Der Patient setzt sich auf den Stuhl quer zur Längsachse, dreht sich zur Stuhlachse, legt seinen Rücken zurück und schwenkt gleichzeitig seine Beine auf den Stuhl. Bei Kleinkindern, älteren und/oder behinderten Patienten ist die Mitarbeiterin beim Einsteigen behilflich.

- *Dritter Schritt: Behandlungsposition*

Der Patient bleibt in der Einsteigeposition bis unmittelbar vor Behandlungsbeginn. Dann wird der entsprechende Schalter betätigt, um den Stuhl in die Behandlungsposition zurückzuneigen. Entsprechend den vorher genannten Prinzipien wird zunächst die Lagerung des Körpers, dann die des Kopfes durchgeführt. War die Einsteigeposition richtig eingestellt, so sind nun zur Behandlung oft nur geringe Stuhlbewegungen erforderlich. Dieses „sanfte" Zurückneigen bewirkt im allgemeinen, dass der Patient die Behandlung im Liegen leichter akzeptiert. Bei Oberkieferbehandlungen ist oft eine zusätzliche Stütze in der Kniekehle (Knierolle) sehr hilfreich und angenehm für den Patienten.

- *Vierter Schritt: Aussteigen*

Nach Ende der Behandlung fährt der Stuhl in die Einsteigeposition, die als Grundposition definiert ist, nicht in die Sitzposition mit steiler Rückenlehne. Der Patient verlässt den Stuhl, dieser ist sofort aufnahmebereit für den nächsten Patienten.

Bei älteren Personen oder Patienten mit entsprechenden Leiden (z.B. Rückenschmerzen) sollte die Mitarbeiterin Unterstützung leisten. In der Regel dürfte aber das Aufstehen keine größeren Probleme bereiten (jeden Morgen steht der Patient normalerweise auch ohne Hilfe aus dem Bett auf).

Lagerung des Patientenkopfes

Die Feinabstimmung der Patientenlagerung erfolgt nach Schritt 3 des obigen Schemas, wenn der Kopf in die richtige Position gebracht wird. Da im Schulter-Nacken-Bereich starke Unterschiede bei den Patienten bestehen, sollte idealerweise die Kopfauflage möglichst variabel sein, um einerseits den Kopf zu fixieren, andererseits Drehungen von 45° nach links und rechts zu ermöglichen.

Verschiebbare oder zusätzlich auflegbare Kopfpolster sind bei Unterkieferbehandlungen einsetzbar. Bei Oberkieferbehandlungen eignet sich ein Schulterkissen (entwickelt von Prof. Dr. Dr. *Schön*), wodurch eine starke Dorsalflexion des Patientenkopfes erreicht wird.

Diese starken Überstreckungen in Verbindung mit der waagerechten Lagerung können bei ängstlichen oder überkritischen Patienten zu negativen Reaktionen führen. Um diese von der Notwendigkeit einer solchen Lagerung im Sinne einer optimalen Versorgung zu überzeugen, ist richtiges psychologisches Verhalten und sachliche Argumentation nötig und dürfte in den meisten Fällen auch Erfolg haben.

Die korrekte Arbeitshaltung am Behandlungsplatz

Der Mensch ist nach seinem biologischen Bauplan für intensive körperliche Aktivität bestimmt; die zahnärztliche Arbeitsweise dagegen ist durch lang anhaltende, statische, bewegungsarme Haltearbeit gekennzeichnet. Diese ungünstigen Arbeitsbedingungen müssen und können durch zweckmäßige Arbeitshaltungen verbessert werden.

Stehhaltung

Für einige Behandlungsmaßnahmen ist die stehende Arbeitshaltung angezeigt, z.B. bei bestimmten Zahnentfernungen, Bissregistrierungen, Kontrollen. Im Stehen sollten keine Fußbedienteile (Schalter, Hebel) häufig und lang anhaltend bedient werden, weil dann das ungünstige Stehen auf einem Bein erforderlich ist.

Sitzhaltung

Bei allen Überlegungen zur sitzenden Arbeitshaltung von Zahnarzt und Mitarbeiterin muss die besondere Arbeitssituation berücksichtigt werden: Beide Personen sitzen sich sehr nahe gegenüber, zwischen ihnen liegt der Patient. Die Arbeitshaltung wird beeinflusst durch die Arbeitsfeldbeleuchtung, den Öffnungswinkel des Patientenmundes sowie durch den Abstand der Augen zum Arbeitsobjekt.

Die mittlere Augen-Objekt-Entfernung beträgt etwa 33 – 38 cm, sie kann bei Fehlsichtigkeit erheblich kürzer oder länger sein. Durch eine genau angepasste Brille lässt sich dieser Abstand optimieren, wobei der Gebrauch einer ebenfalls angepassten Lupenbrille zu empfehlen ist.

Weiterhin kann sich die Ausrüstung des Behandlungsplatzes auf die Arbeitshaltung auswirken, wenn z.B. die schlauchgebundenen Instrumente außerhalb des arbeitsphysiologischen Greifraumes angeordnet sind und deshalb zum Ergreifen ungünstige Armbewegungen und Drehungen der Wirbelsäule erforderlich sind. Eine zu dicke Rückenlehne des Patientenstuhls behindert oft die Beinfreiheit für Zahnarzt und Mitarbeiterin, die deshalb nicht nahe genug an den Patienten heranrücken können und zu Zwangshaltungen gedrängt werden. Generell sollte die mittlere Sitzhaltung mit leicht nach vorne geneigtem Rumpf eingenommen werden.

Die Beinstellung von Zahnarzt und Mitarbeiterin hängt u. a. von der Arbeitsposition ab. Bei den Positionen Zahnarzt 9 bis 11 und Mitarbeiterin 2 bis 3 gilt: Die Beine der Mitarbeiterin stehen gespreizt links und rechts vom linken Bein des Zahnarztes (Zahnradprinzip), dieser bedient meist mit dem rechten Fuß den Fußschalter.

Sitzt die Mitarbeiterin in der Position 1, so ist ihr linkes Bein etwas mehr abgespreizt und steht fast senkrecht zum rechten Oberschenkel des Zahnarztes.

Ist es dem Zahnarzt nicht möglich, das rechte Bein unter die Rückenlehne des Patientenstuhles zu stellen (Lehne zu dick, Zahnarzt zu groß), so gibt es zwei Möglichkeiten:

- Der rechte Fuß wird abgespreizt neben den Patientenstuhl gestellt – Nachteil: starke Spreizung des rechten Beines, Drehung weg vom Patienten, damit Verdrehung im Oberkörper nötig. Dies ist absolut nicht zu empfehlen.
- Bedienung mit dem linken Fuß – Nachteil: Oft ist das Kabel nicht lang genug, wenn doch, stört es beim Bewegen der Stühle.

Kriterien einer optimalen Arbeitshaltung

Parallele Linien

Durch Augen, Ohren, Schultern, Ellbogen, Hüften, Knie und Knöchel sollten im Prinzip parallele Linien verlaufen.

Wirkung

- Übermüdung und Überlastung werden vermieden,
- Körperhaltungsänderungen sind leichter durchführbar,
- Arbeitsbewegungen in der Mundhöhle sind leichter und genauer.

Beinhaltung

Die Beine werden leicht und nicht zu weit gespreizt, die Unterschenkel stehen senkrecht zum Fußboden, die Füße flach auf dem Boden, die Füße sind in der gleichen Ebene wie die Unterschenkel (keine Entenfüße), der Winkel zwischen Ober- und Unterschenkel und im Hüftgelenk sollte ca. 105° betragen, der Oberschenkel liegt nur zu ⅔ der Sitzfläche auf.

Wirkung

- Das Becken kann leichter in die Haltungsänderungen des Oberkörpers mit einbezogen werden,
- günstigere Belastungsverteilung,
- der Arbeitssessel lässt sich besser verrücken,
- dynamischere Belastung des Halteapparates,
- größere Variation der Sitzposition,
- leichteres Kippen des Beckens nach ventral (Becken kann Vorwärtskippen des Körpers folgen),
- leichteres Aufstehen und Hinsetzen,
- der Raum für den Kopf des Patienten zwischen Oberschenkel und Händen des Zahnarztes ist größer,
- Rückenlehne des Patientenstuhles muss nicht extrem waagrecht eingestellt werden,
- optimale und gleichmäßige Druckverteilung,
- laterale Kippung der Oberschenkel wird vermieden,
- bessere Sensibilität für Fußschalter.

Oberkörperhaltung

Der Oberkörper wird aufrecht und gerade = symmetrisch gehalten. Dadurch werden Vorwärts-, Seitbeugungen und Torsionen vermieden. Dabei hat der Oberkörper in der Regel keinen Kontakt mit einer Rückenlehne. Kontakt zur Rückenlehne nur in Entspannungsphasen, bei Gesprächen etc.

Der Rücken oberhalb des Beckenkamms sollte „frei" sein, also keine anliegende Rückenlehne haben, da der Druck (= Bewegungsimpuls nach vorne) durch einen

Gegendruck des Rückenstreckers ausgeglichen werden müsste, mit der Folge stärkerer Verspannungen. Elementar ist der taktile Reiz am Beckenkamm (deshalb die niedrigen Lehnen), das Gefühl der Stützung, das die Aktivität dieser Muskulatur reflektorisch steuert.

Beschaffenheit der Lehne

- Stützfläche sollte schmal sein (Lendenholm),
- hohe, flache, großflächige Rückenlehnen sind nicht sinnvoll,
- Einstellbereich des Lendenholms: ca. 20 cm oberhalb der Sitzfläche,
- keine federnde Rückenlehne.

Kopfhaltung

Der Kopf des Zahnarztes wird nur leicht gebeugt.

Durch falsches Sitzen ohne Rückenstütze entsteht ein Rundrücken, die Folge ist eine stärkere Lordosierung der Halswirbelsäule, um die erforderliche Blickrichtung zu ermöglichen. Die Schulter- und Nackenmuskulatur muss daher mehr Haltearbeit leisten, oft noch verstärkt durch zusätzliche Belastung durch die Arme.

Durch falsche Lagerung des Patientenkopfes muss der Kopf des Arztes zu stark gesenkt werden, um mit entsprechender Sicht arbeiten zu können. Lässt sich dies nicht vermeiden (Patientenstuhl nicht optimal, Krankheit des Patienten), muss eine „gestaffelte" Bewegung die statische Halteposition ablösen, d.h. der Zahnarzt sollte zwischen Sitz- und Arbeitsposition wechseln.

Armhaltung

Die Oberarme hängen lose am Oberkörper herunter, auf keinen Fall Abspreizen der Oberarme, möglichst kein Abstützen auf einer seitlichen Armlehne.

Die Oberarme werden höchstens kurzzeitig in einem Winkel von etwa 15° nach vorne gehoben, wobei sich die Unterarme nicht mehr als ca. 25° über der Waagerechten befinden sollen. Bei Abweichung von dieser Position verstärkt sich die Belastung für Schultergürtel und Rücken, zudem ist ein genaues Arbeiten nicht mehr so gut möglich.

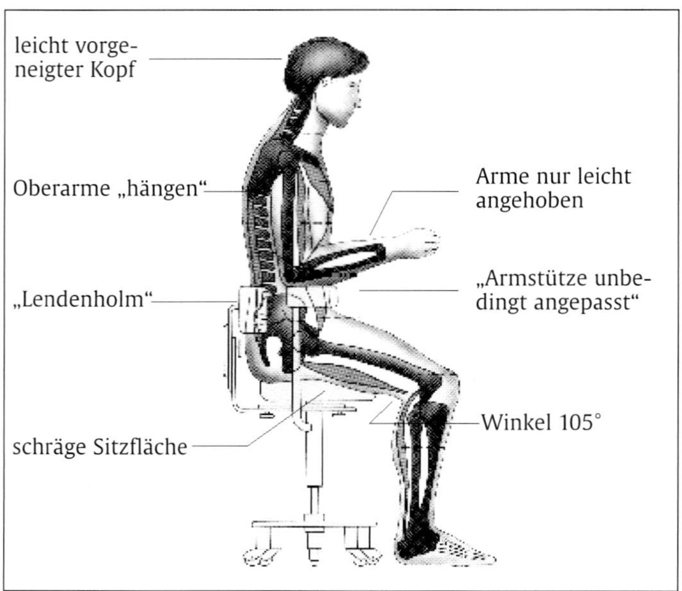

Ein Tipp: Nehmen Sie die Instrumente (Turbine, Mikromotor) zwischen die vorderen Fingerglieder von Zeigefinger und Daumen (evtl. Mittelfinger mitbeteiligen) und legen das Instrument nicht am Grundgelenk ab (wie einen Stift), sondern halten Sie während der Arbeit das Instrument in einem 90°-Winkel zum Unterarm. Dadurch ist ein Abspreizen des Oberarmes meist nicht mehr nötig. Dasselbe gilt für Instrumente der Helferin (Absauger, Abhalter). Armlehnen sollten nur bemüht werden, wenn sie exakt auf den Körper (große Armlänge) eingestellt werden können und nicht zusätzlich eine Belastung durch z.B. Gegendrücke darstellen.

Die optimale Absaug- und Haltetechnik

Die folgenden Beschreibungen sind als kleiner Einstieg in die Systematik und als Überblick möglicher Techniken gedacht. Um die Absaug- und Haltetechniken zu erlernen und zu beherrschen, sind Teilnahme an entsprechenden Fortbildungskursen (die von einigen Zahnärztekammern angeboten werden) und intensives Üben in der Praxis notwendig.

Voraussetzungen für diese Techniken sind die entsprechende Patientenlagerung und die richtige Sitzhaltung von Zahnarzt und Assistentin.

Ziel dieser Techniken ist es, das „Objekt" Mundhöhle dem Zahnarzt so zu präsentieren, dass ein Arbeiten mit direkter Sicht und korrekter Körperhaltung für beide Teammitglieder möglich ist. Dazu gehört das Halten des Patientenkopfes, sodass kein Ausweichen möglich ist (gleichzeitig Abstützung für die Mitarbeiterin), das Öffnen des Mundes mit für den Patienten schmerzfreiem Abhalten der Weichteile, das Absaugen der Aerosolwolke am Entstehungsort.

Rechter Unterkiefer (Zähne 44 – 48)

- Der *Patientenkopf* ist zum Zahnarzt gedreht, die Unterkieferzahnreihe schwach nach distal geneigt.

- Die *Mitarbeiterin* sitzt in Position 2 Uhr; der rechte Arm ist um den Patientenkopf gelegt. Die rechte Hand hält mit kurzgefasstem Abhalter die Wange ab, der rechte Handballen stützt sich dabei am Patientenkopf ab. Die linke Hand führt die Saugkanüle vom linken Mundwinkel in den Patientenmund ein und stützt den Kopf ab: Handballen im Gebiet des Jochbeins, kleiner Finger am Unterkieferrand. Die Kanüle liegt drucklos auf der Zunge etwa 1 cm von der Zahnreihe entfernt, die Kanülenöffnung befindet sich lingual des Zahnes, der präpariert wird.

Der von beiden Helferinnenhänden sicher gehaltene Patientenkopf wird jetzt so weit zum Zahnarzt gedreht, wie es die Sichtverhältnisse erfordern.

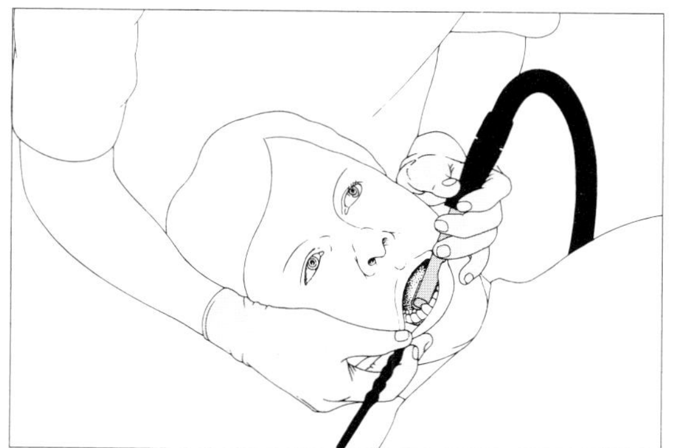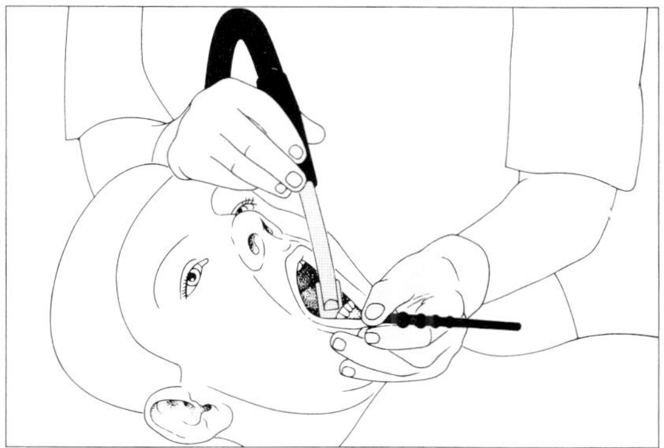

(aus: Hilger 1988, mit freundlicher Genehmigung des Quintessenz-Verlags)

- Der *Zahnarzt* sitzt in Position 9 Uhr und stützt die Präparationshand mit dem Mittelfinger auf den Nachbarzähnen ab, oder Mittel- und Ringfinger liegen mit den Außenflächen ihrer mittleren Glieder von außen dem Unterkieferrand an.

Unterkiefer Mitte (Zähne 43 bis 33)

- Der *Patientenkopf* ist meist leicht zum Zahnarzt gedreht, die Unterkieferzahnreihe ist schwach nach distal geneigt, das Kinn zur Brust gesenkt.

- Die *Mitarbeiterin* sitzt in Position 2 Uhr. Mit Daumen und Zeigefinger der linken Hand fasst sie den Abhalter kurz und legt die Abhalterplatte zwischen Zahnreihe und Lippe in den Mundvorhof. Die Unterlippe wird zwischen der Fingerkuppe des Mittel- oder Ringfingers und der Abhalterplatte gehalten und nach vorne gezogen. Der linke Handballen stützt sich am Patientenkopf ab. Meist ragt der Griff des Abhalters nach vorne in Richtung der Stuhlachse.

  Die rechte Hand führt die Saugkanüle von schräg links oben in den Mund ein, der Handballen stützt sich an der Patientenstirn ab, ohne das Augengebiet zu berühren. Die Kanüle liegt lingual der Frontzähne mit der Öffnung nach ventral.

- Der *Zahnarzt* sitzt in Position 9 bis 10 Uhr und stützt die rechte Hand entweder mit der Kuppe des Mittelfingers auf den Nachbarzähnen ab oder Ringfinger und kleiner Finger liegen mit ihren Außenflächen am Unterkiefer an.

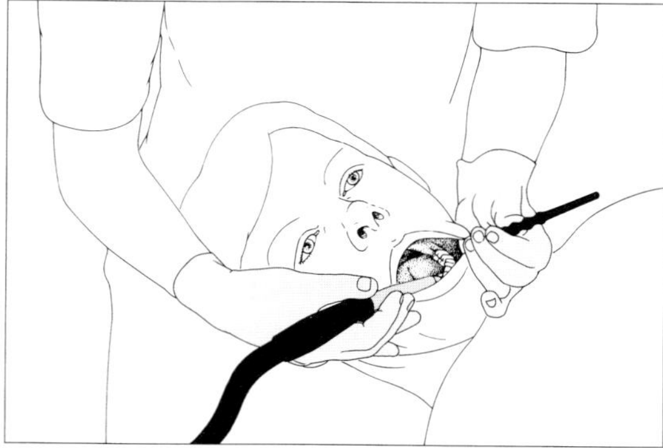

(aus: Hilger 1988, mit freundlicher Genehmigung des Quintessenz-Verlags)

Linker Unterkiefer (Zähne 34 bis 38)

- Der *Patientenkopf* wird nach unten und nach rechts zum Zahnarzt gedreht, die Unterkieferzahnreihe ist schwach nach distal geneigt.

- Die *Mitarbeiterin* sitzt in Position 1 bis 2 Uhr. Die Kanüle wird mit der rechten Hand um den Patientenkopf herum vom rechten Mundwinkel her in den Mund eingeführt. Der rechte Handballen stützt sich am Patientenkopf ab; der rechte Oberarm darf nicht abgespreizt werden, sondern liegt locker am Oberkörper an. Die Kanülenöffnung liegt lingual des zu präparierenden Zahnes. Mit der Kanülenplatte wird die Zunge ohne Druck abgehalten. Die linke Hand hält mit kurz gefasstem Abhalter die Wange ab, dabei stützt sich der linke Handballen wie der kleine Finger am Unterkiefer ab.

- Der *Zahnarzt* sitzt in Position 9 bis 10 Uhr, für die Prämolaren auch in 11. Er stützt die Kuppe des Mittelfingers auf den mesialen Nachbarzähnen ab; Ringfinger und kleiner Finger liegen mit ihren Außenflächen außen am Unterkiefer.

Linker Oberkiefer (Zähne 24 bis 28)

- Der *Patient* liegt in Behandlungsposition, Kopf und Füße auf gleicher Höhe, der Kopf wird nach rechts zum Zahnarzt gedreht. Die gedachte Linie durch die Kauflächen der Oberkiefermolaren ist stark nach distal geneigt.

- Die *Mitarbeiterin* sitzt in Position 1 bis 2 Uhr, die linke Hand hält mit kurz gefasstem Abhalter die Wange ab und stützt sich dabei mit dem Handballen am Patientenkopf ab.

Für die Saugkanüle in der rechten Hand gibt es 3 Positionen:

Erste Kanülenposition (besonders geeignet für Absaugen von Füllungsresten): die rechte Hand führt die Kanüle um den Patientenkopf herum vom rechten Mundwinkel in den Mund ein; die Kanüle ist auf den linken Oberkiefer gerichtet, die Öffnung liegt palatinal des bearbeiteten Zahnes; rechter Handballen stützt am Kopf ab.

Zweite Kanülenposition (geeignet für Präparationen, wenn dritte Kanülenposition nicht anwendbar): die rechte Hand führt die Kanüle um den Patientenkopf herum steil von oben in den rechten Mundvorhof. Die Kanülenöffnung liegt in Höhe des rechten ersten Oberkiefermolaren. Der Handballen stützt sich am Kopf ab.

Vorteil: Zahnarzt ist in Sicht und Abstützung nicht behindert.

Nachteil: Aerosolwolke wird nicht optimal abgesaugt.

Dritte Kanülenposition (optimale = Standardposition): Die rechte Hand führt die Kanüle von vorne in den Mund ein und lässt sie in die linke Umschlagfalte gleiten. Sie wird parallel zur Zahnreihe bukkal im Mundvorhof gehalten. Der Kanülenkopf liegt bukkal des bearbeiteten Zahnes, die Öffnung ist zum Zahn gerichtet. Die Mitarbeiterin sitzt meist in Position 2 Uhr.

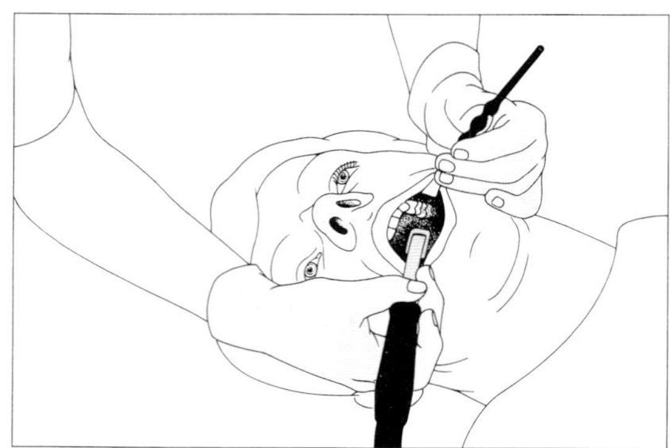

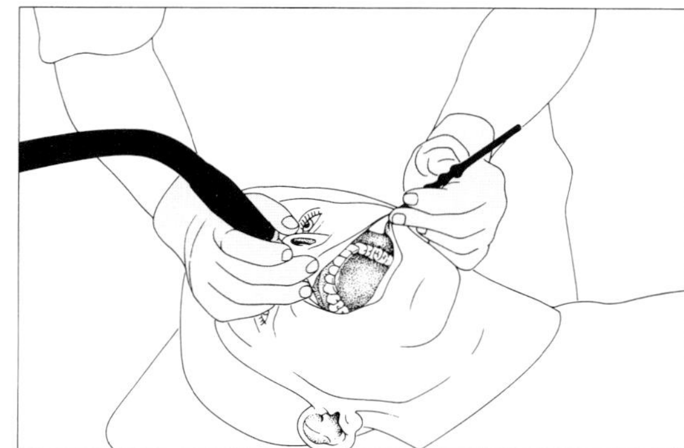

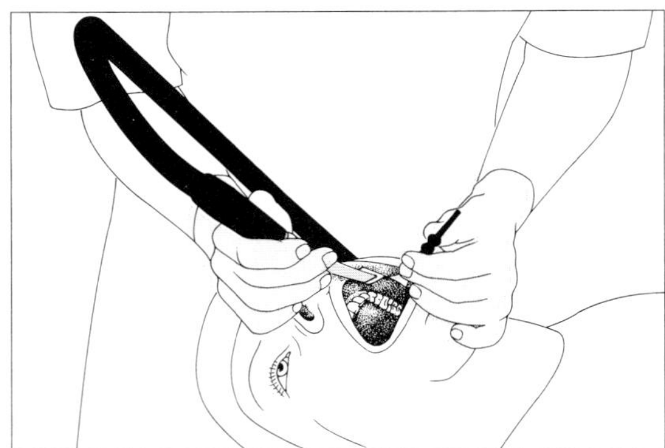

(aus: Hilger 1988, mit freundlicher Genehmigung des Quintessenz-Verlags)

Zum Absaugen des Wassers, das im rechten Unterkieferbereich zusammenläuft, muss die Kanüle in regelmäßigen Abständen (Präparationspause) kurz in die rechte Wangentasche gehalten werden oder es wird ein zusätzlicher Speichelsauger eingehängt.

- Der *Zahnarzt* sitzt in Position 9 Uhr. Beim Präparieren stützt er sich mit der Kuppe des Mittel- und Ringfingers auf den mesialen Nachbarzähnen oder auf der rechten Oberkieferzahnreihe ab. Bei der ersten Kanülenposition: Ringfinger und kleiner Finger liegen mit ihren Außenflächen außen am Unterkiefer.

Oberkiefer Mitte (Zähne 13 bis 23)

- Der *Patient* liegt in Behandlungsposition, Kopf und Füße auf gleicher Höhe, der Kopf ist stark nach dorsal geneigt und etwas zum Zahnarzt gedreht.

- Die *Mitarbeiterin* sitzt in Position 1 Uhr. Die rechte Hand führt die Kanüle um den Patientenkopf steil von oben in den Mund ein, bewegt sie in den rechten Mundvorhof, bis sich die Kanülenöffnung bukkal der Molaren befindet. Dann wird durch seitliche Bewegung der Kanüle die Wange angespannt und die rechte Oberlippe nach außen gestülpt (auskrempeln). Der rechte Handballen stützt sich an der Stirn des Patienten ab. Die linke Hand führt den kurz gefassten Abhalter in den linken Mundwinkel ein, gleitet mit der Platte des Abhalters im linken Vorhof nach vorne und spannt die linke Oberlippe nach oben und außen. Der Handballen der linken Hand stützt sich am Patientenkopf ab.

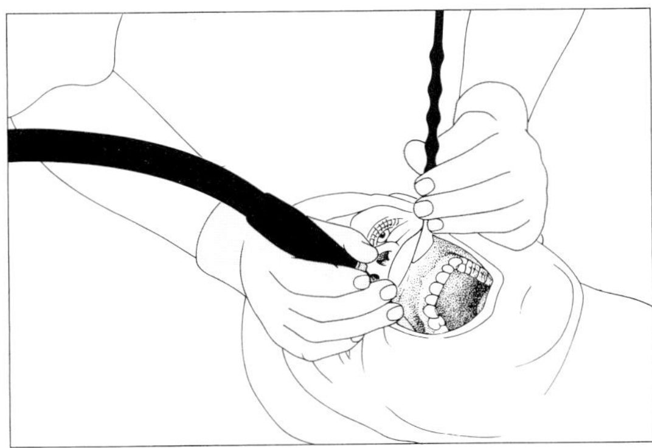

(aus: Hilger 1988, mit freundlicher Genehmigung des Quintessenz-Verlags)

Variation für Präparation einzelner Zähne:

Die Mitarbeiterin führt mit der linken Hand die Kanüle vom linken Mundwinkel in den Mund ein, die Öffnung ist palatinal des bearbeiteten Zahnes, Abstützung des Handballens, des Ring- und des kleinen Fingers am Unterkieferrand. Die rechte Hand hält mit kurzgefasstem Abhalter die Lippe nur im Bereich des bearbeiteten Zahnes hoch, Abstützung der rechten Hand am Patientenkopf.

* Der *Zahnarzt* sitzt in Position 9 Uhr und stützt sich mit der Kuppe des Mittelfingers auf den Nachbarzähnen (= objektnahe Abstützung) oder mit den Außenseiten von Ring- und kleinem Finger außen am Unterkieferrand ab.

Rechter Oberkiefer (Zähne 14 bis 18)

* Der *Patient* liegt in Behandlungsposition, Kopf und Füße auf gleicher Höhe, der Kopf ist stark nach dorsal geneigt und etwas zum Zahnarzt gedreht.

* Die *Mitarbeiterin* sitzt in Position 2 Uhr. Ihre linke Hand führt die Kanüle vom linken Mundwinkel in den Mund ein; die Kanüle ist auf den Zahn gerichtet, der bearbeitet wird. Der Handballen der linken Hand stützt sich am Patientenkopf ab. Die rechte Hand hält mit kurz gefasstem Abhalter die Wange ab. Der rechte Handballen stützt sich auf der rechten Stirnhälfte des Patienten ab, die Oberarme liegen bei hängenden Schultern locker am Oberkörper an.

Hat der Wasserspiegel in der rechten Wangentasche eine bestimmte Höhe erreicht, wird die Kanüle kurz nach unten geschwenkt zum Absaugen.

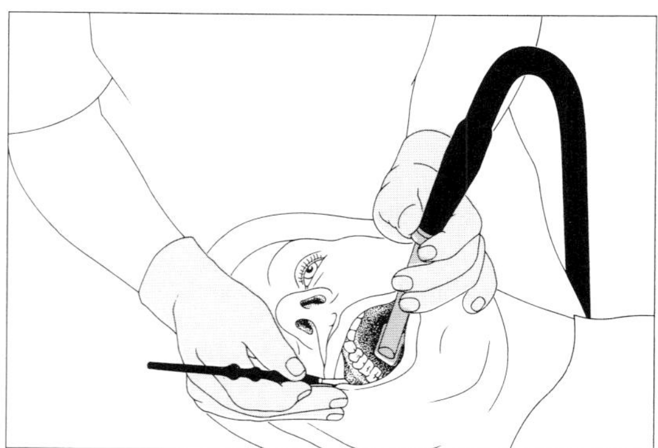

(aus: Hilger 1988, mit freundlicher Genehmigung des Quintessenz-Verlags)

- Der *Zahnarzt* sitzt in Position 9 Uhr. Zur Abstützung der rechten Hand liegen Ringfinger und kleiner Finger mit den Außenflächen des ersten und zweiten Gliedes außen am Unterkieferrand an.

Optimale Organisation des Arbeitsablaufes

Neben Praxisgestaltung, richtiger Patientenlagerung und korrekter Körperhaltung ist auch die Ablauforganisation ein wichtiger Aspekt.

Je besser und ausgeklügelter der Tagesablauf aller in der Praxis Tätigen geplant wird, desto ermüdungs- und stressfreier verläuft ein Arbeitstag.

Optimale Behandlungsplanung

Die Terminplanung wird in der Regel von einer Mitarbeiterin am Empfang durchgeführt. Hier ist die oft unterschätzte Schaltzentrale für den optimalen Behandlungsdurchlauf aller Patienten. Die Prioritäten für die Planung sind meist recht eindeutig:

- vorgegebene Daten wie die Arbeitszeit des Zahnarztes, z.B. von 8.00 bis 18.00 Uhr,
- eine feste Mittagspause, z.B. von 12.00 bis 13.00 Uhr,
- bei größeren Praxen wird dies erweitert um Arbeitszeiten weiterer in der Praxis tätiger Zahnärzte,
- Einplanung längerer Behandlungssitzungen am Vormittag,
- Kontrollen und weniger komplizierte Tätigkeiten am Nachmittag,
- eigene Zeitschiene für selbstständige Tätigkeiten von Mitarbeiterinnen (z.B. ZMF),
- gelegentlich Pufferzeiten für unvorhergesehene Schmerzpatienten.

Wie schon mehrfach angesprochen, ist die Arbeit in der Zahnarztpraxis geprägt von Arbeitsmonotonie, Bewegungsarmut und oft nicht vermeidbaren Fehlhaltungen.

Eine Aufgabe der Behandlungsplanung muss es daher sein, diesen Faktoren gegenzusteuern, durch optimale Reihenfolgeplanung für Abwechslung zu sorgen und keine Sitzmonotonie und einseitige Belastung auftreten zu lassen.

Es empfiehlt sich daher, nicht nur nach zeitlichen Gegebenheiten zu planen, sondern auch inhaltliche Aspekte und Schweregrad der Behandlung zu berücksichtigen. Folgende Gesichtspunkte sollten in die Planung mit aufgenommen werden:

- abwechselnd Oberkieferbehandlung – Unterkieferbehandlung,
- nach jeder langen Sitzung ein oder mehrere kurze Termine,
  evtl. nur Beratungstermine,
- grundsätzlich Pufferzeiten zwischen je zwei Patienten,
- Problempatienten (Kinder, Kranke) nicht hintereinander.

Die Realität zeigt, dass eine hundertprozentige Planung nicht möglich ist, da immer wieder unangemeldete Patienten behandelt werden müssen. Außerdem müssen Wünsche und Zeitverfügbarkeit von Patienten, die ja Kunden sind, ebenfalls berücksichtigt werden. Hier ist Flexibilität angesagt, um alle Bedürfnisse zu erfüllen.

Alles zu berücksichtigen, wird also nicht gelingen. Aber wenn bei jedem zweiten Patienten die Planung wunschgemäß verläuft, ist schon 50 % Verbesserung erreicht und damit vielleicht die Halbierung von Beschwerden.

Grundvoraussetzung ist eine enge Zusammenarbeit von Zahnarzt und Planungsspezialistin und Einsicht in die Bedeutung dieser Punkte.

Pausenplanung

Mit Pausenplanung ist nicht nur die Einplanung von Zeitstrecken wie Mittags- oder Frühstückspause gemeint, sondern auch die Pausengestaltung. „Pause" bedeutet gedanklich Abstand nehmen von der Tätigkeit, die vorher ausgeführt wurde oder danach folgt, bedeutet körperliche Erholung von einer Anstrengung, bedeutet auch räumliche Trennung von Behandlungszimmer und Patienten, heißt „Nicht-zur-Verfügung-stehen".

So weit zur Theorie. Und wie schaut die Praxis aus?

Beispiel für eine Planung

Rahmendaten:

* Zeit: 8.00 bis 17.00 Uhr,
* Mittagspause: 12.00 bis 13.00 Uhr,
* Frühstücks-/Nachmittagspause: 10.00 und 15.00 Uhr je 15 Minuten.

Zeit	Montag	Dienstag	Mittwoch	Donnerstag	Freitag
8.00					
8.30					
9.00					
9.30					
10.00	Pause	Pause	Pause	Pause	Pause
10.15					
10.30					
11.00					
11.30					
12.00	Pause	Pause	Pause	Pause	Pause
13.00					
13.30					
14.00					
14.30					
15.00	Pause	Pause	Pause	Pause	Pause
15.15					
15.30					
16.00					
16.30					

[   ] Oberkiefer   [   ] Unterkiefer

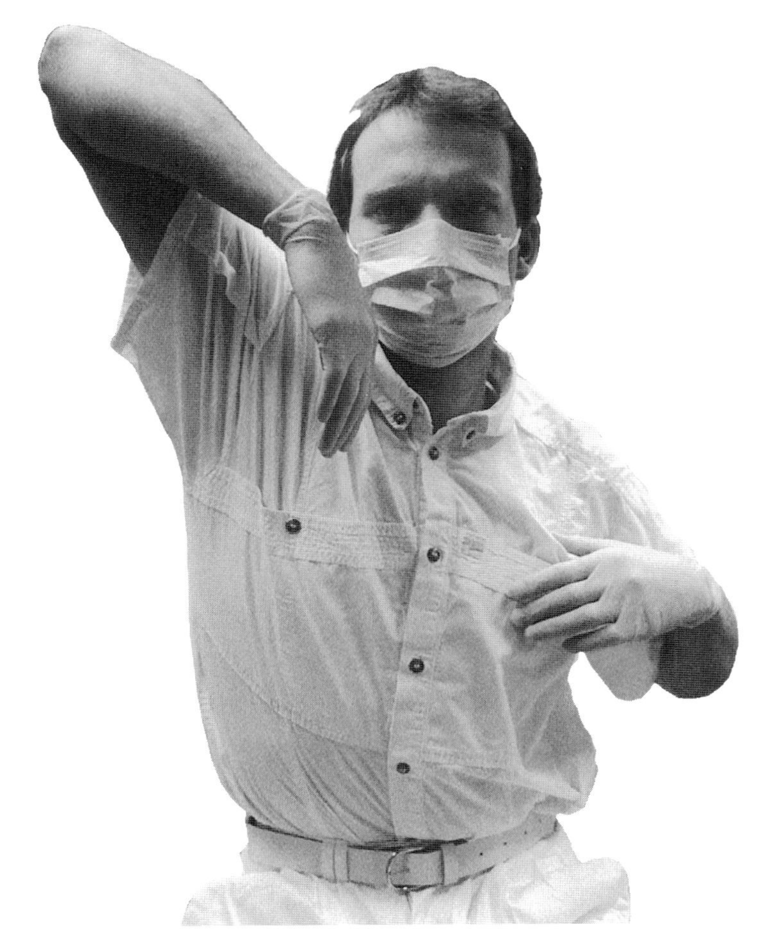

Gezielter Ausgleich
zur täglichen Belastung

In diesem Kapitel finden Sie:

- Vor der Arbeit – 5-Minuten-Aufwärmprogramm

- Während der Arbeit – Mikropausen – Minipausen

- Nach der Arbeit und am Wochenende

Die tägliche Belastung durch 8–10 Stunden bewegungsarmer Tätigkeit in oft nicht optimaler Körperhaltung erfordert einen gezielten Ausgleich – und zwar gleichmäßig, nicht erst abends in einem Stück. So wie der Körper regelmäßig mehrmals am Tag Nahrung braucht, so ist auch ein Ausgleich, verteilt über den Tag, wesentlich besser und wirkungsvoller.

Im Folgenden sind daher konkrete Möglichkeiten für aktiven Ausgleich vor, während und nach der Arbeit beschrieben.

Vor der Arbeit

So viel Zeit muss sein! Diesen Vorsatz sollten Sie sich immer ins Gedächtnis rufen, bevor Sie den ersten Patienten behandeln.

Wenn ein Sportler Hochleistung erzielen will, muss er sich gezielt vorbereiten durch mentale Einstimmung und körperliches Aufwärmen. Ein Zahnarztteam muss ebenfalls Hochleistung in Form von teurer Präzisionsarbeit leisten – und auch das Zahnarztteam muss sich darauf vorbereiten.

Die mentale Vorbereitung besteht darin, die vorangegangenen Behandlungen des Patienten in der Karteikarte (oder auf dem Bildschirm des Praxiscomputernetzes) zu studieren und zu überlegen, welche Arbeitsschritte jetzt notwendig sind.

Aber wie steht es mit der Vorbereitung auf die körperlichen Strapazen des beginnenden Arbeitstages? Die wenigsten Zahnärzte und Mitarbeiterinnen in einer Zahnarztpraxis absolvieren ein gezieltes „Aufwärmprogramm" für die Muskulatur und Gelenke.

Die Haltemuskulatur des Rumpfes, die Nacken- und Schultermuskulatur und die für die Feinmotorik wichtige Muskulatur der Hände müssen erwärmt, gedehnt, arbeitsfähig gemacht werden.

Und dazu brauchen Sie nicht mehr als 5 Minuten – so viel Zeit muss sein.

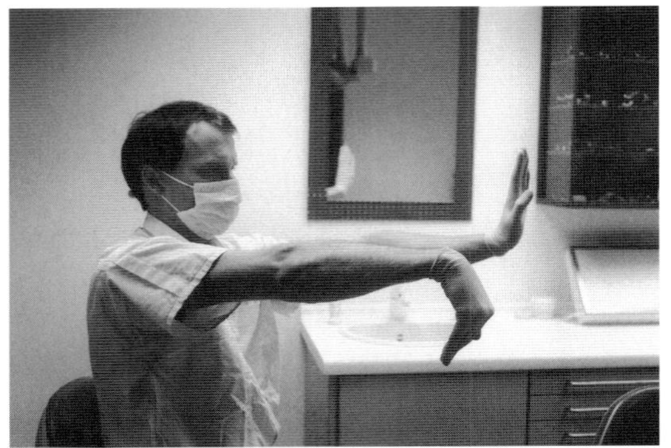

5-Minuten-Aufwärm-programm

Übung 1: Handklappen

Ausgangsstellung

Stand oder Sitz, Oberkörper aufrecht, Arme vorhalten oder tief halten,

dann: Flexion und Extension des Handgelenks im Wechsel.

Variation: Verbinden mit Kreisen der Hände.

Wirkung

Durchblutung Hände, Aktivierung Motorik vordere Extremität.

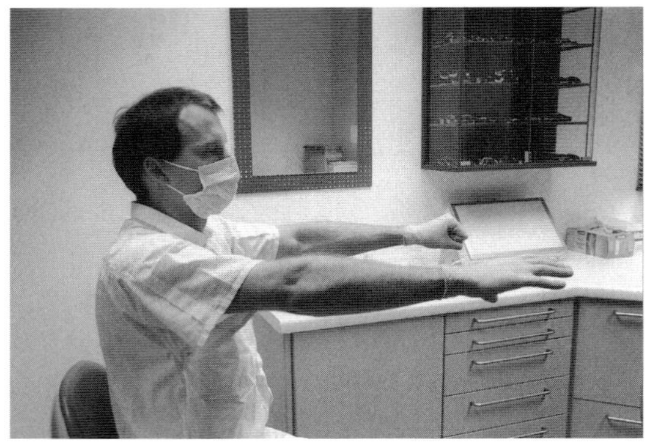

Übung 2: Aktives Greifen

Ausgangsstellung

Stand oder Sitz, Oberkörper aufrecht, Arme hoch, vor oder tief halten,

dann: Hand zur Faust ballen und wieder öffnen, aktive Greifbewegung.

Variation: Verbinden mit Armdrehung.

Wirkung

Durchblutung Hände, Aktivierung Motorik vordere Extremität.

Übung 3: Schulterkreisen

Ausgangsstellung

Stand oder Sitz, Oberkörper aufrecht, Arme hängen locker herunter,

dann: gleichzeitiges, langsames Kreisen beider Schultern nach vorn.

Variation 1: gleichzeitiges Kreisen nach hinten,

Variation 2: gegengleiches Kreisen,

Variation 3: versetztes Kreisen in die gleiche Richtung (Kraulbewegung).

Wirkung

Mobilisation des Schulterbereichs, Kräftigung der Schultermuskulatur.

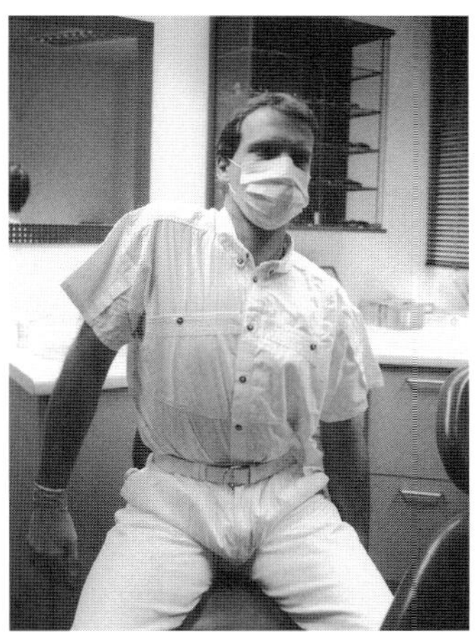

Übung 4: Kraulen

Ausgangsstellung

Sitz oder Stand, Oberkörper aufrecht, Arme angewinkelt, Oberarme abgespreizt,

dann: gleichzeitiges Kreisen beider Oberarme nach vorne, dabei versuchen, mit den Oberarmen die Ohren zu berühren.

Variation 1: Kreisen nach hinten,

Variation 2: Kreisen nacheinander (Kraulbewegung).

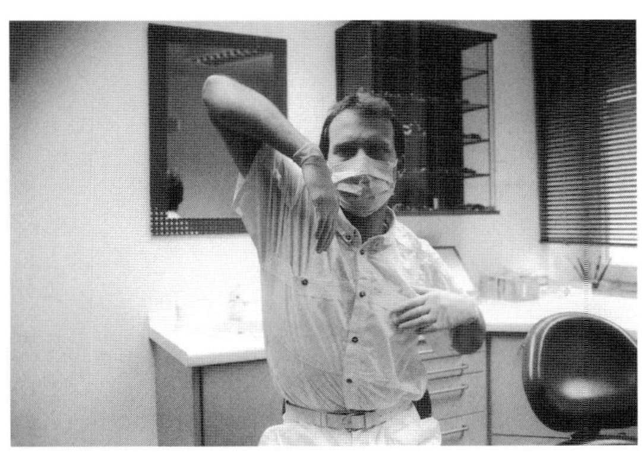

Wirkung

Mobilisation im Schulterbereich, Dehnung der Rumpfseitenmuskulatur, Kräftigung der Schultermuskulatur.

Achtung: nicht mit dem Kopf zum Arm, nicht mit dem Oberkörper ausweichen.

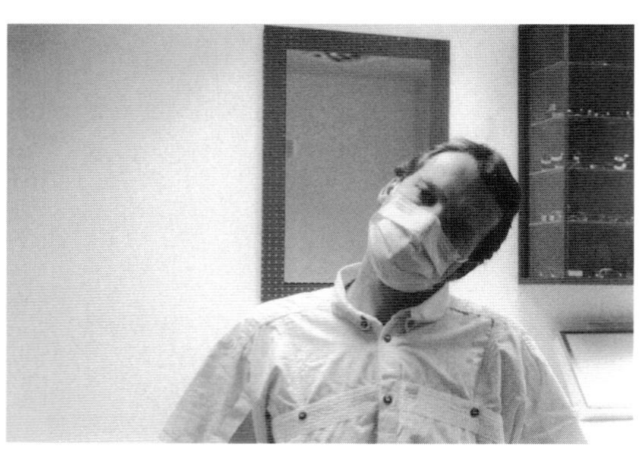

Übung 5: Kopf seitneigen

Ausgangsstellung

Aufrechter Sitz auf Stuhl, Kopf in Mittelstellung, die Arme hängen locker herab,

dann: Seitneigen des Kopfes (linkes Ohr zur linken Schulter), ca. 15 s halten, nach ca. 8 s den aktiven Druck verstärken, Kopf wieder aufrichten, entspannen, wechseln.

Variation: die Gegenschulter nach unten ziehen (Seitneigen nach links, rechte Schulter nach unten).

Wirkung

Dehnung der seitlichen Halsmuskulatur, Kräftigung der seitlichen Halsmuskulatur auf der Gegenseite.

Achtung: den Kopf langsam zur Seite neigen, nicht ausweichen durch Drehbewegung, Schulter nicht hochziehen.

Übung 6: Kopf vorseitneigen

Ausgangsstellung

Aufrechter Sitz auf Stuhl, Kopf in Mittelstellung, Arme hängen locker herab,

dann: Drehung des Kopfes um 45° nach rechts, rechte Hand auf den Hinterkopf legen (dabei in die Ellbogenbeuge schauen), jetzt den Kopf schräg nach vorne unten ziehen, ca. 10–15 s halten, nach ca. 8 s den Zug leicht verstärken, aufrichten, entspannen, wechseln.

Variation: mit „freier" Hand an Stuhlseite festhalten (siehe Bild).

Wirkung

Dehnung der Nackenmuskulatur und der seitlichen Halsmuskulatur,

Achtung: den Kopf langsam nach unten ziehen, nicht ausweichen durch Drehbewegung, nur bis zur Schmerzgrenze ziehen, keinen Rundrücken machen.

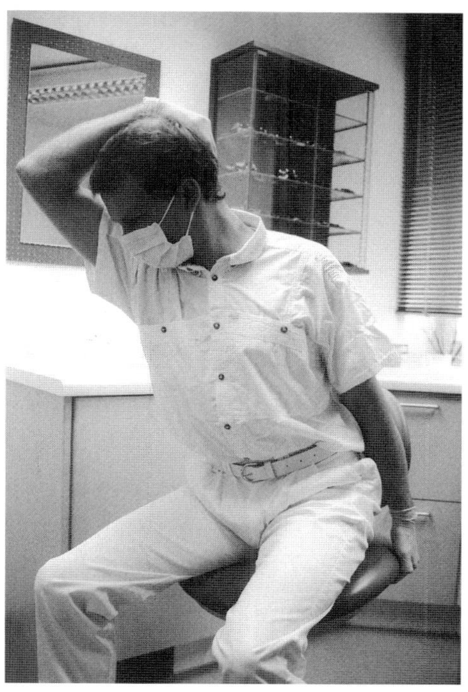

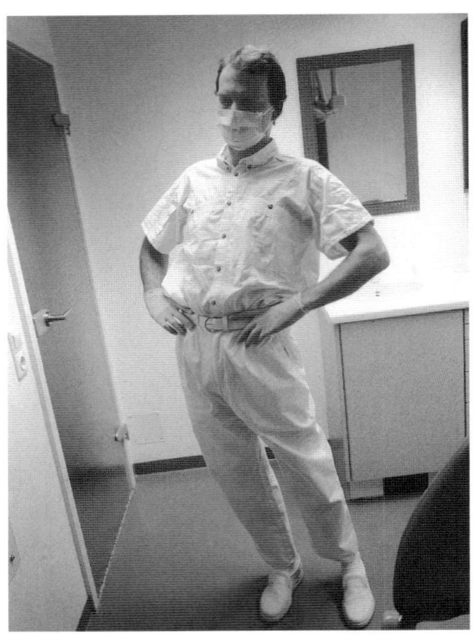

Übung 7: Beckenkreisen

Ausgangsstellung

Stabiler Stand, Hände in die Hüften stemmen oder auf den Kopf legen,

dann: Beckenkreisen, dabei die Schultern „am Ort lassen".

Wirkung

Mobilisation der gesamten Wirbelsäule,

Achtung: Schultern und Kopf ruhig halten, die Bewegung soll vollständig aus der Körpermitte heraus erfolgen. Die Beine müssen nicht gestreckt bleiben.

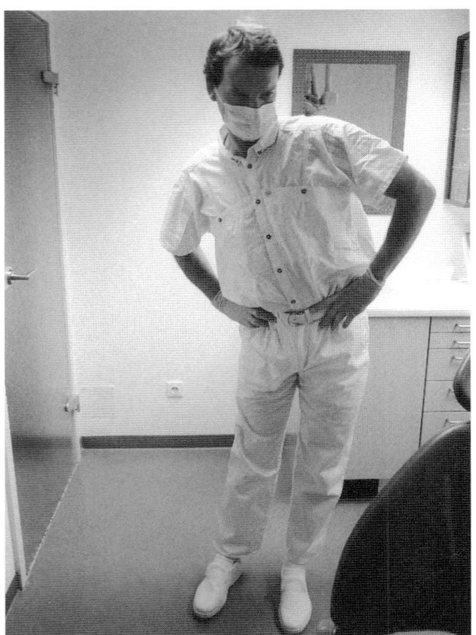

Übung 8: Wippen

Ausgangsstellung

Aufrechter, stabiler Schlussstand, Füße schulterbreit auseinander,

dann: Strecken der Füße und Übergang in den Zehenstand, einige Sekunden halten, wieder absetzen.

Variation: relativ schneller Wechsel zwischen normalem Schlussstand und Zehenstand, wippen – wichtig: dabei nicht springen.

Wirkung

Kräftigung Fußgelenk- und Wadenmuskulatur, Aktivierung der venösen „Muskelpumpe".

Achtung: nicht springen, aufrecht bleiben.

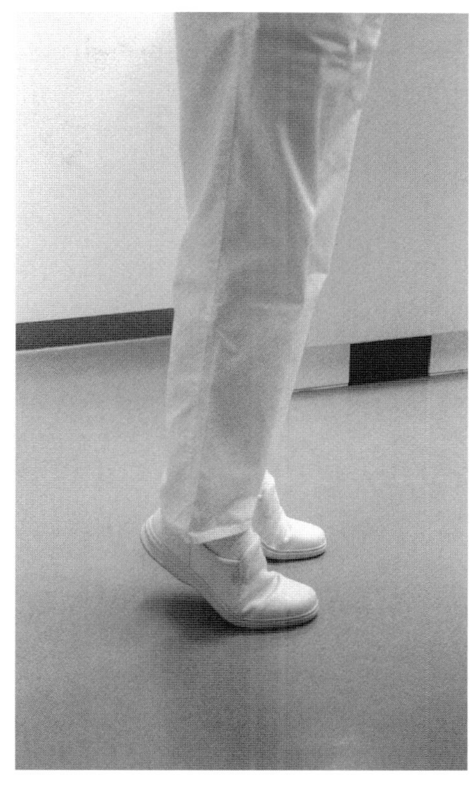

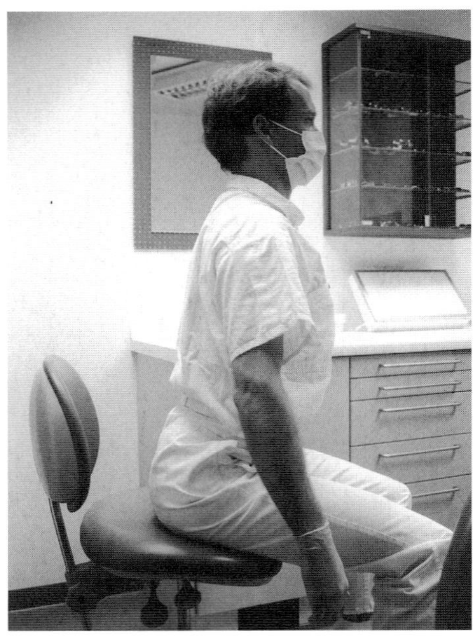

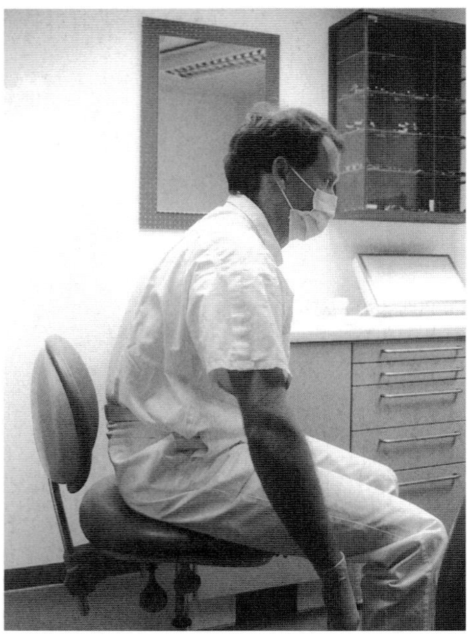

Übung 9 : Beckenschaukel

Ausgangsstellung

Sitz auf Stuhlkante, Oberkörper aufrecht, Hände hängen locker herab oder liegen auf Hüfte/Beckenkamm,

dann: Becken vorkippen, dabei einatmen, dann Becken zurückkippen mit Ausatmen, gleichzeitig Bauchmuskulatur anspannen.

Wirkung

Mobilisation der Lendenwirbelsäule, Kräftigung Bauchmuskulatur,
Erfühlen der physiologisch richtigen Beckenhaltung, vor allem beim Aufstehen aus dem Sitzen.

Achtung: Oberkörper aufrecht lassen, nicht abbücken.

Übung 10: Aufdrehen der Arme

Ausgangsstellung

Sitz auf Stuhl oder Stand, Oberkörper aufrecht, Arme hängen locker herab,

dann: Rücknahme der Schultern (Schulterblätter schließen), dabei gleichzeitig die Daumen nach außen drehen, bis sie nach hinten zeigen, einatmen,

dann Schultern vorziehen, Daumen nach innen drehen, bis sie nach hinten zeigen, ausatmen.

Variation: Kopf aktiv mitbewegen – Schultern zurück, Kopf in den Nacken – Schultern vor, Kopf auf Brust.

Wirkung

Kräftigung der Schulterblattmuskulatur, Dehnung der Brustmuskulatur, im zweiten Teil Dehnung der Rückenmuskulatur,

Achtung: langsame Bewegungsausführung, auf die Atmung achten.

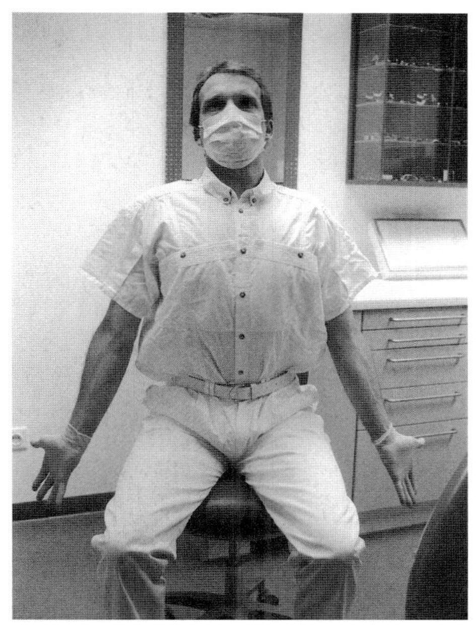

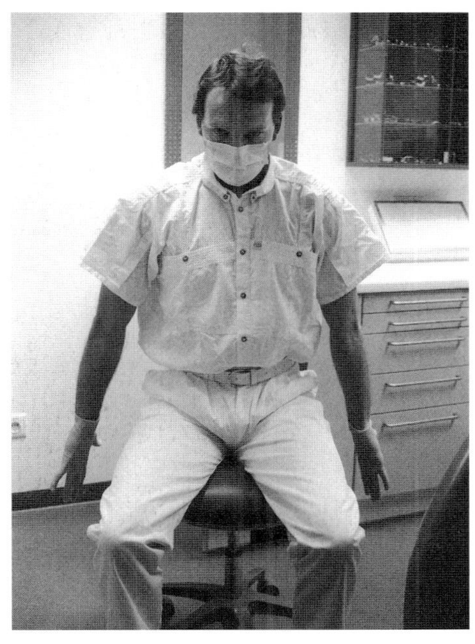

Während der Arbeit

Abwechslung und gezielter Ausgleich zu einseitigen Belastungen müssen über den Tag verteilt und „aktionsnah" erfolgen. Den Ausgleich geballt auf den Abend zu verschieben ist genauso unvernünftig, wie tagsüber nichts zu essen und zu trinken, um dafür am Abend das Doppelte zu sich zu nehmen.

Ausgleichsübungen sollten zudem ausgeführt werden, bevor Schmerzen und Verspannungen auftreten. Diese Verspannungsprophylaxe ist für das Zahnarztteam genauso wichtig wie für die Patienten das Zähneputzen nach jeder Mahlzeit.

Die Konsequenz dieses Ansatzes heißt: Noch während der Patient behandelt wird, müssen Sie aktiv werden. Diese „Ad-hoc"-Ausgleichsübungen mit den Bedingungen *schnell, problemlos, unauffällig und die Hygiene gewährleistend* werden von mir in Anlehnung an *Weineck* und *Neuhauser „Mikropausen"* genannt.

Der aktive Ausgleich zwischen zwei Behandlungen, also bei Patientenwechsel oder/und Raumwechsel, wird im Folgenden *„Minipause"* genannt. Hier ist es möglich, ohne „Zuschauer" zu agieren, sodass Übungen mit größerer Amplitude, im Stehen, mit Festhalten etc. gemacht werden können.

Mikropausen

Im Folgenden finden Sie acht Übungen für alle „einschlägigen" Muskelgruppen, die Sie während der Behandlung einsetzen können. Tests haben gezeigt, dass die meisten Übungen vom Patienten gar nicht bemerkt werden. Grundsätzlich sollte dieser Ausgleich aber in den Phasen der Behandlung stattfinden, in denen nicht die höchste Konzentration und Präzision erforderlich ist. Gute Gelegenheiten sind Instrumentenwechsel, Wartezeiten bei Abdrücken und Ähnliches.

Einige davon kennen Sie schon aus dem Aufwärmprogramm.

Übung 1: Zusammenkauern und Oberkörper aufrichten

Ausgangsstellung

Sitz auf Stuhlvorderkante, zusammen-kauern,

dann: schrittweises Aufrichten des Ober-körpers mit folgenden vier Schritten:

* Becken aufrichten,
* Aufrichten des Oberkörpers,
* Schultern zurücknehmen (Schulter-blätter schließen),
* Kopf zurückschieben (nicht kippen).

Wirkung

Mobilisation der gesamten Wirbelsäu-le, Erfühlung der physiologisch richti-gen Haltung.

Achtung: nicht verkrampfen, langsame und flüssige Bewegungsausführung.

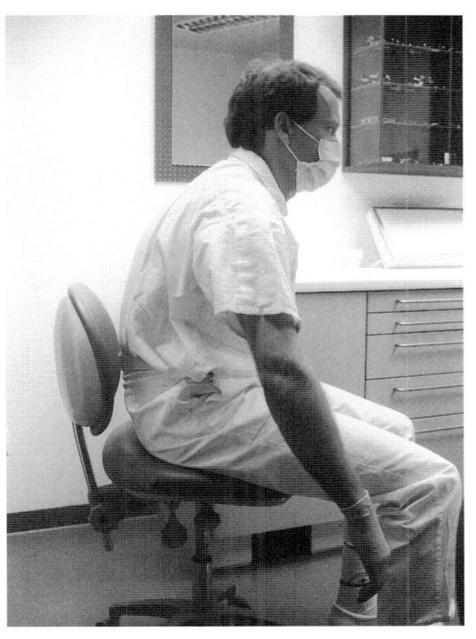

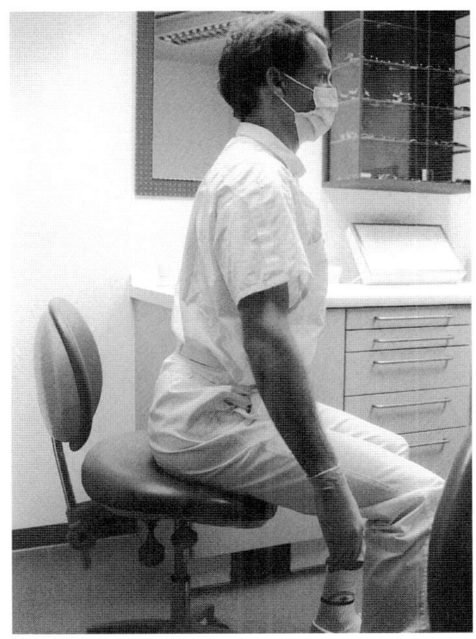

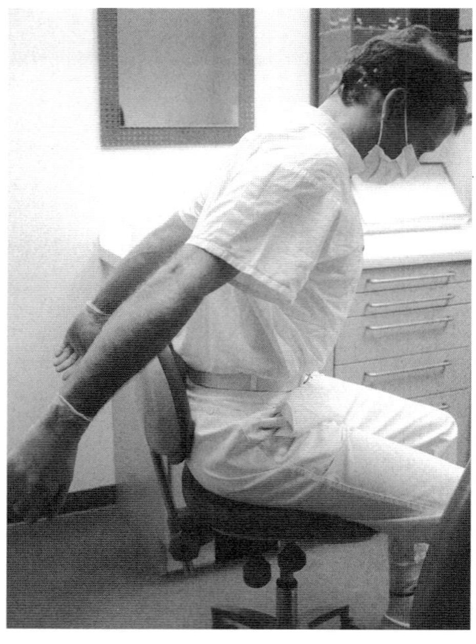

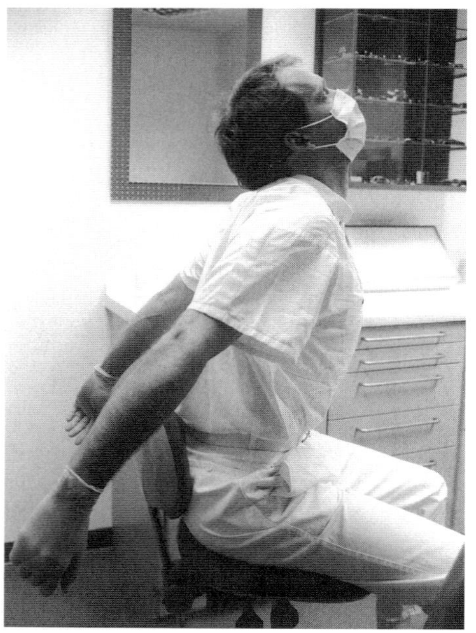

Übung 2: Pinguin

Ausgangsstellung

Sitz, Oberkörper aufrecht, Arme hängen locker herunter,

dann: gestreckte Arme nach hinten führen, anschließend Kopf nach vorne beugen und einen Moment hängen lassen, dann den Kopf in den Nacken nehmen.

Variation: dabei gleichzeitig Arme aufdrehen (Daumen nach außen).

Wirkung

Dehnung Brustmuskulatur, Kräftigung Rückenmuskulatur, Dehnung und Anspannung Nackenmuskeln.

Achtung: nicht Kopfkreisen.

Übung 3: Schulterkreisen

Ausgangsstellung

Sitz, Oberkörper aufrecht, Arme hängen locker herunter,

dann: gleichzeitiges, langsames Kreisen beider Schultern nach vorn.

Variation 1: gleichzeitiges Kreisen nach hinten,

Variation 2: gegengleiches Kreisen,

Variation 3: versetztes Kreisen in die gleiche Richtung (Kraulbewegung).

Wirkung

Mobilisation des Schulterbereichs, Kräftigung der Schultermuskulatur.

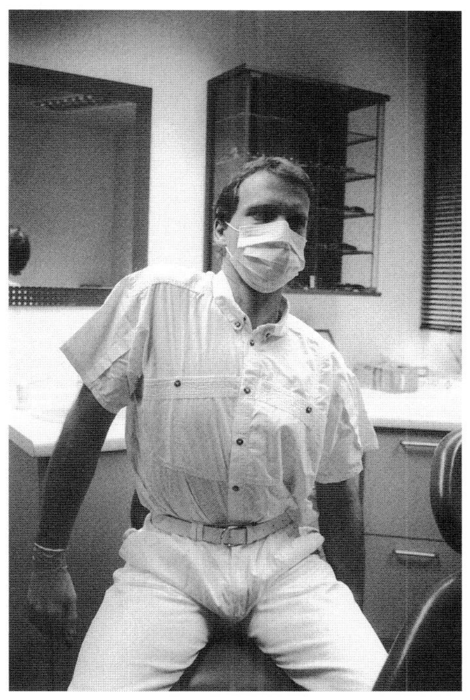

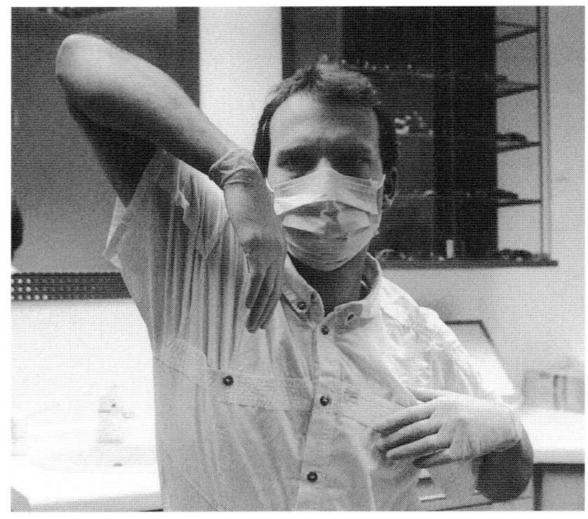

Übung 4: Kraulen

Ausgangsstellung

Sitz, Oberkörper aufrecht, Arme angewinkelt, Oberarme abgespreizt,

dann: gleichzeitiges Kreisen beider Oberarme nach vorne, dabei versuchen, mit den Oberarmen die Ohren zu berühren.

Variation 1: Kreisen nach hinten,

Variation 2: Kreisen nacheinander (Kraulbewegung).

Wirkung

Mobilisation im Schulterbereich, Dehnung der Rumpfseitenmuskulatur, Kräftigung der Schultermuskulatur.

Achtung: nicht mit dem Kopf zum Arm, nicht mit dem Oberkörper ausweichen.

Übung 5: Kopf seitneigen

Ausgangsstellung

Aufrechter Sitz auf Stuhl, Kopf in Mittelstellung, die Arme hängen locker herab,

dann: Seitneigen des Kopfes (rechtes Ohr zur rechten Schulter), ca. 15 s halten, nach ca. 8 s den aktiven Druck verstärken, Kopf wieder aufrichten, entspannen, wechseln.

Variation: die Gegenschulter nach unten ziehen (Seitneigen nach rechts, linke Schulter nach unten).

Wirkung

Dehnung der seitlichen Halsmuskulatur, Kräftigung der seitlichen Halsmuskulatur auf der Gegenseite.

Achtung: den Kopf langsam zur Seite neigen, nicht ausweichen durch Drehbewegung, Schulter nicht hochziehen.

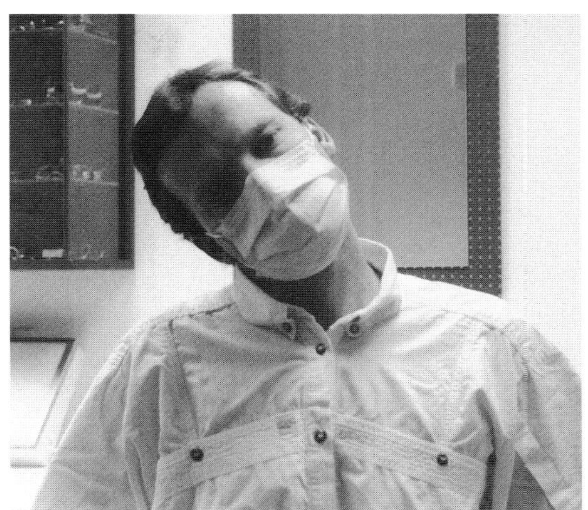

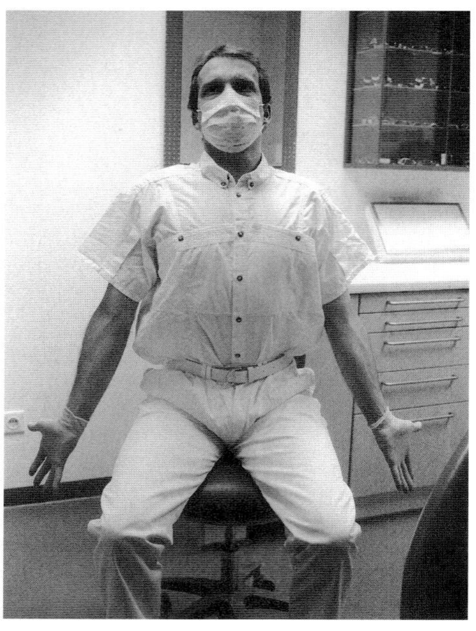

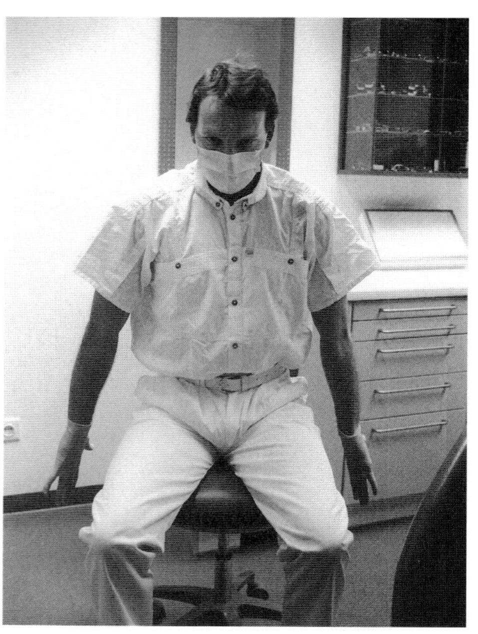

Übung 6: Aufdrehen der Arme

Ausgangsstellung

Sitz auf Stuhl, Oberkörper aufrecht, Arme hängen locker herab,

dann: Rücknahme der Schultern (Schulterblätter schließen), dabei gleichzeitig die Daumen nach außen drehen, bis sie nach hinten zeigen, einatmen,

dann Schultern vorziehen, Daumen nach innen drehen, bis sie nach hinten zeigen, ausatmen.

Variation: Kopf aktiv mitbewegen – Schultern zurück, Kopf in den Nacken – Schultern vor, Kopf auf Brust.

Wirkung

Kräftigung der Schulterblattmuskulatur, Dehnung der Brustmuskulatur, im zweiten Teil Dehnung der Rückenmuskulatur.

Achtung: langsame Bewegungsausführung, auf die Atmung achten.

Übung 7: Hände hoch

Ausgangsstellung

Sitz auf Stuhl, beide Arme in Hochhalte,

dann: die Hände abwechselnd zur Decke strecken, den Arm „aus der Schulter herausziehen", dabei einatmen, einige Sekunden halten, loslassen, ausatmen, wechseln.

Nach mehrmaligem Wiederholen Arme locker herabhängen lassen und entspannen.

Variation 1: dem gestreckten Arm nachschauen,

Variation 2: den anderen Arm sinken lassen, dem gestreckten Arm nachschauen.

Wirkung

Dehnung des Brustkorbs, Unterstützung der Atmung, Kräftigung der Schulter- und Nackenmuskulatur.

Achtung: Nach 2 – 3 Übungen kurze Pause, da sonst Verspannungen gefördert werden.

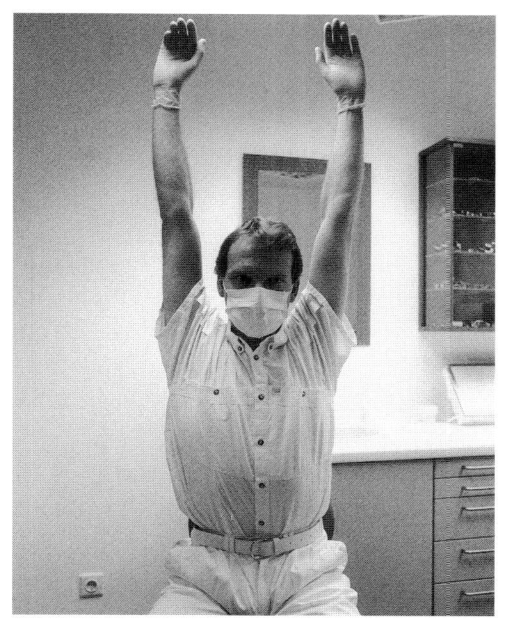

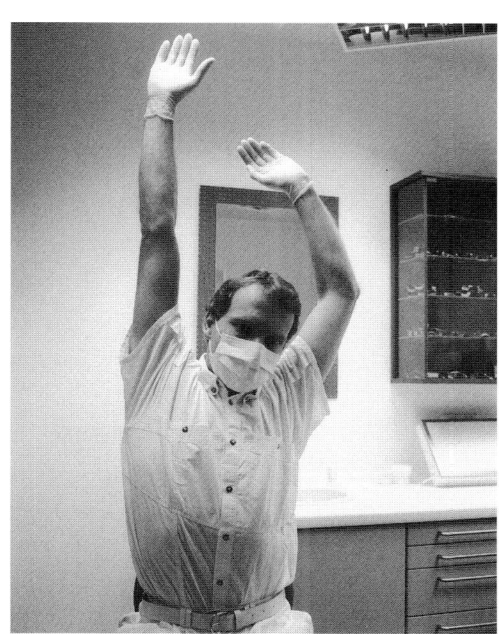

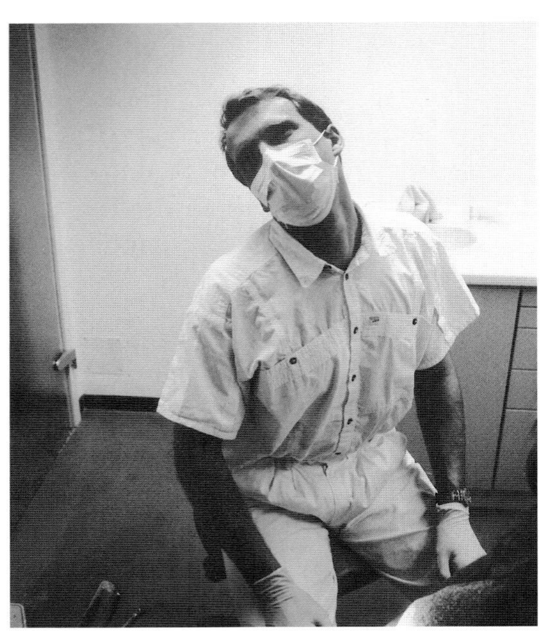

Übung 8: Kopf drehen

Ausgangsstellung

Aufrechter Sitz auf Stuhl, Kopf in Mittelstellung, die Arme hängen locker herab,

dann: langsames Drehen des Kopfes nach rechts und links im Wechsel.

Wirkung

Dehnung der seitlichen Halsmuskulatur, Kräftigung der seitlichen Halsmuskulatur auf der Gegenseite.

Minipausen

Bei Minipausen ist kein Patient und evtl. auch kein Arbeitskollege anwesend und auch der Zeitdruck ist lange nicht so groß. Damit ist automatisch das Repertoire an möglichen Übungen größer. Hier ist es besonders günstig, Übungen im Stehen durchzuführen und dadurch die Sitzmonotonie zu durchbrechen. Da oft ein Raumwechsel in ein anderes Behandlungszimmer erfolgt, kann dies gut miteinander verknüpft werden.

Treten bereits Verspannungen oder sogar Schmerzen auf, sollte sofort eine Selbstbehandlung angewandt werden, z.B. eine oder mehrere *JUST-FIVE*-Übungen (siehe Abschnitt „*JUST-FIVE*").

Übung 1: Armschwingen gegengleich

Ausgangsstellung

Stabiler Stand, Arme hängen seitlich herab,

dann: Armschwingen gegengleich mit gestreckten Armen (= Pendelbewegung beim Gehen), dabei dem nach hinten schwingenden Arm nachschauen (= Kopfdrehung).

Bewegung zunächst langsam und „geführt", dann mit Schwung durchführen.

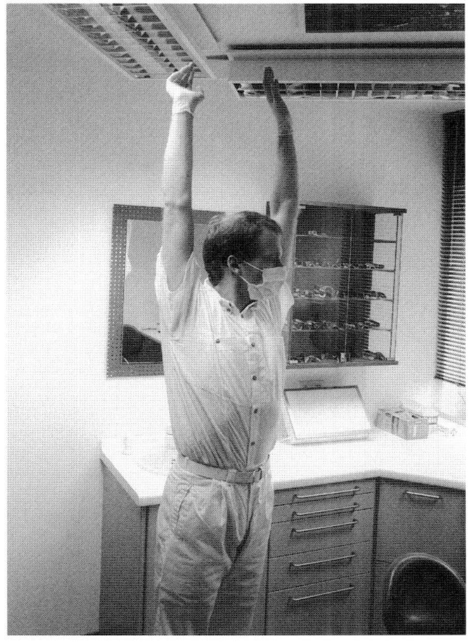

Variation: Durchschwingen über die Senkrechte, dabei Oberkörper verwinden und in den Knien nachgeben.

Wirkung

Mobilisation der gesamten Wirbelsäule, Lockerung im Schulterbereich, ideal als Start- oder Abschlussübung.

Achtung: vor allem am Anfang geführt üben, nicht zu schnell machen.

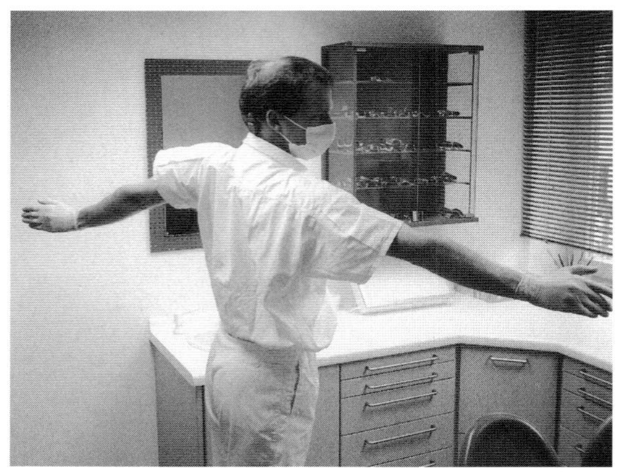 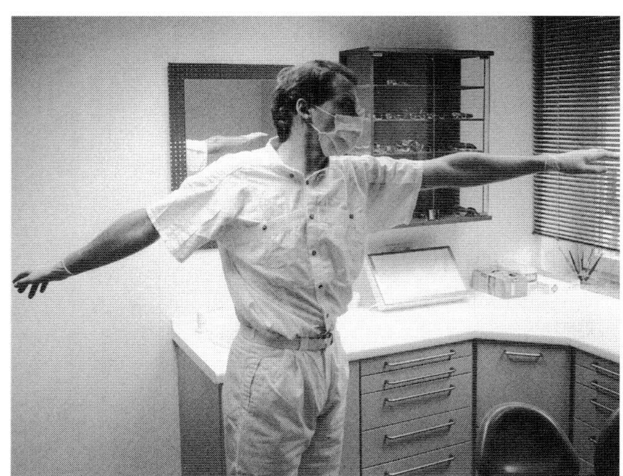

Übung 2: Handfassung hinter Rücken

Ausgangsstellung

Sitz auf Stuhl, Arme hängen neben dem Körper herab,

dann: mit einer Hand am Kopf vorbei zwischen die Schulterblätter fassen, evtl. mit anderer Hand nachschieben, aufrecht sitzen bleiben, wechseln.

Variation: beide Hände hinter dem Rücken berühren oder fassen. Dabei fasst eine Hand von oben, eine von unten zu. Im Wechsel probieren.

Wirkung

Kräftigung der Rücken-, Arm- und Schultermuskulatur, Dehnung der Brustmuskulatur.

Achtung: Kopf und Oberkörper aufrecht lassen, nicht mit dem Kopf ausweichen, weiteratmen, keine Pressatmung.

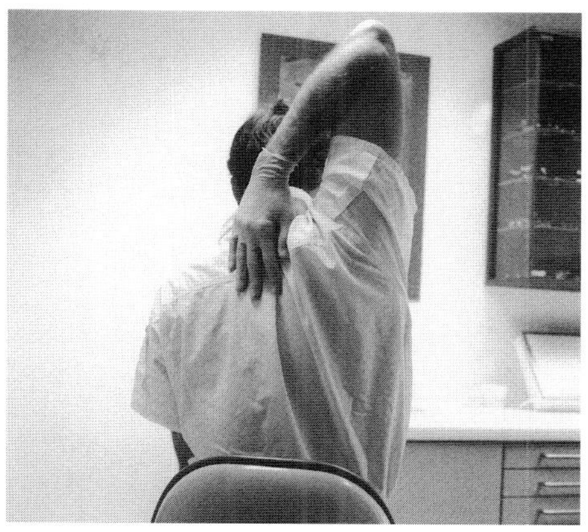

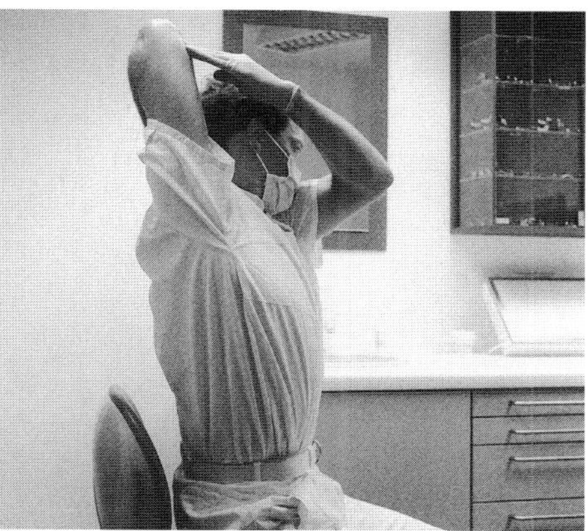

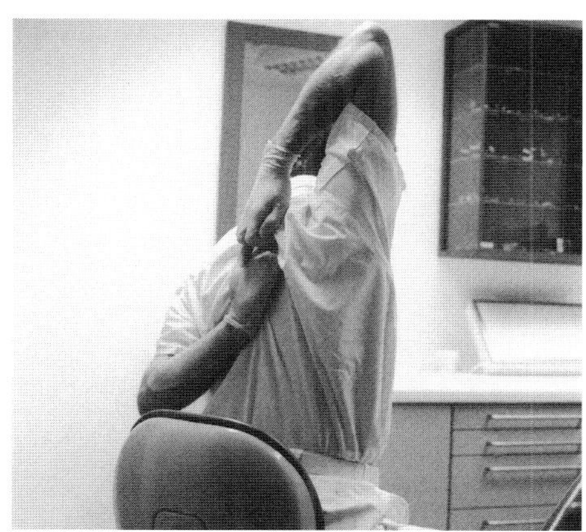

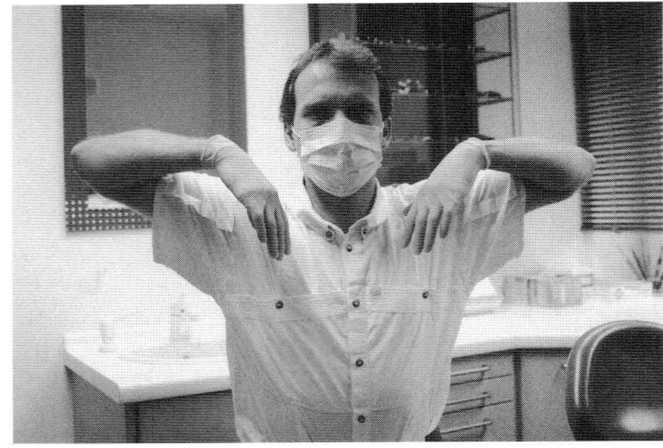

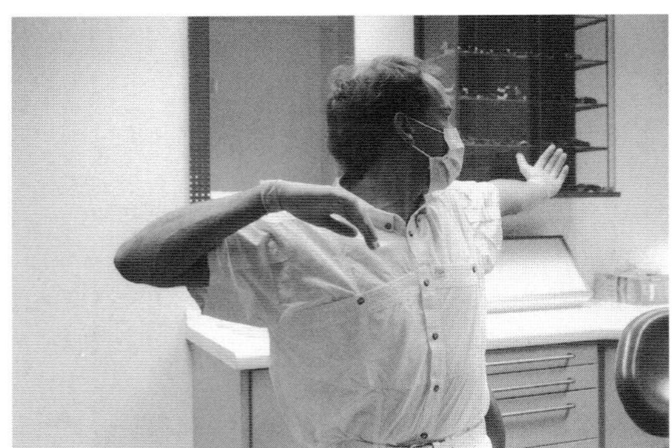

Übung 3: Oberkörperdrehung

= „5-€-Übung"

Ausgangsstellung

Sitz auf Stuhl, Oberkörper aufrecht, die Arme sind angewinkelt, Oberarm waagerecht, Schulterblätter schließen,

dann: Kopf und Oberkörper langsam nach links drehen, am Endpunkt den linken (hinteren) Arm strecken, Handflächen nach oben, die Hand anschauen, halten, wechseln, nach mehreren Drehungen entspannen.

Wirkung

Kräftigung der Rücken-, Arm- und Schultermuskulatur, Dehnung der Rumpfmuskulatur (Rücken und Brust).

Achtung: die Bewegung langsam ausführen, nicht ruckartig; den Kopf aufrecht lassen.

Übung 4: Arm- und Kopfdrehen

Ausgangsstellung

Sitz auf Stuhl, Oberkörper aufrecht, die gestreckten Arme waagerecht abgespreizt, ein Daumen zeigt nach oben, einer nach unten, der Kopf ist gedreht, Blick zum oberen Daumen,

dann: Arme und Kopf langsam um 180° drehen (Daumen von unten nach oben und umgekehrt) und zurück, nach mehreren Drehungen entspannen.

Wirkung

Kräftigung der Nacken-, Brust- und Schultermuskulatur, Mobilisation der Halswirbelsäule.

Achtung: Die Bewegung langsam ausführen, nicht ruckartig; den Kopf aufrecht lassen.

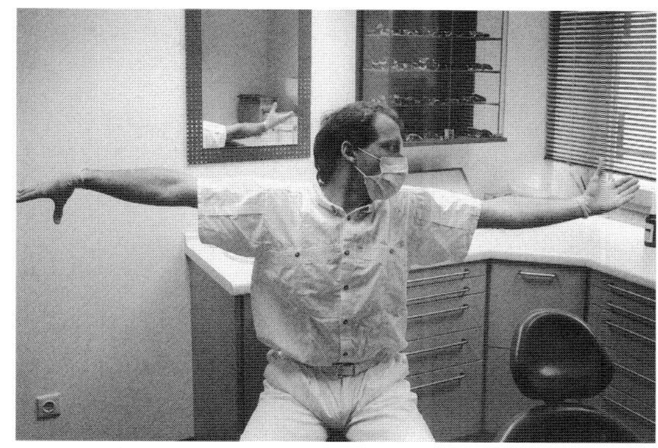

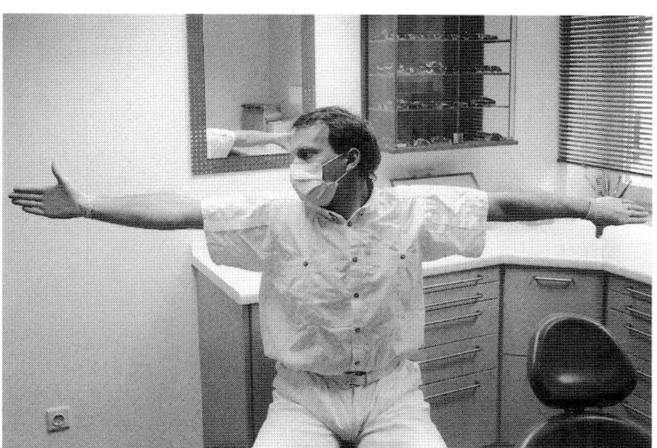

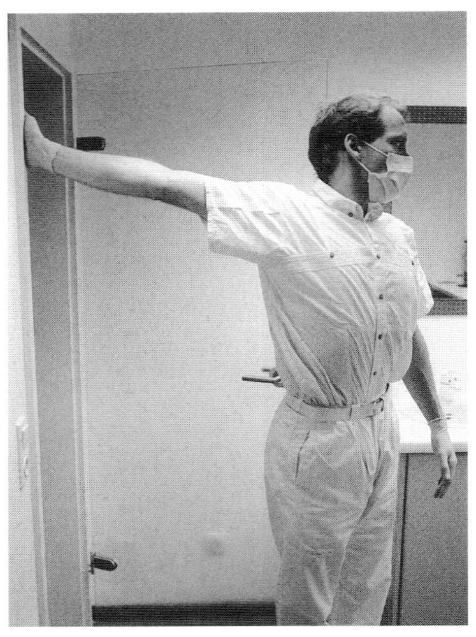

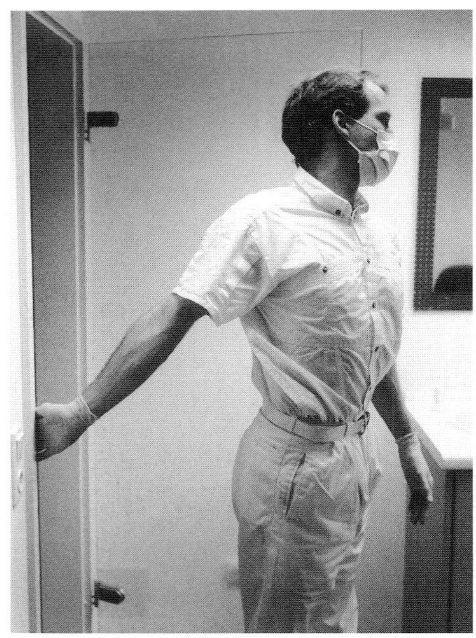

Übung 5: Dehnung am Türrahmen

Ausgangsstellung

Stand, rechter Arm gestreckt seitlich abgespreizt, Hand hält sich am Türrahmen (Schrank) fest,

dann: Drehung des Oberkörpers nach links, bis Dehnung im Brustbereich spürbar ist, dann 15 s halten.

Variation: Handhaltung höher oder tiefer.

Wirkung

Dehnung der Brust- und Schultermuskulatur.

Achtung: langsam dehnen, nicht federn, 15 s halten, wechseln.

Übung 6: „Indische Göttin"

Ausgangsstellung

Stand, Arme gewinkelt abgespreizt, Oberarme waagerecht, Unterarme senkrecht nach oben,

dann: Drehung beider Arme um 180° nach unten und zurück.

Variation: nur ein Arm, dann gegengleich.

Wirkung

Kräftigung Schulter- und Nackenmuskulatur, Beweglichkeit Schultergelenk.

Achtung: langsam drehen, nach drei Übungen ausschütteln.

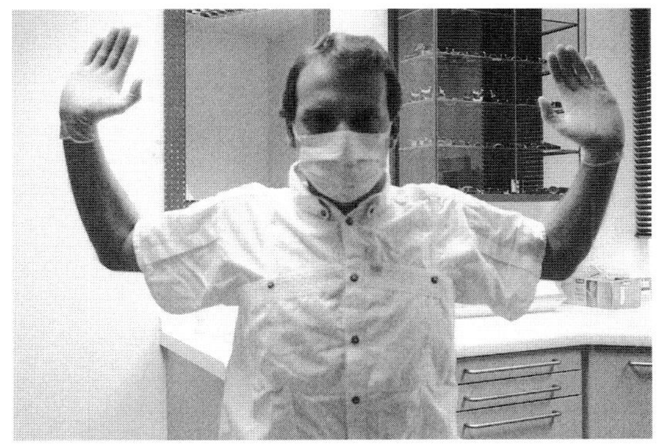

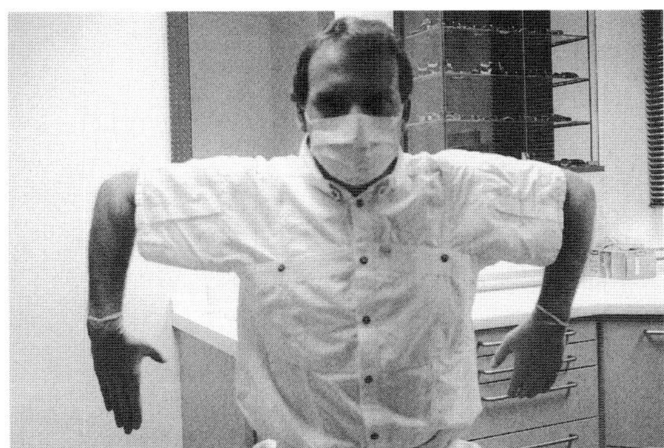

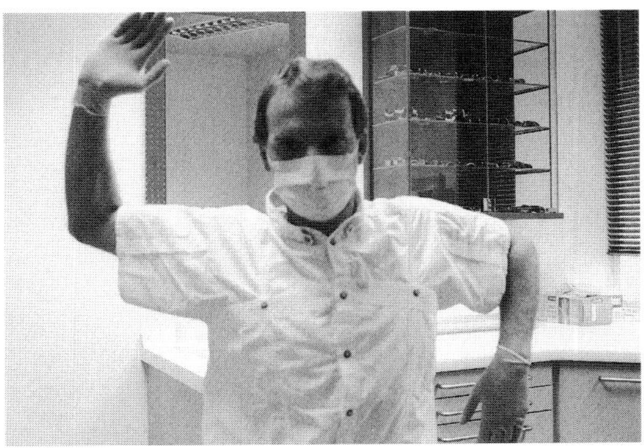

Nach der Arbeit und am Wochenende

Hier sind Ihrer Phantasie keine Grenzen gesetzt – Hauptsache, Sie bewegen sich mehr als in Ihrer täglichen Arbeit und verstärken durch Ihre Aktivitäten (oder Passivitäten) die ohnehin großen Belastungen nicht noch mehr.

Grundsatz: Sei aktiv und halte Dich korrekt, bei allem, was Du tust.

Im Kapitel „Bewegung und Sport" finden Sie dazu ausführliche Informationen, welche Sportart passt, auf was Sie bei der Ausübung achten sollten und konkrete Vorschläge für planvolles Ausdauertraining. Analysen ausgewählter Sportarten sind am Ende des Buches zu finden.

Nun liegt es an Ihnen: Sie kennen die Grundzüge der Wirkungszusammenhänge von Anatomie und Physiologie, die jeweils korrekte Haltung, Methoden für Beweglichkeits- und Ausdauerzuwachs – nehmen Sie Ihr eigenes Gesundheitsmanagement in die Hand.

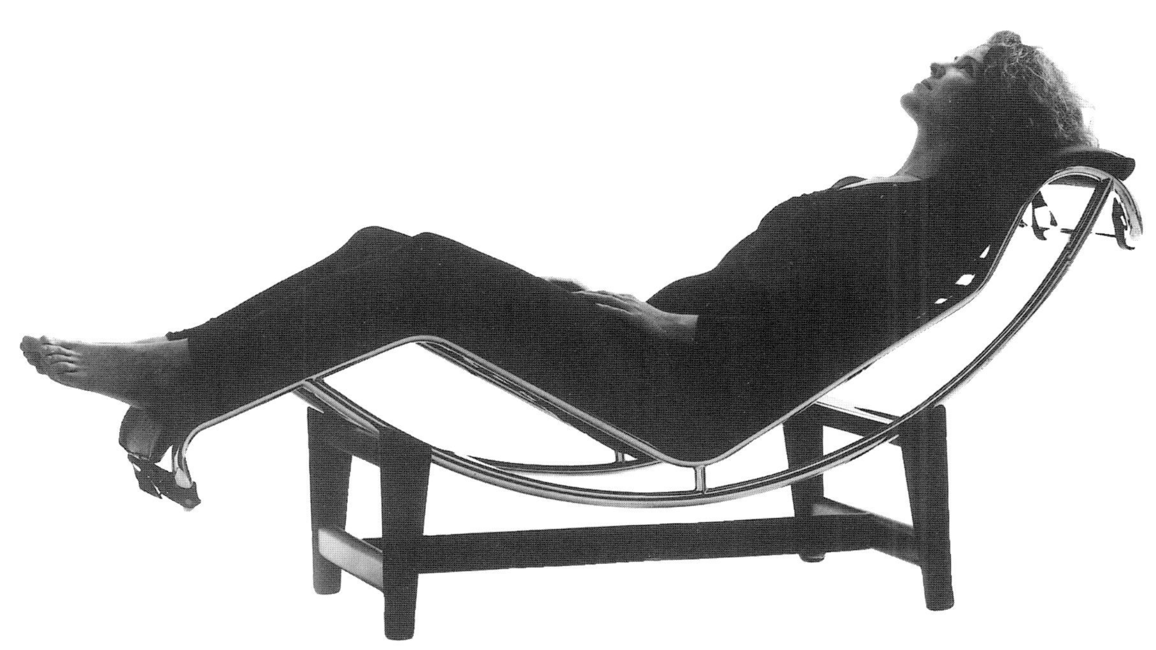

Gezielte Selbstbehandlung

In diesem Kapitel finden Sie:

- Atemübungen

- JUST-FIVE – Selbsttherapie und Training

- Wasseranwendungen

- Akupressur

- Entspannungstechniken

Was tun Sie, wenn die Prophylaxe nicht ausreicht, Beschwerden und Blockaden, Schmerzen oder Unwohlsein zu Ihrem unangenehmen Begleiter bei der täglichen Arbeit werden?

In der Regel halten Sie durch bis Dienstschluss. Schließlich können Sie Ihre Arbeit nicht einfach verlassen, nur weil es hier und dort ein bisschen „zwickt". Dummerweise ist dieses Durchhalten oft der Anfang chronischer Beschwerden und Schäden.

Ideal wäre es daher, wenn Sie sich selbst und vor allem sofort helfen könnten.

Dass dies möglich ist, zeigt dieses Kapitel. Damit Sie sich zielgerichtet selbst therapieren können, müssen Sie nur den Körper als System sehen und entsprechend vorgehen.

Atemtechnik, JUST-FIVE und Akupressur können Sie **sofort am Arbeitsplatz** anwenden, Balneo- und Hydrotherapie in der Regel erst zu Hause, aber ebenfalls **selbst und ohne Fremdtherapeuten**.

Damit gelingt Ihnen auch zu *entspannen* sowie physischen und psychischen Stress abzubauen – wenn nicht, ist vielleicht die Entspannungstechnik nach Jacobson die richtige Alternative, oder Sie Jonglieren ein bisschen (mit Bällen, Eiern…)

Zur Selbstbehandlung gehört eine *rückenfreundliche Verhaltensweise*, also eine korrekte Haltung in allen Lebenslagen, die eingeübt werden muss. Dazu gehören *Aktivität und Bewegung*, ausgewogen und sinnvoll, um das Muskel- und Verspannungssystem optimal auf die täglichen Bedürfnisse abzustimmen.

Richtige Bewegungsausführung setzt eine korrekte Grundhaltung bzw. Ausgangshaltung voraus. Richtige Haltung kann aber nur eingenommen werden, wenn der Körper „mitmacht", also nicht Hemmnisse, Störungen oder Schmerzen diese verhindern (schon beim gerade Hinsetzen merken Sie eventuell, wo es zwickt und kneift). Verspannungen und Muskelverhärtungen sind genauso oft Auslöser falscher Haltungen wie sie als Folgen derselben auftreten.

Beseitigen Sie also erst Ihre Schmerzen!

Atmung

Die Atmung ist „Ernährung", denn sie versorgt den Körper mit lebenswichtigem Sauerstoff. Es dient auch der Ausscheidung, denn in Form von Kohlendioxid befreien wir uns von Abfallprodukten, die der Körper nicht verwerten kann. Atmen ist ein natürlicher Vorgang, also müsste eigentlich jeder Mensch automatisch richtig atmen – das ist allerdings ein großer Irrtum.

Die sitzende Lebensweise führt zu einer Atmung, bei der meistens nur ein Drittel der Lungenkapazität genutzt wird. Der Einsatz nur eines kleinen Teils der Lunge kann dazu führen, dass der Organismus bei intensiver Muskeltätigkeit zu wenig Sauerstoff erhält, dass Müdigkeit und erhöhte Anfälligkeit für Krankheit auftreten. Zusätzlich verliert die „Restlunge" und die Interkostalmuskulatur die Funktionsfähigkeit.

Die Atmung beeinflusst u.a. den Blutdruck, die Situation unserer Gefäße (von Beinvenen bis Hirnarterien), die Tätigkeit der Bauchorgane, die Verdauung, psychisches Wohlbefinden, die Ausdauer, die Blutqualität etc.

Ob die Atmung einwandfrei und rationell vor sich geht, hängt sehr von der Haltung der Wirbelsäule, insbesondere der Brustwirbelsäule, und von der Einhaltung der korrekten Zwerchfellatmung ab. Viele Menschen haben einen Rundrücken (und engen damit den Brustraum = Lungenraum ein) oder setzen die willkürliche Muskulatur falsch ein, wollen aus ästhetischen Gründen nicht „mit dem Bauch" atmen (macht angeblich dick, dabei ist das Gegenteil der Fall) und mehr. Dazu kommen oft weitere Faktoren wie unrationeller Atemrhythmus oder falsch dosierter Luftaustausch.

Der Weg zur „Normalatmung"

Eine gesunde Normalatmung muss *geübt* werden. Hierzu gibt es einige Hinweise, die beachtet werden sollten und diesen Lernprozess entscheidend beeinflussen. Diese Tipps sind natürlich nur bei der Übung und Erlernung der Atmung entsprechend ausgeprägt und übertrieben auszuführen.

- Mit vollständigem Ausatmen beginnen, dann dehnt sich die Lunge automatisch beim nachfolgenden Einatmen.
- So langsam wie möglich einatmen (Luft mitziehen).
- Atmung in den Bauch hinein, also Bauchmuskulatur entspannen.
- Nach dem Einatmen keine Pause machen.
- Nie so tief wie möglich ein- oder ausatmen.
- Immer möglichst vollständig ausatmen, damit keine Restluft in der Lunge bleibt.
- Evtl. Bauchmuskulatur aktiv anspannen beim Ausatmen.
- Ausatemvorgang sollte etwas länger dauern als die Einatmung.
- Der Brustkorb sollte sich nicht heben und senken (Kontrolle am Schlüsselbein).
- Die Lenden sollen sich beim Einatmen weich nachgebend dehnen.
- Der Rücken wird möglichst gestreckt und völlig still gehalten (Kontrolle am Kopf, dieser darf sich nicht bewegen).
- Schultern entspannt lassen durch Hängenlassen der Ellbogen.
- Gesicht entspannen durch Sinkenlassen der Augenbrauen und „Weichwerdenlassen" der leicht geöffneten Lippen.
- Zunge entspannen, indem man sie ganz weich und breit im Mund „zu Boden" sinken lässt.
- Mit leicht geöffneten Lippen atmen, dabei leichtes Geräusch (Luft zwischen den Lippen).

Erläuterungen

Die Aufforderung, immer mit einem *Geräusch* zu atmen, hat hier hauptsächlich Bedeutung für das *Einüben* der richtigen Atmung. Man atmet dann richtig, wenn die Tonhöhe des Geräusches stets gleich bleibt. Beim Einatmen soll es etwas lauter und von gleich bleibender Stärke sein, beim Ausatmen leiser und von abnehmender Stärke. Durch Beobachtung des Atemgeräusches ist die korrekte Ausübung der Atemübung gut zu kontrollieren.

Der Rücken ist während der Atemübung *gestreckt* und zugleich *möglichst locker*, also wie allgemein bei gymnastischen Übungen empfohlen. Diese Haltung soll ohne Anspannung und nicht erzwungen sein, also auch der persönliche Habitus (z.B. ein vorhandener Rundrücken) ist zu berücksichtigen.

Die Lendenmuskulatur, die bei den meisten Menschen besonders verspannt ist, sollte betont locker sein, denn davon hängt die Elastizität der restlichen Bauchmuskeln ab. Der Bauch nimmt an der physiologischen Atmung nur passiv teil und leistet indirekt Hilfestellung durch „Nicht-Widerstandleisten", also Entspanntbleiben (Ausnahmen siehe nächster Absatz). Unterstützt werden kann diese Entspannung der Lendenmuskulatur durch Wärme (Wärmflasche oder Heizkissen in den Rücken) oder durch Ausführung von Atemübungen im Hocken, da dann durch die angezogenen Beine die Lendenmuskeln gedehnt werden.

Zu Beginn des Erlernens der korrekten Atmung ist es oft notwendig, das Zwerchfell (eine gewölbte Muskelplatte, die Brust- und Bauchhöhle voneinander trennt) zu reaktivieren, indem der Bauch ganz bewusst eingezogen und herausgestreckt wird.

Atemübungen im Sitzen

Übung 1: Aufrichten im Sitzen

Sitz auf einer Stuhlkante oder auf einem Keilkissen, Beine geöffnet.

Zusammenkauern, Kinn auf die Brust, Rundrücken machen, ausatmen,

dann aufrichten in mehreren Schritten, dabei gleichzeitig einatmen

- Becken vorkippen, Bauchmuskeln dabei entspannen,
- Brustkorb und Kopf aufrichten,
- Schultern zurücknehmen,
- Kopf nach hinten schieben (nicht kippen).

Während der ganzen Übung einatmen und dabei versuchen, mit dem Bauch zu atmen.

Dann in der aufrechten, korrekten Sitzhaltung wieder ausatmen, anschließend wieder zusammenkauern, Übung mehrmals wiederholen.

Ziel: Wahrnehmung der optimalen Wirbelsäulenhaltung, bewusstes Atmen. Gleichzeitig dient diese Übung der Mobilisation der Wirbelsäule.

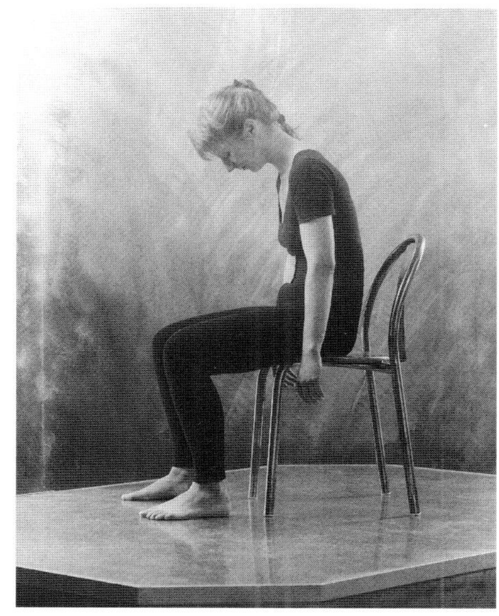

Kauerhaltung

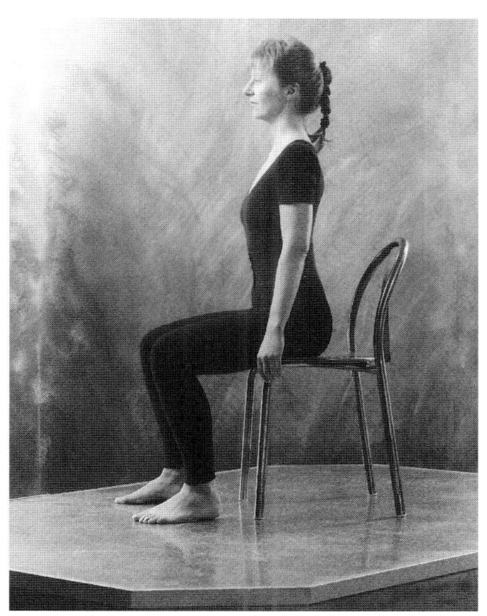

Aufgerichteter Oberkörper

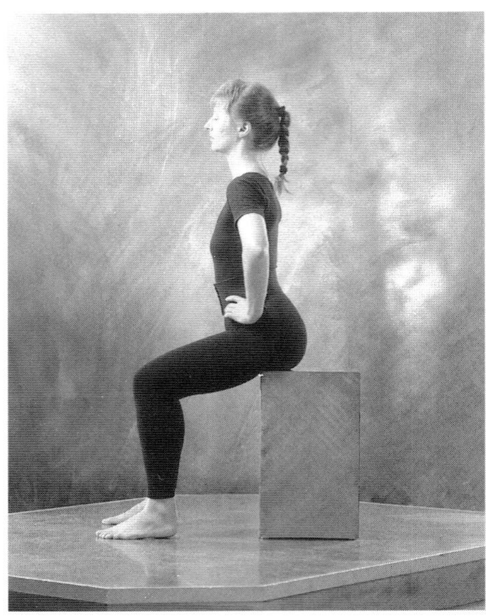

Becken nach vorne gekippt

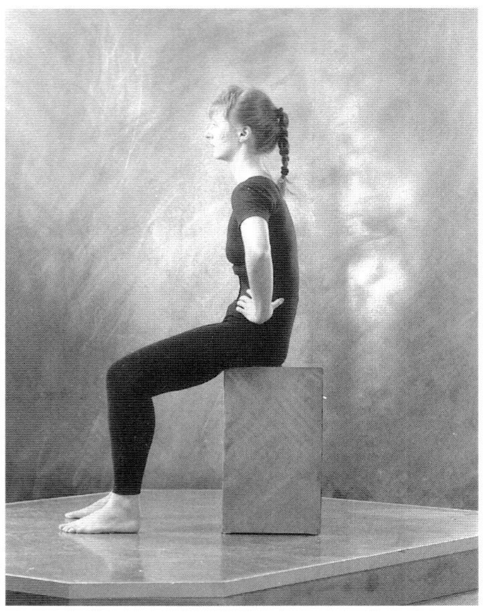

Becken nach hinten gekippt

Übung 2: Beckenschaukel

Sitz auf einer Stuhlkante oder auf einem Keilkissen, Beine geöffnet, Oberkörper aufrecht, die Hände auf die Hüften gelegt.

Einatmen, dabei bewusst den Bauch „loslassen", in den Bauch hineinatmen. Gleichzeitig wird das Becken nach vorne gekippt. Die Hände kontrollieren die korrekte Bewegung.

Ausatmen, dabei Bauchmuskeln anspannen, Bauch nach innen wölben, Becken nach hinten kippen.

Ziel: Wahrnehmung der Bauchatmung und der Beckenbewegung

Atemübungen im Liegen

Legen Sie sich auf den Rücken, die Beine aufgestellt, und versuchen Sie, das ganze Körpergewicht auf den Boden zu legen. Die Lendenwirbelsäule hat Bodenkontakt, der Nacken ist lang, Schultern und Schulterblätter sind in Richtung Gesäß geschoben.

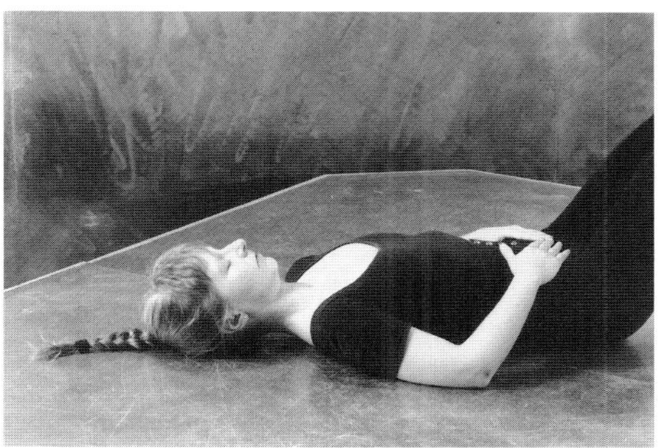

Ausgangsposition für die Bauch-Becken-atmung

Bauch-Becken-Atmung (Zwerchfellatmung)

Die Hände ruhen auf dem Unterbauch. Atmen Sie normal und ohne Zwang aus (nicht pressen).

Dann atmen Sie langsam ein und lassen dabei den Atem zu den Händen hin einströmen, wobei sich das gesamte Becken etwas weitet, die Beckenmuskulatur ist dabei entspannt. Stellen Sie sich vor, Sie atmeten mit dem Beckenboden (Damm) ein. Dann wieder langsam ausatmen.

Anmerkung: Das Zwerchfell senkt sich mit der Einatmung nach unten ab, in Richtung Becken und nicht in Richtung Bauchdecke. So dehnt sich das ganze Becken ringsherum leicht aus, bis hin zum After und zur Blase. Auch der Bauch hebt sich etwas an, doch geschieht dies von allein. Drücken Sie also den Bauch nicht aktiv heraus, ziehen Sie ihn nicht ein, der Brustkorb soll tief und entspannt bleiben.

Führen Sie die Bauch-Becken-Atmung am besten abends aus oder immer, wenn Sie das Bedürfnis haben, sich zu entspannen und zur Ruhe kommen wollen.

Konzentrieren Sie sich dabei auf den Bauch-Becken-Raum und lassen Sie sich viel Zeit.

Diese Atmungsvariante ist die natürlichste Atmung und wird bei der folgenden *JUST-FIVE*-Methode benötigt.

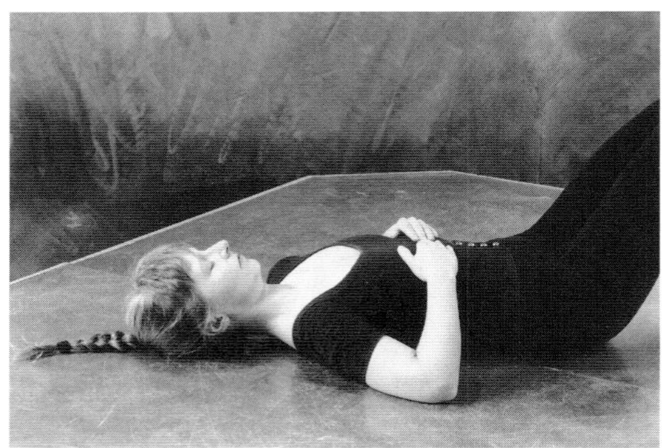

Ausgangsposition für die Flankenatmung

Flankenatmung

Legen Sie die Hände seitlich auf dem Brustkorb kurz oberhalb der Taille und atmen Sie normal und ohne Zwang aus.

Dann atmen Sie ein und lassen den Atem langsam zu den Händen hin fließen, wobei sich die Flanken etwas weiten. Stellen Sie sich vor, Sie atmeten mit den unteren Brustkorbseiten ein. Beim Ausatmen nähern sich die Flanken wieder. Versuchen Sie, bei jeder Ausatmung den Brustkorb mehr und mehr absinken zu lassen und ziehen Sie die Rippen in Richtung Bauchnabel.

Anmerkung: Denken sie daran, die Bewegung erfolgt zur Seite und nicht nach oben. Der Brustkorb bleibt tief, da sich die Rippen sonst nicht zur Seite ausdehnen können.

Schlüsselbeinatmung

Legen Sie die Fingerspitzen rechts und links kurz unterhalb des Schlüsselbeins auf (Sie finden dort eine kleine Vertiefung), und atmen Sie normal und ohne Zwang aus.

Dann atmen Sie ein und lassen den Atem langsam zu den Fingerspitzen hin fließen. Stellen Sie sich vor, Sie atmeten mit den oberen Rippen ein. Mit den Händen spüren Sie die Ausdehnung des Lungengewebes, das sich beim Ausatmen wieder zusammenzieht.

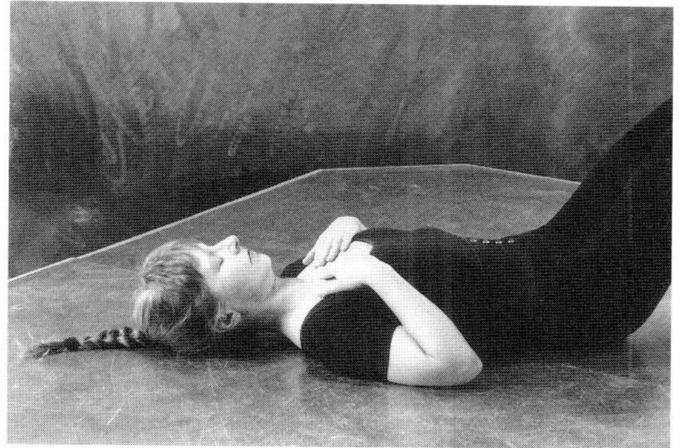

Ausgangsposition für die Schlüsselbein-
atmung

Anmerkung: Vermeiden Sie ein Hochziehen des Brustkorbs oder der Schultern, beide bleiben tief und entspannt.

Sie bemerken nur eine kleine Bewegung, die von alleine stattfindet. Doch fühlen Sie deutlich, wie sich ihr Brustkorbbereich füllt und wieder leert.

Konzentrieren Sie sich dabei auf dieses Gebiet und lassen Sie sich viel Zeit.

JUST-FIVE – Selbsttherapie und Training

JUST-FIVE ist eine **Selbsttherapiemethode** mit dem Ziel, **Beschwerden** (Schmerzen, Blockaden) zu beseitigen und ein dauerhaftes **Wohlbefinden** sowie eine ausgeglichene **Muskelbalance** zu schaffen.

JUST-FIVE ist eine Weiterentwicklung der Selbsthilfemethode „Zilgrei", die zusätzlich mit einer Kombination aus bewährten Ansätzen für Beweglichkeit und Muskelaufbau verknüpft wurde (z. B. Pilates, isometrisches Muskeltraining, Feldenkrais, Stretching, Wirbelsäulengymnastik).

Der **Ansatz** ist einfach: Sie stellen durch einen Selbsttest eine Blockade oder eine Schmerzauslösung fest. Nun bewegen Sie den entsprechenden Körperteil in die beschwerde- und schmerzfreie Gegenrichtung, atmen ca. 60 s konzentriert „etwas anders" als sonst – und meistens sind Blockaden oder Schmerzen kleiner oder beseitigt.

Der **Clou** bei dieser Therapie ist die Behandlung in der beschwerdefreien Gegenposition. Der schmerzende Körperteil wird also nicht noch zusätzlich belastet.

Anschließend erfolgt ein **Dehnungs- bzw. Kräftigungsteil**, um den neuen Zustand zu stabilisieren.

Als durchgehendes **Prinzip** gilt: erst den Schmerz beseitigen, dann trainieren!

Diese Kombination **von Intervallatmung mit einfachen Körperbewegungen bzw. Körperhaltungen** ist verblüffend einfach, leicht erlernbar und in jedem Alter wirksam.

Für den Erfolg ist auch keine besondere „geistige Einstellung" oder Überzeugung notwendig, es funktioniert immer. Allerdings müssen einige Regeln eingehalten werden.

In Verbindung mit den vielen Vorschlägen für Ausgleichsbewegungen und gezielter Gymnastik in diesem Buch können Sie mit JUST-FIVE Ihr ganz individuelles Fitness-System aus Therapie und Training entwickeln. Gehen Sie gezielt gegen Beschwerden vor, trainieren Sie professionell Ihre Muskulatur – und das mit lang anhaltender Wirkung.

Wobei hilft JUST-FIVE?

Gerade wenn der Stress am größten ist, sind sie da: Verspannungen, Schmerzen, Unwohlsein, Nervosität. Dann ist es gut, wenn man sofort ein Gegenmittel parat hat.

JUST-FIVE hilft oft innerhalb von wenigen Minuten bei der Linderung und Beseitigung vieler „Berufskrankheiten" wie z. B. Schulter- und Nackenbeschwerden, Verspannungen, Rückenschmerzen, Ischialgien und Hüftgelenkbeschwerden, aber auch bei Kopfschmerzen, steifem Knie, nervösen Spannungen und und und…

JUST-FIVE – ein Wundermittel?

Das nicht, aber die verblüffend wirkungsvolle Aktivierung der körpereigenen Selbstheilung (Biokybernetik) bringt oft schon nach wenigen Minuten spürbare Erleichterung und Verbesserung der jeweiligen Situation – und das ist genau das, was Sie am Arbeitsplatz brauchen.

Vorteile von JUST-FIVE

JUST-FIVE können Sie jederzeit, z. B. auch am Arbeitsplatz, anwenden: Sie brauchen weder Vorbereitung noch spezielle Geräte, Therapeuten oder Sportkleidung – nur 1 bis 2 Minuten Zeit!

Die großen Vorteile dieser Methode sind **die schnelle Wirksamkeit** innerhalb von wenigen Minuten und **keine Risiken und Nebenwirkungen**.

JUST-FIVE ist…
- **einfach:** Sie verknüpfen „normale" Bewegungen mit einer leicht erlernbaren Intervallatmung;
- **sanft:** Sie therapieren sich selbst in einer schmerzfreien Position und Sie tun sich selbst nicht weh;
- **schnell:** Sie therapieren und trainieren sich selbst ohne „Wartezeit" mit unmittelbarer Wirkung;
- **sofort wirksam:** Sie beseitigen in 1–2 Minuten Blockaden bzw. Beschwerden und trainieren die gewünschte Muskulatur;
- **effektiv:** Sie verteilen JUST-FIVE-Anwendungen über den Tag und erzielen eine dauerhaft anhaltende Wirkung. So kommen Sie mühelos auf Ihr Tagespensum „gesunder" Aktivität – so ganz nebenbei.

Und: JUST-FIVE spart Kosten!

Ziel von JUST-FIVE

Das Ziel von JUST-FIVE ist dauerhaftes **Wohlbefinden** durch **Beseitigung** von **Schmerzen** und Blockaden und Schaffung einer ausgeglichenen **Muskelbalance**. Diese ist durch einseitige Belastungen in einer bewegungsarmen und technisierten Welt rar geworden. Sichtbarer Ausdruck ist die Vielzahl von Menschen mit Schiefhaltungen, angeblich unterschiedlichen Beinlängen und einseitigen Verschleißerscheinungen bei paarigen Gelenken.

Durch Auswahl geeigneter Bewegungen oder Körperstellungen kann die Zugrichtung der an der Atmung beteiligten Muskeln so gelenkt werden, dass beide Körperhälften wieder symmetrisch werden – man ist wieder „gerade".

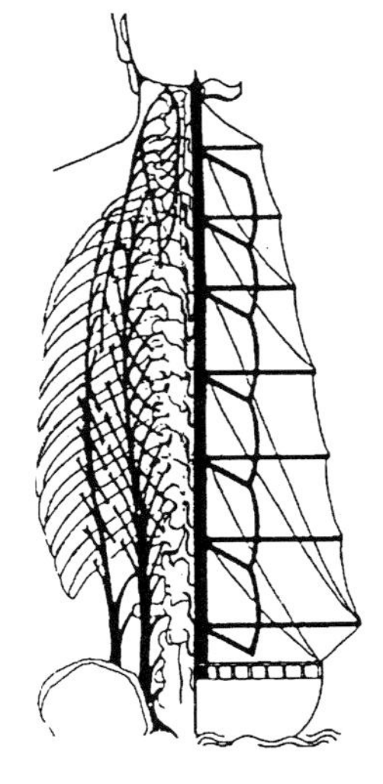

Segelbootmodell
nach Weineck, 1991

Vergleichbar ist dies mit der Takelage eines Segelschiffs. Die „Wanten" (Muskeln, Sehnen) müssen „getrimmt" werden, damit das Segel (der Mensch) gerade steht.

Zur Stabilisierung dieser „neuen" Haltung benötigt man dehnfähige bzw. kräftige Muskeln. Um dies zu erreichen, müssen die muskulären Gegenspieler Agonist und Antagonist (z. B. Beuger und Strecker eines Gelenks) trainiert werden. Ein Training sollte daher **regelmäßig** und **täglich** erfolgen und über den ganzen Tag **verteilt** werden – so wie Essen und Trinken. Diese Trainingsreize müssen daher auch nicht lang sein, oft reicht 1 Minute.

Wenn Bewegungen nicht oder nur unter Schmerzen möglich sind, müssen diese Beschwerden erst beseitigt werden, um den Körper nicht zusätzlich zu belasten.

Durchführung einer JUST-FIVE-Anwendung

JUST-FIVE-Anwendungen werden üblicherweise in folgender Reihenfolge durchgeführt:

1. Test
2. Therapie } **Therapieteil**
3. Kontrolltest

4. **Dehnung** } **Trainingsteil**
5. **Kräftigung**

1. Test

Beim Test führen Sie Bewegungen in den verschiedenen Bewegungsebenen aus, um **Unterschiede** in der Beweglichkeit (Blockaden) **oder schmerzauslösende** Positionen/Bewegungen festzustellen. Sie stellen damit keine Diagnose, sondern eine Analyse.

2. Therapie

Mit dem Ergebnis des Tests kann eine geeignete Therapie ausgesucht werden. Eine Therapie besteht in der einfachsten, statischen Variante aus den zwei Grundelementen

- Gegenposition einnehmen und

- Intervallatmung

Diese Therapie können Sie (müssen Sie!?) *selbst* durchführen.

3. Kontrolltest

Der Kontrolltest soll zeigen, ob die Therapie erfolgreich war. Schließlich sind Sie ja auch neugierig, ob „so wenig" Therapie tatsächlich etwas bewirkt hat.

Wie geht's? Genauso wie der Test, also exakt in der Ebene bleiben und dieselben Bedingungen schaffen. Ziel ist es, herauszufinden, ob positive Unterschiede zum ersten Test feststellbar sind.

1. Test
Finden Sie heraus, ob eine Bewegung in einem Gelenk/Körperabschnitt einen **Schmerz/eine Blockade** auslöst.

Ja — Nein

2. Therapie
Führen Sie eine gezielte symptomfreie Bewegung in Kombination mit Intervallatmung aus (ca. 1 Minute)

3. Kontrolltest
Überprüfen Sie das Ergebnis durch einen erneuten Test. Fragestellung: **Einschränkung beseitigt ?**

Ja — Nein

4. Dehnung
Dehnen Sie gezielt die gewünschte oder zuvor beeinträchtigte Muskulatur in Kombination mit Intervallatmung (ca. 30 s)

5. Kräftigung
Kräftigen Sie gezielt die gewünschte oder zuvor beeinträchtigte Muskulatur in Kombination mit Intervallatmung (ca. 30 s).

Neuer Test

Training

4. Dehnung

Ist die Bewegung wieder ohne Einschränkung möglich, wird der vorher verkürzte und blockierende Muskel gedehnt, also in der Regel die bis dahin schmerzende Position eingenommen. Dieses Stretching von ca. 30 s wird ebenfalls mit der Intervallatmung verknüpft, wobei in der Ausatemphase die Dehnung verstärkt werden kann.

5. Kräftigung

Nach der Dehnung sollte für die Aufrechterhaltung der Dehnfähigkeit der entsprechende Gegenmuskel (Antagonist) gekräftigt werden. Dies geschieht entweder durch ein isometrisches Krafttraining oder durch dynamische Muskelarbeit, ebenfalls wieder in Verbindung mit gezielter Atmung. Bei isometrischen Übungen wird Druck während der Ausatemphase gegen einen Widerstand aufgebaut, während der Einatemphase entspannt. Bei dynamischen Ausführungen wird entweder nur während der Ausatemphase mit Pause geübt oder ohne Unterbrechung, dann aber nur mit einfacher Atmung ohne Pausen.

Hier fließen Elemente von „Pilates" ein, die Bauchatmung ist nur begrenzt einsetzbar, da bei Kraftanstrengung die Bauchmuskulatur angespannt wird.

Grundlagen von JUST-FIVE:
Intervallatmung und symptomfreie Position

Atmung

Atmung bewegt die Wirbelsäule und hat daher Einfluss auf alle Gelenke in diesem Bereich und natürlich auf die Nervenbahnen, die von der Wirbelsäule in die Peripherie führen.

Für JUST-FIVE-Anwendungen wird gezielt die **Intervall-Atmung** mit Pausen von ca. 5 s jeweils nach der Einatmung und der Ausatmung genutzt. Dabei wird möglichst die „Bauchatmung" = **Zwerchfellatmung** eingesetzt. Bei dieser Atmungsart wird die Bauchmuskulatur beim Einatmen entspannt, wodurch die natürliche Bewegung der unteren Wirbelsäule (Verstärkung der Krümmung) noch unterstützt wird. So wird eine erhöhte Wirkung auf das gesamte muskuläre „Verspannungssystem" und auf die Nervenleitungen erreicht.

Gleichzeitig werden der Blut- und Lymphstrom, die Muskeln und die Gelenke beeinflusst. Einatmen bewirkt einen Blutstrom in Richtung Lunge und die Öffnung der Gelenke. Ausatmen bewirkt einen Blutstrom in Richtung Peripherie und das Schließen der Gelenke.

Durchführung der Intervallatmung

- *Einatemphase*

Tief Luft holen, dabei den Bauch vorwölben, sodass sich die Lunge maximal füllen kann, *dann:* Luft anhalten für ca. 5 s.

- *Ausatemphase*

Kräftiges Ausatmen, wobei die Bauchmuskeln angespannt werden können, *dann:* Pause von 5 s ohne erneute Einatmung (verharren mit entleerter Lunge)

Dieser spezielle Atemzyklus (Einatmen – Pause – Ausatmen – Pause) wird für eine komplette Anwendung möglichst fünfmal wiederholt – eben **just-five-mal**.

Beim Trainingsteil wird die Intervallatmung ebenfalls eingesetzt, aber nur zwei oder drei Zyklen lang. Für Stretching-Anwendungen gelten die gleichen Regeln wie beim Therapieteil, bei Kräftigungsanwendungen erfolgt der Krafteinsatz (Druck, Zug) immer in der Ausatemphase (Atmung + Pause).

Symptomfreie Bewegung

Die **zweite Wirkkomponente** beim Therapieteil ist die **Bewegung** in die **symptomfreie Richtung**. Um gezielt behandeln zu können, müssen Sie jedoch zuvor die symptom**auslösende** Position bzw. Richtung **herausfinden**, denn es wird generell in die schmerzfreie Gegenrichtung therapiert.

Diese „angenehme" Position finden Sie durch einen Selbsttest heraus. Hierfür sind eine korrekte Ausgangsposition (Rückenschule!) und ein wenig Körperbeherrschung (welcher Körperteil soll wie bewegt werden) notwendig. Mit JUST-FIVE werden Bewegungen in den Gelenken und der Wirbelsäule untersucht, dieses nacheinander in den drei **Bewegungsebenen** Horizontalebene, Frontalebene und Sagittalebene. So können Sie exakt Bewegungen herausfiltern, die Beschwerden verursachen oder verstärken.

Gegenposition – Warum?

Bei **JUST-FIVE-Anwendungen** wird in der Regel die angenehme und **beschwerdefreie Seite** für die Therapie **benutzt**. Durch diesen „Trick" wird der ansonsten schmerzverstärkend wirkende „arteriovenöse Wirkmechanismus" umgekehrt (Verstärkung der Symptomatik anstelle einer Linderung). Durch die Umkehrung dieses

Wirkmechanismus durch genau entgegengesetzte Bewegung wird das Gewebe weitestmöglich entlastet und die Blutversorgung wieder ermöglicht.

Die drei Bewegungsebenen

Horizontalebene

Die Horizontalebene trennt den Körper (median) in *die untere und obere Körperhälfte.* Die Bewegung auf der Horizontalebene bezeichnet man als *Drehen oder Rotation.* Das verneinende Kopfschütteln ist eine Bewegung in der Horizontalebene.

Frontalebene

Die Frontalebene trennt den Körper (median) in *eine vordere und eine hintere Hälfte* (Seitenansicht). Die Bewegung auf der Frontalebene bezeichnet man als *Neigen.* Die „wiegende" Kopfbewegung, mit der Sie andeuten, dass Sie einer Sache nicht ganz sicher sind, findet in der Frontalebene statt (Scheibenwischerbewegung).

Sagittalebene

Die Sagittalebene (lat.: sagitta = Pfeil) trennt den Körper (median) in eine *linke und eine rechte Körperhälfte.* Die Bewegungen auf der Sagittalebene bezeichnet man als *Beugen* (nach vorne) und *Strecken* (nach hinten) bei Kopf und Rumpf, *Senken* und *Heben* der Gliedmaßen, *Kippen* des Beckens und der Wirbel.

Das bejahende Nicken mit dem Kopf findet also in der Sagittalebene statt.

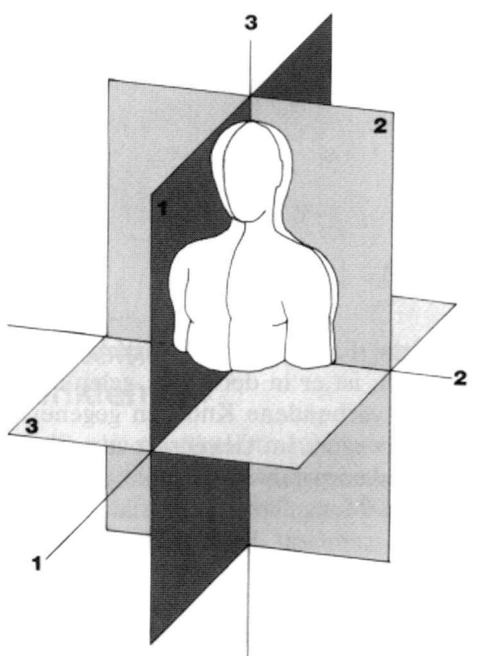

JUST-FIVE wirkt also durch die **Kombination** der Atmung und der symptomfreien Bewegung.

In der symptomfreien Position blockiert kein verkrampfter Muskel und kein Schmerz die „innere Atmung" und den Blut- bzw. Lymphstrom. Die Atempausen bewirken einen „Turboeffekt", d. h. die Ausbeute dieses Gasaustausches ist wesentlich größer als ohne Pause – und es wird Ihnen auch bei tiefen Atemzügen nicht schwindelig.

Reaktionen auf JUST-FIVE-Anwendungen

Normalerweise wirkt eine Selbstbehandlung rasch und innerhalb von Minuten. Für die „echte" Wirkung braucht der Körper allerdings Zeit – eine Tablette wirkt ja auch nicht sofort nach dem Schlucken.

Sollten durch die Selbstbehandlungen Beschwerden stärker werden oder neue entstehen, brechen Sie die Anwendung sofort ab. Meist verschwinden diese Symptome gleich wieder.

Grund hierfür ist oft die unexakte oder zu stark ausgeführte Bewegung. Daher gilt: Weniger ist mehr, extreme Bewegungen sind nicht nötig.

JUST-FIVE aktiviert Körperfunktionen: Es ist daher möglich, dass bei Ihnen vor allem am Anfang Blähungen, gesteigerte Darmtätigkeit, starkes Schwitzen, starker Durst, verstärkter Harndrang oder Ähnliches auftreten Dies ist allerdings weder gefährlich noch lang anhaltend.

Als Folge falscher Anwendung (z. B. zu oft, zu intensiv, nicht in den Ebenen, Verbindung mit anderen Therapien) oder als Folge der ungewohnten Atmung können vorübergehend Schwindelgefühl, Schmerzen, Schweregefühl oder Druck in Magen und Bauch auftreten.

Bei gleichzeitiger Anwendung anderer Therapien oder bei Einnahme von Arzneimitteln und bei zeitnaher Ausübung von intensivem Sport kann die Wirksamkeit von Selbstbehandlungen aufgehoben werden bzw. Beschwerdebilder sogar verstärkt werden. Auch bei Heilungserfolgen ist eine klare Trennung, warum dieser Erfolg eingetreten ist, nicht durchführbar. Es ist daher ratsam, **entweder** JUST-FIVE **oder** eine andere Therapie anzuwenden, aber **nicht** mehrere auf einmal.

Kontraindikationen gibt es für den **Therapieteil** fast keine, nur bei frischen Brüchen oder Operationen, extremem Bluthochdruck oder bei besonders vorgeschädigten Personen, z. B. mit Endstadium Knochenschwund oder Knochentuberkulose, ist eine Eigenbehandlung nicht anzuraten.

Ein **Trainingsteil** sollte nur bei Beschwerdefreiheit absolviert werden.

Zur Praxis

Ziel dieses Buches ist es, Ihnen konkrete Tipps für sofortige Anwendbarkeit am Arbeitsplatz zu geben. Also folgt jetzt eine Auswahl an einfachen Selbstbehandlungen für das Zahnarztteam in der einfachsten Ausführungsvariante, die Sie gefahrlos selbst ausprobieren können.

Aber wie Sie schon festgestellt haben, ist diese Methode komplexer, als es auf den ersten Blick aussieht. Es gibt zigtausend verschiedene Selbstbehandlungen, mehr als zehn verschiedene Varianten der Durchführung, teilweise mit Hilfsperson, und Sie müssen Ihren Körper „kennen", Ebenen bewusst trennen können, etwas „spüren".

Dies alles können Sie sich nicht anlesen, sondern korrekt nur unter Anleitung erlernen und trainieren. [1]

Bevor Sie beginnen

Bevor Sie einen konkreten Versuch starten, hier noch ein **paar generelle Regeln für die Durchführung:**

- Keine Selbstbehandlung ohne vorherigen Test (sonst wissen Sie ja nicht, wo's zwickt)
- Unbedingt auf der symptomfreien, angenehmen Seite therapieren (sonst wehrt sich der Körper mit noch mehr Schmerzen).
- Nach der Selbstuntersuchung wird die JUST-FIVE-Position eingenommen. Danach erfolgen die fünf Atemzyklen der Intervallatmung.

[1] Wie und wo das geht, können Sie beim Autor erfahren, Kontaktadresse im Anhang.

- Kontrolltest: Nach jeder JUST-FIVE-Therapie muss ein Kontrolltest folgen, um die Wirkung zu überprüfen und gegebenenfalls eine neue Selbstuntersuchung zu starten.

- Möglichst nicht mehr als fünf verschiedene Anwendungen hintereinander durchführen (denn Atmen ist Körperarbeit und erzeugt Reaktionen).

- Jede Anwendung nur einmal ausführen, auch wenn der gewünschte Erfolg sich nicht sofort einstellen sollte (sonst gibt es evtl. eine „Überdosierung")

- Solange beim Test Unterschiede gefunden werden, wird nur und ausschließlich in die JUST-FIVE-Richtung behandelt.

- Weniger ist mehr – kleine Bewegungen haben oft größere Wirkung als Bewegungen „bis zum Anschlag"

- Erweisen sich bei der Selbstuntersuchung beide Richtungen als beschwerdefrei, dann können
  – beide Richtungen zum Behandeln benutzt werden; dies tut man vorbeugend, um den beschwerdefreien Zustand zu erhalten.
  – Trainingseinheiten mit Dehnung und Kräftigung durchgeführt werden

- Immer so behandeln, dass Sie sich wohl fühlen,

- Bei Verschlechterung der Symptome während der Durchführung von JUST-FIVE sofort abbrechen.

- Bei jeder Anwendung mit Beschwerden sollten zuerst die Drehungen im Wirbelsäulenbereich (Anwendungen 1 und 3) durchgeführt werden, bevor am konkreten Problem therapiert wird.

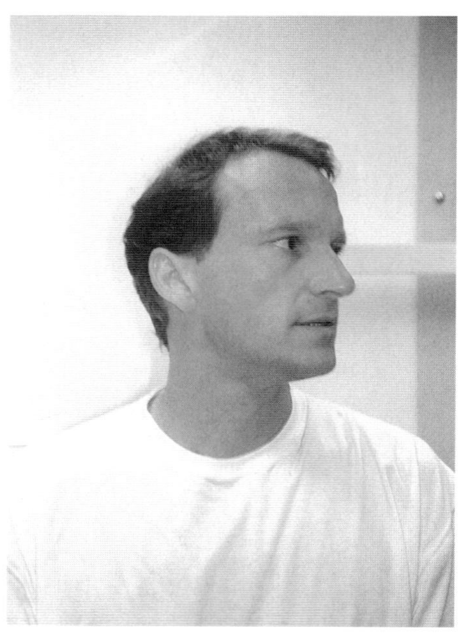

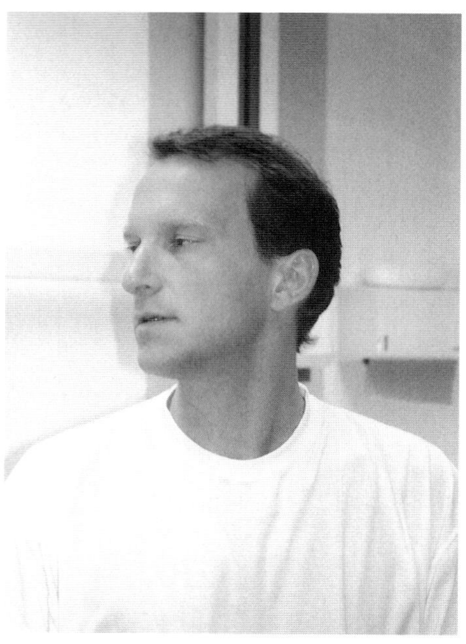

Anwendung 1: Kopfdrehung

Angenommen, Sie haben nach einigen Stunden Arbeit die „zahnarztüblichen" Beschwerden: ein Ziehen im Nacken, jede Kopfbewegung ist Ihnen unangenehm. Dann gehen Sie folgendermaßen vor:

Schritt 1: Test

Drehen Sie in aufrechter Sitzposition den Kopf langsam zuerst nach links, dann zurück in die Mitte, dann langsam nach rechts.

Ergebnis: Sie finden heraus, dass die Drehung nach **links** blockiert ist und schmerzhafter als die Rechtsdrehung.

(Wenn Ihr Testergebnis genau anders ausfällt, müssen Sie die Therapie ebenfalls genau gegengleich durchführen. Dies gilt für alle folgenden Beispiele.)

Mit der Selbstuntersuchung stellen Sie selbst fest, welche Bewegung auf welcher der drei Ebenen in der Funktion eingeschränkt ist bzw. Schmerzen verursacht. Damit stellen Sie keine Diagnose, sondern Sie machen eine Selbstanalyse.

Schritt 2: Selbsttherapie

Behandelt wird immer in der symptomfreien Richtung. Also drehen Sie den Kopf jetzt nach **rechts**, allerdings nicht maximal bis „zum Anschlag".

Zur Entlastung der Halsmuskulatur können Sie den Kopf halten, indem Sie zwei Finger an die Außenwange (linke Wange) legen.

In dieser Position atmen Sie fünf Mal (JUST FIVE) ein und aus mit jeweils 5 s Pause nach der Ein- und Ausatemphase. Das Ganze dauert ca. 1 Minute.

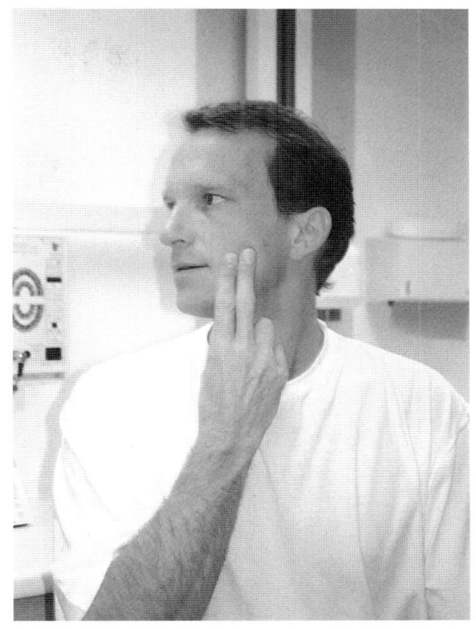

Schritt 3: erneuter Test

Sie wollen jetzt wissen, ob diese Anwendung geholfen hat. Für eine exakte Aussage ist die exakte Wiederholung der ersten Selbstuntersuchung nötig, also eine Drehung in der gleichen Ebene in derselben Ausgangsposition (Sitzen Sie noch gerade?). Drehen Sie den Kopf erst in die Therapierichtung nach rechts, dann, konzentriert, in die vorher unangenehme Richtung nach links.

Hat sich etwas **verbessert**? Gratulation, es hat funktioniert! Jetzt können Sie eine gymnastische Ausgleichsbewegung anschließen (siehe Beispiele im Buch).

Es hat sich **nichts verbessert**? Dann braucht der Körper mehr Zeit oder Sie müssen noch eine andere Bewegungsebene behandeln.

Dazu ist ein erneuter Test notwendig. Eine Möglichkeit ist die Sagittalebene.

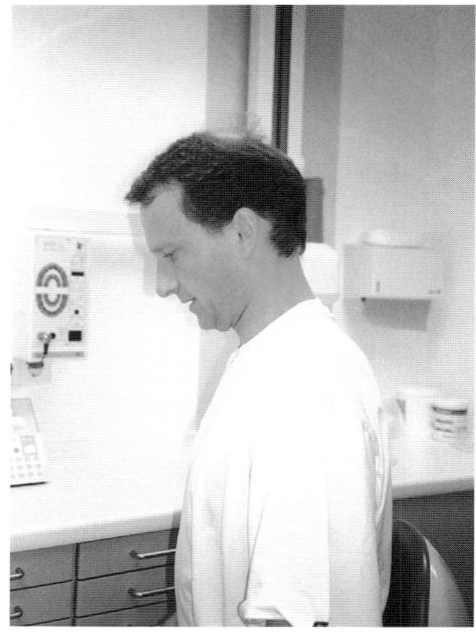

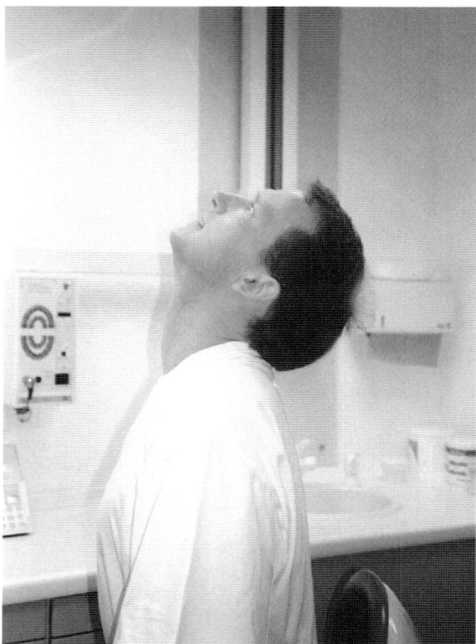

Anwendung 2:
Kopf vor- und rückbeugen

Schritt 1: Test

Beugen Sie den Kopf vor und zurück (Kinn auf die Brust, Kopf in den Nacken).

Ergebnis: Beugung nach **hinten** ist schmerzhaft.

Schritt 2: Selbsttherapie

Beugen Sie den Kopf nach **vorne** und machen Sie „JUST-FIVE-mal" die Intervallatmung. Wenn Ihnen die Position bewegungslos (= statisch) nicht behagt, können Sie die Anwendung dynamisch ausführen. Nehmen Sie nur bei der **Ausatmung** samt Pause den Kopf nach **vorne**, in der Einatemphase richten Sie den Kopf bis in die Mittelstellung auf.

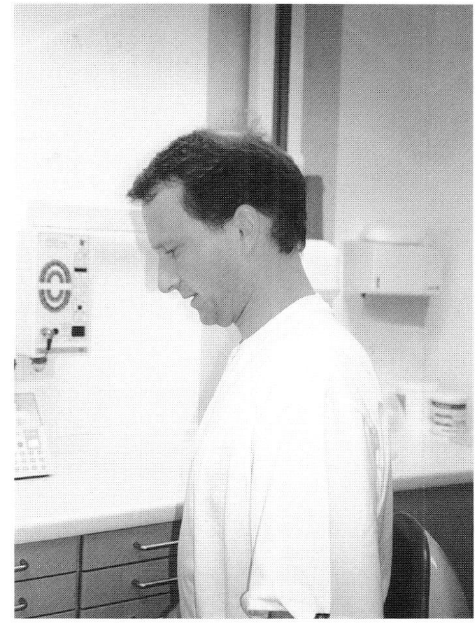

Schritt 3: Kontrolltest

Beugung des Kopfes vor und, konzentriert, zurück.

Hat sich etwas **verbessert**? Gratulation, es hat funktioniert! Jetzt können Sie eine gymnastische Ausgleichsbewegung anschließen (siehe Beispiele im Buch).

Es hat sich **nichts verbessert**? Dann braucht der Körper mehr Zeit oder eine andere Anwendung, zum Beispiel in einer anderen Region der Wirbelsäule, der Lendenwirbelsäule. Auch dies hat Auswirkungen auf die Halswirbelsäulen-Region, da der Körper als System funktioniert und gewisse Abhängigkeiten existieren.

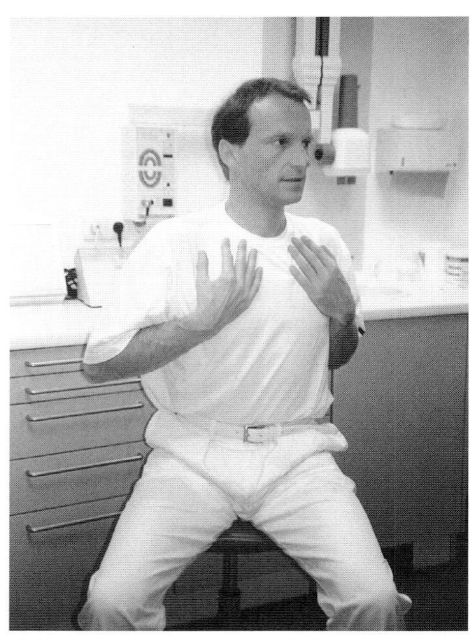

Anwendung 3: Oberkörper drehen

Schritt 1: Test

Setzen Sie sich aufrecht und korrekt hin, legen die Fingerspitzen an die Schlüsselbeine und drehen den Rumpf nach rechts und links, ohne Becken und Beine zu bewegen, der Kopf bleibt „unbeweglich" auf dem Rumpf.

Annahme: Sie finden heraus, dass die Drehung nach **links** eingeschränkt ist.

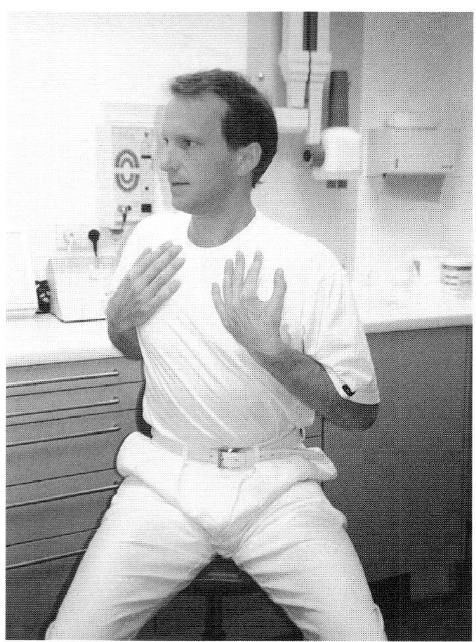

Schritt 2: Therapie

Sie drehen den Oberkörper nach **rechts,** lassen den rechten Arm hängen, gleichzeitig legen Sie die linke Hand auf den rechten Oberschenkel, dabei beide Gesäßhälften gleich belasten. Zur Entlastung der Rückenmuskulatur sollten Sie mit der rechten Hand unter die Sitzfläche fassen und den Körper durch Zug fixieren (nicht aufstützen). Bewegen Sie sich nach dem Erreichen der Endposition wieder ein wenig zurück in Richtung Ausgangsstellung (dadurch wird die Position entspannter). In dieser Position führen Sie fünf Atemzyklen der Intervallatmung durch.

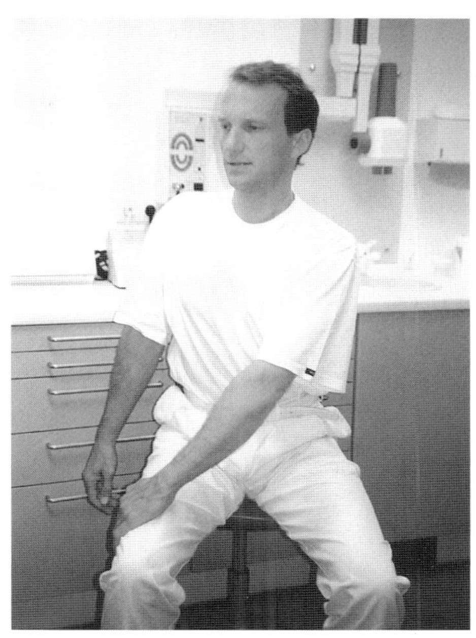

Schritt 3: Kontrolltest

Sie drehen den Rumpf nach rechts und, konzentriert, nach links.

Hat sich etwas **verbessert**? Gratulation, es hat funktioniert. Jetzt können Sie eine gymnastische Ausgleichsbewegung anschließen (siehe Beispiele im Buch).

Diese Anwendung hilft vor allem bei der Linderung von Kreuzschmerzen sowie der Wiederherstellung der Beweglichkeit im Lenden- und Beckenbereich und ist besonders geeignet für Menschen, die lange in gebeugter Haltung sitzen oder stehen – z. B. Zahnärzte.

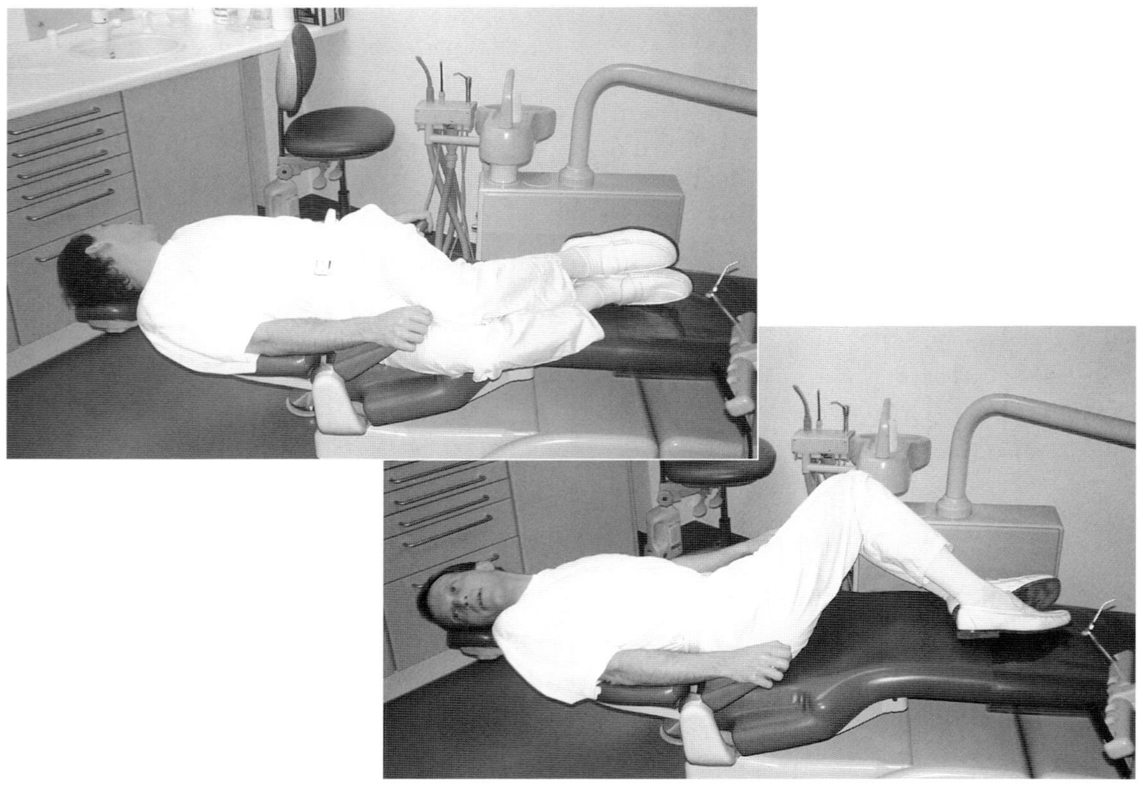

Anwendung 4: Kopf und Beine gegengleich

Für die Anwendung 1 und 3 gibt es eine Kombinationsvariante, die beide Bewegungen beinhaltet und sich besonders als „erste Tat" am neuen Tag gleich nach dem Aufwachen anbietet.

Schritt 1: Test

Sie legen sich gerade und entspannt auf den Rücken, die Arme sind gestreckt (Handflächen nach oben) und liegen etwa 45° abgespreizt vom Körper. Jetzt drehen Sie den Kopf nach links und legen gleichzeitig die Beine nach rechts ab, danach dasselbe in die andere Richtung (Kopf rechts, Beine links). Die Position **Kopf rechts, Beine links** löst Beschwerden aus.

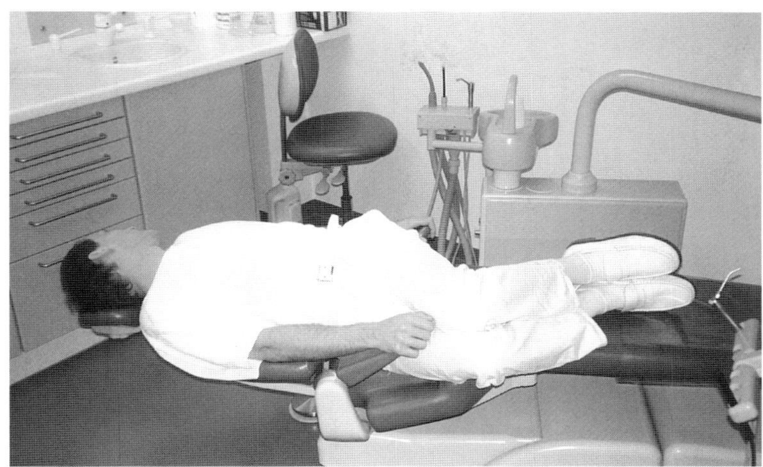

Schritt 2: Therapie

Sie legen sich wieder genau entgegengesetzt hin, also drehen den **Kopf nach links** und legen gleichzeitig die **Beine nach rechts** ab. In dieser Position führen Sie fünf Atemzyklen der Intervallatmung durch.

Achtung: Entstehen anfänglich auch in dieser Position noch leichte Verspannungen, sollten die Knie unbedingt angelehnt werden (Wand, Stuhl o. Ä.).

Schritt 3: Kontrolltest

Sie drehen den Kopf nach links und legen gleichzeitig die Beine nach rechts ab, danach, konzentriert, den Kopf nach rechts, die Beine nach links.

Hat sich etwas **verbessert**? Gratulation, es hat funktioniert! Jetzt können Sie eine gymnastische Ausgleichsbewegung anschließen (siehe Beispiele im Buch).

Diese Anwendung hilft besonders bei Ischias, Hexenschuss, stressbedingten Spannungen.

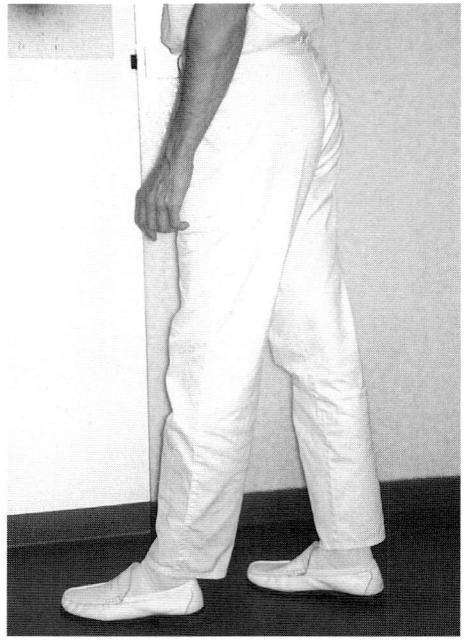

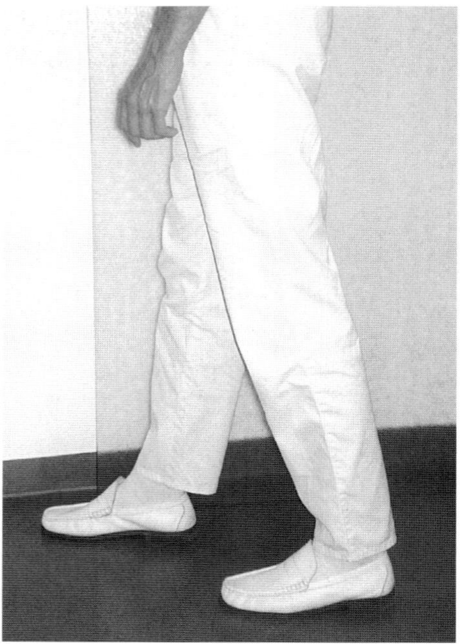

Nun noch eine Anwendung, die auf die Beckenregion, die Iliosakralgelenke und die Hüftgelenke einwirkt. Diese Region ist gerade bei der oft torquierten Haltung und der damit verbundenen Verschiebung im Beckenbereich und Drehung im Hüftgelenk (Patientenstuhl und „Gaspedal") besonders beansprucht und oft schmerzhaft oder eingeschränkt beweglich.

Anwendung 5: Schrittstellung

Schritt 1: Test

Aus dem Grundstand (Schlussstand, Beine hüftbreit auseinander) setzen Sie den linken Fuß um eine Fußlänge nach vorne und belasten beide Beine gleichmäßig, die Knie dabei unbedingt durchgedrückt. Anschließend dasselbe mit dem anderen Fuß.

Die Position **linker Fuß vorne** löst Beschwerden aus bzw. ist unangenehmer, wackliger.

Schritt 2: Therapie

Sie nehmen die Schrittstellung mit dem **rechten Fuß vorne** ein, stützen sich wenn möglich zur Stabilisation an einer Stuhllehne oder einer Tischkante ab und belasten beide Beine gleichmäßig, die Knie dabei unbedingt durchgedrückt.

In dieser Position führen Sie fünf Atemzyklen der Intervallatmung durch. Anschließend lösen Sie die Position nach vorne auf und gehen gleich ein paar Schritte.

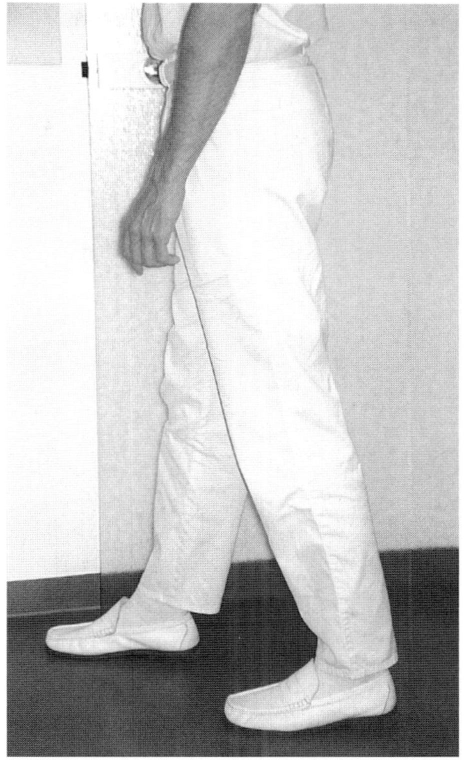

Schritt 3: Kontrolltest

Sie stellen sich erneut in den Schlussstand und setzen den linken Fuß um eine Fußlänge nach vorne, danach, konzentriert, den rechten nach vorne.

Hat sich etwas **verbessert**? Gratulation, es hat funktioniert! Jetzt können Sie eine gymnastische Ausgleichsbewegung anschließen (siehe Beispiele im Buch).

Diese Anwendung hilft besonders bei Kreuzschmerzen, Ischialgie, Schmerzen in den Beinen und im Hüftbereich.

Ideal ist, diese Anwendung vor einem Spaziergang oder sportlicher Betätigung zu absolvieren, weil so die „Zentrale" des Körpers wieder eingerichtet und dieser Zustand durch die anschließende Bewegung stabilisiert wird.

Anwendungsvarianten bei einer JUST-FIVE-Anwendung

Von den vielen verschiedenen JUST-FIVE-Anwendungsvarianten sind vor allem die zwei grundlegenden Möglichkeiten *statisch und dynamisch* wichtig und auch schon in den Anwendungen vorher angewendet.

Bei der statischen Variante gibt es **keine Bewegung** während der fünf Atemzyklen, bei der dynamischen Variante **bewegt** man sich während der Atemzyklen.

Statische Ausführung

Dies ist die Standardvariante und wird in der Regel zuerst angewendet:

- Einnehmen der „angenehmen" Position (= schmerzfrei),
- in dieser Position verharren und die Intervallatmung durchführen,
- nach dem letzten Atemzug zurück in die Ausgangsstellung,
- Rücktest.

Dynamische Ausführung

Diese kann alternativ angewendet werden, wenn die statische Version nicht behagt oder nicht genug geholfen hat:

- Während des Ausatemvorgangs Bewegung in Richtung Behandlungsposition,
- Während des Einatemvorgangs Bewegung zurück in Ausgangsposition,
- in der jeweiligen Atempause ohne Bewegung verharren,
- nach kompletten fünf Atemzyklen Rücktest.

Neben diesen Standards gibt es noch viele zusätzlichen Varianten wie Mikrobewegungen während der Atempausen, Arbeiten gegen Widerstand, Kompressionen, Zug- und Druckanwendungen oder assistierte Übungen mit Partner. Auch Atemvarianten mit Weglassen von Pausen und Ähnliches können angewandt werden. Alle diese Spezialvarianten sollten unter Anleitung erlernt und eingeübt werden (Spezialkurse werden vom Autor angeboten).

Wasseranwendungen – Hydrotherapie und Balneotherapie

Hydrotherapie ist die methodische Anwendung des Wassers in seinen verschiedenen Temperaturen und Aggregatzuständen (Dampf, flüssiges Wasser, Eis) zu prophylaktischen und therapeutischen Zwecken (nach *Windernitz*). Und natürlich sind Bäder in hohem Maße entspannend und erholend.

Die Wirkungsfaktoren der Hydrotherapie sind: *unterschiedliche Temperaturen* (Wärmeregulation, Gefäßvolumen), der *hydrostatische Druck* abhängig von der Eintauchtiefe (Kreislauf, Atmung), die *Auftriebskraft* des Wassers (Entspannung der Muskulatur), der *Reibungswiderstand* des Wassers (für muskelkräftigende Übungen geeignet) und zusätzliche *mechanische Faktoren* durch Wasserstrahl, Reibungen und Bürstungen.

Zusätzliche *chemische Faktoren* spielen in der *Balneotherapie* eine wichtige Rolle. Der Gehalt an chemischen Substanzen in gelöster Form z.B. bei *Mineralquellen* und/oder Zusätze von *ätherischen Ölen* oder anderen Heilmitteln ergänzen hier die mechanischen und physikalischen Faktoren.

Viele Bäder und Anwendungen können nur in entsprechenden Einrichtungen genossen werden. Kaum jemand dürfte ein römisch-irisches Bad in der Nähe oder eine Sprudelmatte mit Kompressor zu Hause haben. Eine Sauna ist da schon realistischer.

Für die „einfache" Anwendung daheim sind also hauptsächlich Wannenbäder mit entsprechenden Zusätzen bzw. das Saunabad von Bedeutung.

Da stellt sich sofort die Frage, welche Bäder und Anwendungen bzw. welche Zusätze bei welchen Anlässen die richtigen sind. Auf den nächsten Seiten sind verschiedene, häufig vorkommende Beschwerden bzw. Ursachen für Unwohlsein und die dafür geeigneten Anwendungen bzw. Badezusätze aufgelistet.

Aber *Vorsicht*: Bei Badezusätzen sollte grundsätzlich die Dosierung nach Herstellerangaben eingehalten werden, in öffentlichen Bädern sind die empfohlenen Zeiten bzw. die Vorgaben des Fachpersonals unbedingt einzuhalten. Sonst könnte mit einer gut gemeinten Maßnahme mehr Schaden als Nutzen angerichtet werden.

Und noch eine Warnung: Manche Substanzen können Wannenoberflächen und Armaturen angreifen bzw. verfärben. Beachten Sie daher bitte unbedingt die jeweiligen Warnhinweise auf den Beipackzetteln.

In der Regel haben Anwendungen nicht nur rein entspannende, sondern auch heilende bzw. heilungsfördernde Wirkungen. Daher möchte ich hier noch praktische Tipps für Anwendungen bei bestimmten *Krankheiten* geben.

Wenn Sie die Möglichkeit haben, ein Heil- und Kurbad zu besuchen, sei es im Urlaub (= Kurlaub) oder weil Sie in der Nähe wohnen, empfehle ich Ihnen den regelmäßigen Besuch dieser Einrichtung. Vor allem ein römisch-irisches Bad mit dem Wechsel von Heißluftbad, Dampfbad, Mineralsprudelbad und Massage ist ein „Entspannungshit" mit enormen Effekten.

Beschwerden/Ursachen	**Anwendungen/Zusätze**
Schlafstörungen, nervöse Übererregbarkeit, Erschöpfungszustände	*daheim:* bromhaltige Bäder, Bäder mit Fichtennadelextrakt, Kalmuswurzelextrakt, Melissenbadeöl oder Baldrianextrakt *beim Therapeuten/im Bad:* Luftsprudelbad *Wirkung:* Beruhigung und Herabsetzung der Erregbarkeit des zentralen Nervensystems, krampflösend
rheumatische Beschwerden, Überarbeitung, Stressabbau	Bad mit Heublumenextrakt Baldrianbad Sedativbad = Kombination verschiedener Substanzen wie Baldriantropfen, Kamille etc.
Überlastung der Muskulatur	*daheim:* wärmestauende Wickel warme/heiße Teilbäder *beim Therapeuten/im Bad:* Luftsprudelbad, Bad mit Moorextraktzusatz

Beschwerden/Ursachen	Anwendungen/Zusätze
Arthrose, degenerative Gelenk- und Wirbelsäulenerkrankungen	*daheim:* Bäder mit Fichtenrinden- oder Schwefelzusatz *beim Therapeuten/im Bad,* russisch-römisches Bad, römisch-irisches Bad Heißpackungen
chronische Gelenkbeschwerden, Gelenkrheumatismus, Sehnenscheidenentzündung	*daheim:* Heublumen-Wickel, Bäder mit Zusatz von Sole, Fichtennadeln, Fichtenrinde, Salizylsäure- und Humussäurepräparaten, kalte Umschläge *beim Therapeuten/im Bad:* russisch-römisches Bad, römisch-irisches Bad, Paraffinthermalbad, Heißpackungen
Hexenschuss (Lumbago)	*daheim:* Kältepackungen (akut) *beim Therapeuten/im Bad:* Heißpackungen, Moorbäder/Fango, hydroelektrisches Vollbad, Unterwasser-Druckstrahlmassage
Wurzelreizsyndrom	*daheim:* Bäder mit Salizylsäure- und Humussäurepräparaten, Rheumabad *beim Therapeuten/im Bad:* Heißpackungen, Moor- und Schlickbäder

Akupressur

Akupressur ist ein alte Heilkunst, bei der man mit den Fingern bestimmte Punkte auf der Hautoberfläche drückt, um natürliche Selbstheilungskräfte des Körpers anzuregen.

Ziel der Akupressur ist die Linderung von Schmerzen und Beschwerden sowie die Behandlung von Spannungen, *bevor* sich eine Krankheit entwickelt, das heißt bevor durch die Anspannung und das Ungleichgewicht größerer Schaden entstehen kann.

Das Drücken dieser Punkte löst Muskelspannungen und regt den Blutkreislauf und die Lebenskraft des Körpers an, so dass eine schnellere Heilung eintritt. Bei der Akupressur werden dieselben Punkte benutzt wie bei der Akupunktur, jedoch wird bei der Akupunktur mit Nadeln gearbeitet, während man bei Akupressur den sanften, aber festen Druck der Hände (und sogar der Füße) benutzt. Die Wirksamkeit und Wirkungsweise der Akupunktur ist durch eine Fülle wissenschaftlicher Daten nachgewiesen und erklärt.

Akupressurpunkte, auch Energiepunkte genannt, sind Stellen auf der Haut, die auf bioelektrische Impulse im Körper besonders gut reagieren und diese rasch weiterleiten.

Die Stimulierung dieser Punkte mit Druck, Nadeln oder Wärme löst die Ausschüttung von Endorphinen aus, schmerzlindernden Neurotransmittern. Dadurch wird der Schmerz blockiert und die Versorgung des betroffenen Bereichs mit Blut und Sauerstoff verbessert. Dies bewirkt eine Entspannung der Muskeln und fördert die Heilung.

Die Akupressur ist wie *JUST-FIVE* eine sehr wirksame Methode der *Selbstbehandlung* bei spannungsbedingten Erkrankungen. Zu den größten Vorteilen der Akupressur gehört die Tatsache, dass man ihre heilende Berührung *gefahrlos* an sich selbst und anderen praktizieren kann, selbst wenn man noch keinerlei Erfahrung hat.

Durch eine *Kombination* von Selbsthilfemethoden wie zum Beispiel die Stimulation von Fernpunkten, Tiefenatmung und Dehnungsübungen mit Entspannungstechniken kann man die körperliche Verfassung verbessern.

Einsatzmöglichkeiten der Akupressur

Die Akupressur ergänzt sportmedizinische Behandlungen, indem man unter Anwendung geeigneter Massagetechniken an den entsprechenden Punkten den Muskeltonus verbessert, die Durchblutung anregt und neuromuskuläre Beschwerden beseitigt. Sie ist kein Ersatz für die ärztliche Behandlung, stellt aber oft eine geeignete Ergänzungsmaßnahme, z.B. bei einer chiropraktischen Behandlung, dar.

Durch eine Entspannung und Tonisierung der Rückenmuskulatur erleichtert und verbessert die Akupressur die Korrektur der Wirbelsäule und die Wirkung hält länger an.

Nach ihrer Art und Wirkungsweise lassen sich zwei Typen von Akupressurpunkten unterscheiden. Wenn man einen Punkt in demjenigen Bereich stimuliert, in dem man Schmerz oder Spannung empfindet, nennt man ihn einen *lokalen* Punkt. Derselbe Punkt kann aber auch bei Schmerzen in einem entfernt gelegenen Körperteil helfen; in diesem Fall spricht man von einem *Fernpunkt*. Die Fernwirkung wird über einen elektrischen Kanal des menschlichen Körpers vermittelt, einen sogenannten *Meridian*. Diese Meridiane sind Bahnen, die die Akupressurpunkte untereinander wie auch mit den inneren Organen verbindet. Die Meridiane sind Kanäle, durch die elektrische Energie durch den Körper fließt.

Weil die Stimulation eines bestimmten Punktes ein heilendes Signal in andere Körperbereiche auszusenden vermag, kann jeder Akupressurpunkt bei mehreren Beschwerden und Symptomen hilfreich sein.

Auffinden der Akupressurpunkte

Akupressurpunkte lokalisiert man mithilfe markanter Körperstellen.

Manche Akupressurpunkte liegen unterhalb größerer Muskelgruppen. Punkte in der Nähe einer Knochenstruktur liegen meist in Vertiefungen, während Muskelpunkte in einem Muskelstrang, einem Band oder Spannungsknoten liegen. Um einen solchen Punkt zu stimulieren, drückt man direkt auf den Strang oder in die Vertiefung.

Als sich die Akupressur entwickelte, bekam jeder der 365 Punkte einen poetischen Namen, dem ursprünglich ein chinesisches Schriftzeichen zugeordnet war. Dieser Name verrät etwas über die Wirkung eines Punktes oder seine Lage. So bezieht sich zum Beispiel die Bezeichnung „Schulter-Treff-Punkt" auf die Lage des Punkts. Der „Dreimeilenpunkt" hat seinen Namen daher, weil er einem Menschen „für drei Meilen zusätzliche Energie" gibt.

Massagetechniken in der Akupressur

Von den verschiedenen Massagetechniken, wie fester Druck, kräftiges Reiben, schnelles Klopfen oder langsames Kneten, ist die Grundtechnik „fester Druck" die einfachste und ohne Probleme anzuwenden. Üben Sie mit Daumen, Fingern, Handflächen, Handkanten oder Knöcheln gleichmäßigen Druck aus. Um einen Bereich zu entspannen oder Schmerzen zu lindern, drückt man sanft und hält diesen Druck ohne Bewegung jeweils einige Minuten aus. Eine Minute gleichmäßigen Drucks (der weich einsetzend aufgebaut wird) beruhigt und entspannt das Nervensystem und verbessert die Heilung.

Besondere Hinweise

- Unterleibsbereich und Eingeweide bei Krankheit meiden.
- Langsamen, rhythmischen Fingerdruck anwenden.
- Niemals abrupt, gewaltsam oder ruckartig drücken.
- Bei Schwangerschaft nicht oder nur sehr vorsichtig anwenden.
- Lymphgebiete wie die Leiste und der Halsbereich dürfen nur leicht berührt und nicht gedrückt werden.
- Nicht unmittelbar an schweren Verbrennungen, Geschwüren oder frischen Narben arbeiten.
- Akupressur verringert die Körperwärme, daher warm anziehen.

Spezielle Akupressurpunkte für Wirbelsäulenbeschwerden

Im Folgenden sind zehn Akupressurpunkte für spezielle Wirbelsäulenprobleme aufgezeigt. Diese können stimuliert werden bei Nackenschmerzen, steifem Nacken, Schleudertrauma, Rückenschmerzen und Ischialgie. Dabei müssen nicht alle Punkte bearbeitet werden, um Erfolg zu haben. Oft genügen ein oder zwei Punkte.

Verspannungen und Schmerzen im Hals- und Nackenbereich

„Schulterquelle" (1)

Anwendungsgebiete: Bei steifem Hals, Reizbarkeit, Verspannungen im Schultergürtel und Kreislaufbeschwerden.

Lage: Am höchsten Punkt des Schultermuskels 3 – 5 cm seitlich des Nackens an der verspannten Stelle.

Übung: Die Finger beider Hände krümmen und oben auf die Schultermuskeln nahe der Basis des Nackens legen. Weich einsetzenden kräftigen Druck unmittelbar im Bereich der Schulterspannung anwenden. Das Gewicht der Arme einfach nach vorne sinken lassen und die Finger hakenförmig krümmen. Wenn die Muskeln weicher werden und sich entspannen, mit den Fingerspitzen tiefergehen. Eine Minute lang halten und langsam und tief atmen. Die Hände locker in den Schoß legen und die Schultern mehrmals hochziehen und wieder sinken lassen, damit sie sich völlig entspannen.

Achtung: Schwangere dürfen diesen Punkt nur leicht drücken.

„Himmlische Säule" (2)

Anwendungsgebiete: Bei Stress, Erschöpfung, steifem Hals und Halsentzündung.

Lage: 1 cm unterhalb der Schädelbasis auf den Muskelsträngen 1 cm zu beiden Seiten der Wirbelsäule.

Übung: Die Finger krümmen und alle Fingerkuppen auf die kräftigen Muskelstränge im Nacken legen. Kräftigen Druck auf diese Muskeln beibehalten und den Kopf eine Minute lang nach oben und unten bewegen. Beim Heben des Kopfes einatmen, beim Senken ausatmen. Diese Bewegung gegen den ständigen Druck der Finger mehrmals wiederholen, dabei ständig tief atmen.

„Tore des Bewußtseins" (3)

Anwendungsgebiete: Bei steifem Hals, Nackenschmerzen, Nackenarthritis und Kopfschmerzen.

Lage: Unterhalb der Schädelbasis in den je nach Größe des Kopfes 5–8 cm voneinander entfernten Vertiefungen zwischen den beiden großen senkrechten Nackenmuskeln.

„Himmelsfenster" (4)

Anwendungsgebiete: Bei steifem Nacken, Verspannungen und Schmerzen im Schultergürtel und Kopfschmerzen.

Lage: In der Vertiefung an der Schädelbasis 3–5 cm hinter dem Ohrläppchen, je nach der Größe des Kopfes.

Übung Punkt 3 + 4: Mit den Daumen in die Vertiefungen zwischen den Muskelsträngen unterhalb des Schädels fassen, die Finger auf den Kopf legen. Die Augen schließen und mindestens 1 Minute lang weich nach oben unter den Schädel drücken.

Dann die Daumen nach außen zu Punkt 4 in die Vertiefungen hinter den Ohrläppchen führen und dort verharren. Vorsicht, dieser Punkt ist oft sehr empfindlich, evtl. nur leicht drücken!

„Windvilla" (5)

Anwendungsgebiete: bei Kopfschmerzen, Schwindel, steifem Nacken und Nackenschmerzen.

Lage: In der Mitte der Rückseite des Kopfes in der großen Vertiefung unter der Schädelbasis.

„Bambusbohren" (6)

Anwendungsgebiete: bei Nackenschmerzen, Kopfschmerzen, Heuschnupfen, Überanstrengung der Augen und Schmerzen im Allgemeinen.

Lage: In den Vertiefungen der Augenhöhlen zu beiden Seiten der Stelle, an der der Nasenrücken in die Nasenwurzel übergeht.

Übung Punkt 5 + 6: Den linken Daumen in die große Vertiefung unterhalb der Mitte des Schädels einsetzen. Mit Daumen und Zeigefinger der rechten Hand in die

Augenhöhle in der Nähe der Nasenwurzel fassen. Daumen und Zeigefinger zusammenpressen und nach oben drücken.

Kreuzschmerzen und Ischialgie

„Meer der Vitalität" (7 und 8)

Anwendungsgebiete: Bei Kreuzschmerzen, Ischias und der oft mit dem Schmerz einhergehenden Mattigkeit.

Lage: Im Kreuzbereich (zwischen dem zweiten und dritten Lendenwirbel) zwei bzw. vier Fingerbreit zu beiden Seiten der Wirbelsäule in Höhe der Taille.

Übung: Im Sitzen zuerst die Handrücken (Knöchel) beider Hände auf die Punkte legen und den Kreuzbereich kräftig mit den Knöcheln reiben, so dass Wärme entsteht. Dabei eine Minute lang tief atmen. Dann die Hände so an die Taille legen, dass die Daumen an den Muskelsträngen an der Wirbelsäule liegen und die Finger die Hüfte umschließen. Mit den Daumen kräftigen, stetigen Druck an der Außenseite dieser Muskelstränge in Richtung der Wirbelsäule ausüben, wobei die Daumen etwa 10 cm voneinander entfernt sind. Dieser nach innen gerichtete Druck stimuliert Punkt 7. Man kann auch den inneren Punkt 8 stimulieren, indem man von oben auf die großen senkrechten Muskeln drückt, die etwa zwei Fingerbreit von der Wirbelsäule entfernt liegen. Mit Daumen oder Fingern jeweils eine Seite oder beide Seiten gleichzeitig stimulieren und den Druck mindestens 1 Minute halten. So stark drücken, wie es ohne Schmerzempfindung möglich ist.

Achtung: Wenn man einen schwachen Rücken hat, können die Punkte „Meer der Vitalität" sehr empfindlich sein. In diesem Fall einige Minuten gleich bleibende, leichte Berührung anstelle von Druck anwenden.

„Genitalienpunkt" (9)

Anwendungsgebiete: bei Kreuzschmerzen, Ischias, Spannungen im Beckenbereich, Hüftschmerz und Verspanntheit.

Lage: Einen bis zwei Fingerbreit außerhalb des Kreuzbeins (der Knochenverband am unteren Ende der Wirbelsäule) und in der Mitte zwischen der Oberseite des Hüftbeins (Darmbeinkamm) und der Basis des Gesäßes.

Übung Rückenlage: Hände mit nach unten gekehrten Handflächen neben der Basis der Wirbelsäule unter das Gesäß schieben. Die Augen schließen und langsam und tief atmen; dann die Knie zwei Minuten lang hin und her bewegen. Die Lage der Hände dabei mehrmals verändern (Entlastung der Hände, Stimulation verschiedener Bereiche der Gesäßmuskeln).

„Meer der Energie" (10)

Anwendungsgebiete: Bei Kreuzschwäche, tonisiert schwache Unterleibsmuskeln und beugt einer Vielzahl von Kreuzproblemen vor.

Lage: Zwei Fingerbreit unterhalb des Nabels.

Übung: Rückenlage: Fingerkuppen im Unterleibsbereich zwischen Nabel und Schambein einsetzen. Langsam etwa 3 – 5 cm tief in den Unterleib drücken; dabei 1 Minute lang tief atmen.

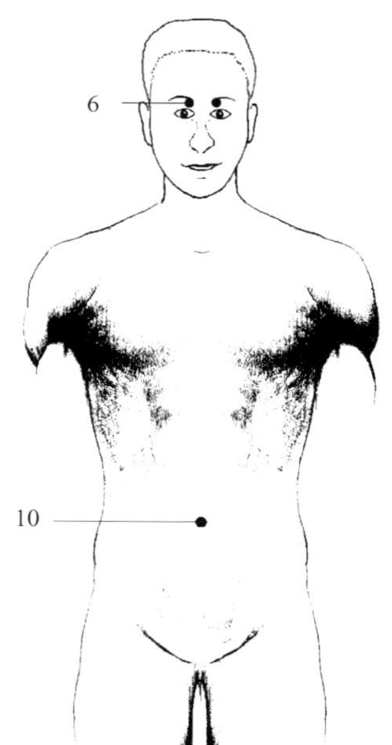
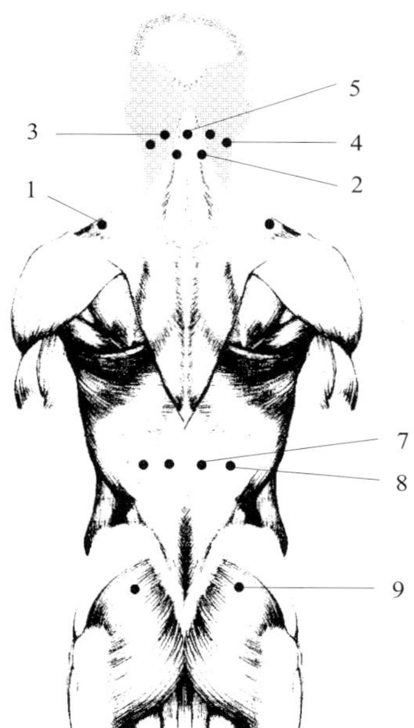

Akupressurpunkte

„Befehlende Mitte"

Anwendungsgebiete: Rückenschmerzen, Ischias, Knieschmerzen, Kreuzschmerzen, Arthritis in Knien, Kreuz und Hüften.

Lage: In der Mitte der Kniekehle in der Kniegelenkfalte.

Übung Rückenlage: Beine anwinkeln, die Fingerkuppen in die Mitte der Kniegelenkfalte einsetzen. Die Finger krümmen und unter Einsatz der Armmuskeln die Beine eine Minute lang rhythmisch nach oben und unten bewegen, dabei tief atmen. Anschließend die Füße mit angezogenen Knien auf den Boden aufstellen und entspannen.

(Literaturtipp: *Reed Gach* 1992)

Entspannungstechniken

Entspannen ist eine schwierige Kunst, die die richtige Einstellung und die Kenntnis entsprechender Methoden erfordert. Aber selbst wenn diese Voraussetzungen erfüllt sind, ist eine Entspannung oft nicht einfach: Man kann nicht abschalten, Probleme gehen einem durch den Kopf, die Muskeln sind verspannt und wollen sich nicht lockern, Schmerzen in verschiedenen Körperpartien (z.B. Nacken) wollen nicht verschwinden.

Entspannen gelingt nicht automatisch, man muß dem Körper Hilfestellung geben. Entspannung soll nicht nur körperlich betrachtet werden. Verhärtete Muskeln ändern ihren Tonus nicht, wenn gleichzeitig die geistige oder seelische Anspannung unverändert bleibt. So wie der Körper „loslassen" muss, ist auch die geistige Entspannung durch Ablenkung, angenehme Gedanken u. ä. nötig.

Oft hilft schon eine *andere Umgebung* und eine *andere Tätigkeit*. Dies kann ein Spaziergang an frischer Luft oder das Hören von entspannender Musik im Liegen sein. Dies kann aber auch durch Nachdenken über vorher gewälzte Probleme erreicht werden, verbunden mit der Freiheit, „abdriften" zu dürfen, nicht am Thema kleben zu müssen.

Ideal sind Bäder jeder Art, ob Sprudelbad, Dampfbad, Mineralbad, ob im Großbecken oder in der heimischen Badewanne; Wasser entspannt. Diese Wirkung wird unterstützt durch Badezusätze, die einerseits schon durch den Duft „betörend" und angenehm sind, andererseits durch Resorption über die Haut in den Körper gelangen und den Organismus beeinflussen. Optimiert wird dies durch Kombination mit einem Saunabesuch oder durch Massagen (siehe Kapitel „Balneotherapie").

Aktive Ablenkung von bisherigen Tätigkeiten, z.B. durch bewusste Beschäftigung mit einem Hobby oder durch Sport ist ebenfalls eine Möglichkeit zur Entspannung. Konzentration in Verbindung mit Geschicklichkeit ist eine erprobte Methode zur Entspannung und somit zur Vorbereitung auf neue Anspannung. Haben Sie schon einmal versucht, zur Entspannung mit drei Bällen zu jonglieren?

Entspannung heißt also nicht notgedrungen Ruhe und „Loslassen" der Muskeln, Entspannung kann auch durch eine andere Anspannung und „Ablenkung" gefunden werden.

Im Folgenden werden einige leicht erlernbare und überall anwendbare Möglichkeiten zur Entspannungsfindung beschrieben. Grundvoraussetzung ist eine störungsfreie Umgebung und Konzentration auf den Entspannungsvorgang.

Progressive Muskelentspannung

Die Entspannungsmethode der „progressiven Muskelentspannung" nach *Edmund Jacobson* (auch „progressive Relaxation" genannt) geht von der Tatsache aus, dass ein Muskel nach einer längeren Anspannung ermüdet (postisometrische Entspannung) und sich automatisch entspannt und erholt. Ziel ist es, zu lernen, Spannungszustände in der Muskulatur zu lokalisieren und diese eigenständig durch bewusstes Entspannen zu beheben. Um diese Spannungs- und Entspannungszustände im Körper mit allen dabei auftretenden Empfindungen wahrnehmen zu können, werden die Muskeln des Körpers in einer bestimmten Reihenfolge nacheinander angespannt und wieder entspannt.

Dies ist verbunden mit bewusster Beobachtung dieser Muskulatur und entsprechender Konzentration und Wahrnehmung. Die Entspannungsphase ist dabei ca. 3- bis 4-mal so lang wie die Anspannphase.

Diese Methode ist allerdings nur bei „normalen" Verspannungen und nicht bei extremen Schmerzen anwendbar, da die betroffene Muskulatur dann nicht angespannt werden kann.

Übungsrahmen

Progressive Relaxation kann im Sitzen oder im Liegen ausgeführt werden, wobei das Liegen zwar günstiger ist, das Üben im Sitzen jedoch häufiger und vor allem überall angewendet werden kann, also *auch in der Praxis.*

Hierbei sind gewisse Grundregeln zu beachten:

- Stühle bzw. Liegeflächen sollten den Körper stützen, also möglichst nicht zu weich sein,
- die Bekleidung sollte bequem sein,
- störende Accessoires wie Krawatten, Schmuck, Brillen etc. abnehmen,
- beengende Dinge wie Kragen, Hosen öffnen, um die Atmung zu erleichtern.

Bei der Ausführung im Liegen empfiehlt sich:

- eine isolierende Unterlage und eine Decke,
- zusätzlich möglichst ein warmes Zimmer, da der Blutdruck durch die Entspannung absinkt und man schneller friert.

Am Übungsort sollten natürlich Störungen vermieden werden, also möglichst:

- kein Telefon,
- keine Besucher,
- kein Lärm etc.

Eine ruhige Lage und gedämpftes Licht begünstigen den Entspannungserfolg.

Übungshäufigkeit

Regelmäßig täglich eine Übungseinheit von ca. 15 Minuten Dauer ist völlig ausreichend, mehrere Übungseinheiten bringen nicht unbedingt mehr Nutzen, können allerdings in großen Stressphasen zur kurzfristigen Regeneration der Schaffenskräfte sehr nützlich sein.

Übungsausführung

Ein genereller Zyklus besteht aus

* *Anspannung,*
* *Halten der Anspannung* und
* *Loslassen der Spannung.*

Wie geht dies konkret?

* Muskeln langsam und nicht ruckartig anspannen,
* Anspannungsphase: ca. 10 s langsames, gleichmäßiges Anspannen der Muskeln mit kontinuierlicher Steigerung bis zur maximalen Anspannung, ca. 5 s Halten der maximalen Anspannung ca. 5 s,
* Entspannungsphase: ca. 30 – 40 s,
* Entspannen der Muskeln und Wahrnehmen der Entspannung,
* keine Pressatmung, normal weiteratmen,
* keine Anspannung bei extremen Verspannungen mit Schmerzen,
* keine Anspannung bei frischen Verletzungen und Narben, hier nur Konzentration auf die Entspannung,
* möglichst die Augen schließen;
* nach der Übungssequenz die Entspannung wieder zurücknehmen, „wach werden"
* bei Armen und Beinen mit der dominanten Seite (Sprungbein, Rechtshänder rechte Hand) beginnen.

Ausgangsstellungen

im Sitzen

Haltung 1: Kutscherhaltung, also Beine aufgestellt, Unterarme auf Oberschenkel abgelegt, Kopf hängen lassen.

Haltung 2: Stuhl oder Sessel mit Seitenlehne und Kopfstütze (evtl. Wand), anlehnen, Unterarme aufstützen.

Im Liegen

Entspanntes Liegen auf dem Rücken, evtl. Knie gebeugt, Hände liegen neben dem Körper.

7-Muskelgruppen-Entspannungstraining

Die folgenden 7 Übungen werden der Reihe nach wie beschrieben ausgeführt, die Haltung ist frei wählbar, Liegen ist aber zu bevorzugen. *Dauer: ca. 10 Minuten.*

Erster Arm (i. d. R. rechts)

Im Sitzen

Hand zur Faust schließen, Unterarm gegen den Oberschenkel drücken, Bizeps anspannen, oder:

Faust ballen, Unterarm gegen Oberarm pressen und Hände nach innen drehen;

Im Liegen

Hand zur Faust schließen, Unterarm aufstellen (rechter Winkel im Ellbogengelenk), Oberarm gegen den Boden drücken,

- 7 – 10 s anspannen,
- 30 – 40 s Pause mit „Hineindenken" in die angespannte Muskulatur, Wahrnehmung, Konzentration auf die Entspannung in Hand und Arm.

Zweiter Arm (i. d. R. links): siehe Erster Arm

Gesicht

Im Sitzen

Zähne zusammenbeißen, Lippen aufeinanderpressen, Zunge gegen den Gaumen pressen, Augen zusammenkneifen, Stirn runzeln, kurz: eine Grimasse schneiden,

Im Liegen, siehe Sitzen

- 7 – 10 s anspannen,
- 30 – 40 s Pause mit „Hineindenken" in die angespannte Muskulatur, Konzentration auf die Entspannung im Gesicht.

Nacken und Hals

Im Sitzen

Kinn leicht Richtung Brust ziehen, Kopf nach oben schieben, Nacken anspannen,

Im Liegen

Kinn leicht anziehen, Kopf gegen die Unterlage drücken, Schultern nach unten gegen die Unterlage drücken,

- 7–10 s anspannen,
- 30–40 s Pause mit „Hineindenken" in die angespannte Muskulatur, Wahrnehmung, Konzentration auf die Entspannung in Hals und Nacken.

Schultern und Rumpf

Im Sitzen

Schulterblätter zurückziehen, Bauch ganz hart machen und einziehen, Gesäß zusammenkneifen,

Im Liegen, siehe Sitzen

- 7–10 s anspannen,
- 30–40 s Pause mit „Hineindenken" in die angespannte Muskulatur, Wahrnehmung, Konzentration auf die Entspannung in Schulter und Rumpf.

Beinmuskeln (dominantes Bein)

Im Sitzen

Wadenmuskel und Oberschenkelmuskeln anspannen, dabei Ferse heben,

Im Liegen

Bein gestreckt anspannen und vom Boden abheben oder:

Zehen heranziehen und das gestreckte Bein auf die Unterlage drücken,

- 7–10 s anspannen,
- 30–40 s Pause mit „Hineindenken" in die angespannte Muskulatur, Konzentration auf die Entspannung im Bein.

Beinmuskeln (zweites Bein): siehe Dominantes Bein

Entspannung durch Meditation

Legen Sie entspannende Musik auf, z.B. Meditationsmusik, Klassik oder Ähnliches und sorgen Sie dafür, dass Sie 15 Minuten nicht durch Mitbewohner, Telefon, Besuch und dergleichen gestört werden.

Legen Sie sich möglichst bequem auf den Rücken, evtl. unterstützt durch ein Nackenkissen, eine Unterlage unter den Knien (Knierolle) oder ein kleines Kissen im Lendenwirbelbereich. Auch die Stufenlage ist eine empfehlenswerte Position. Die Arme liegen locker neben dem Körper.

Schließen Sie die Augen und:

* machen Sie eine Phantasiereise: fahren Sie gedanklich in Ihren nächsten Urlaub und stellen Sie sich schöne Dinge am Meer, in den Bergen oder irgendwo anders vor, oder
* lassen Sie den vergangenen Tag gedanklich vor Ihren Augen passieren, oder
* konzentrieren Sie sich auf die Musik.

Atmen Sie ruhig, wenden Sie eventuell eine beruhigende Atemtechnik an (siehe Kapitel „Atmung").

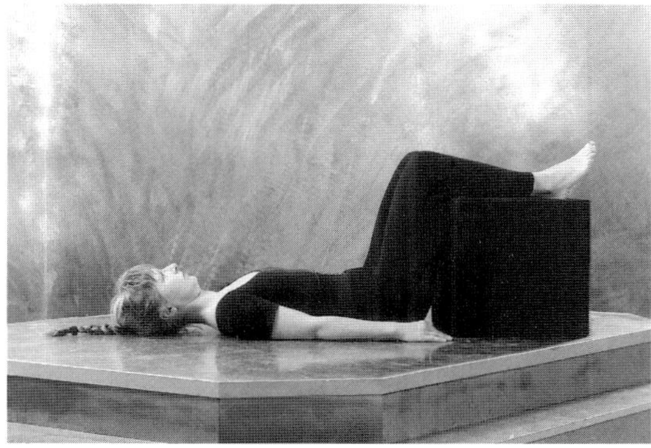

Entspannungslage mit Kissen

Bewährt hat sich Meditationsmusik und spezielle Musik „zum Entspannen", die auf dem Musikmarkt inzwischen vielfältig angeboten wird. Eine gute Mischung für jeden Geschmack bietet das Label „Nightingale Records".

Entspannung durch Jonglieren

Haben Sie drei alte (oder auch neue) Tennisbälle? Dann versuchen Sie einmal, damit zu jonglieren. Mit etwas Geschick schaffen Sie relativ schnell mehrere Serien = Triolen.

Sie werden merken, dass Sie durch die Konzentration fast ins Schwitzen kommen, und Sie werden die Welt um sich herum vergessen.

Jonglieren ist übrigens ein hervorragender Ausgleich zu körperlich einseitiger Betätigung und daraus resultierenden Beschwerden. Diese durch die „Rechtshändigkeit" ausgelöste ungleiche Entwicklung der Koordination und Kraft paariger Muskeln bzw. antagonistischer Muskulatur nennt man „Monolateralismus". Linkshänder haben in der von Rechtshändern dominierten Welt wesentlich weniger daraus resultierende Probleme, Ambidexter (das sind Menschen, die beide Hände gleich gut gebrauchen können) haben noch weniger Schwierigkeiten – und sind ideale Jongleure.

Hier einige Tipps für den Anfang (Fachliteratur siehe Literaturverzeichnis):

- 1 Ball pro Hand

  Senkrechtes Hochwerfen mit der rechten Hand und wieder Fangen, dasselbe mit der linken Hand, dann mit beiden Händen gleichzeitig. Dabei nicht auf die Hände schauen.

- 2 Bälle, 1 Hand

  Abwechselndes Hochwerfen der Bälle, wobei der erste Ball kurz nach dem Abwurf des zweiten wieder gefangen wird usw.

- 1 Ball, 2 Hände

  Wechselwurf von rechter Hand in die linke Hand und zurück. Der Ball soll in die bereit gehaltene Hand „fallen", es muss also ein konstanter Wurf geübt werden.

- 2 Bälle, 2 Hände

  Gleichzeitiger Wechselwurf, ein Ball wird dabei höher geworfen als der andere.

- 3 Bälle, 2 Hände
  Wechselwurf versetzt, Abwurf des dritten Balles, bevor der erste „ankommt"
  – und schon können Sie jonglieren!
  Übrigens: Mit Reis gefüllte, weiche Stoffbälle sind leichter zu handhaben als
  feste Bälle.

Qigong-Kugeln (Gesundheitskugeln)

Diese aus China stammenden Kugeln sind 4–4,5 cm im Durchmesser, meist aus
Metall und haben ein eingebautes Glockenspiel. Zwei Kugeln werden in einer Hand
gehalten und mit den Fingern im Uhrzeigersinn (oder entgegengesetzt) gedreht,
ohne dass die Kugeln sich dabei berühren.

Nach der Theorie des „Jing-Luo" (chinesischer Ausdruck für die Akupressurmeri-
diane) enden an zahlreichen Punkten der Handinnenflächen die Nervenstränge aller
wichtigen inneren Organe. Dadurch, dass die Kugeln einander umkreisen, werden
diese Punkte massiert und das Nervensystem entspannt und reguliert. Langfristige
Übungen regen die Blutzirkulation an, entspannen Muskeln und Gelenke, stabilisieren den Kreislauf und fördern das Gedächtnis.

Aber selbst wenn dieser Einfluss auf das Nervensystem nicht sofort spürbar ist, entspannt die regelmäßige Handbewegung und bietet einen Ausgleich für einseitige
und feinmotorisch anspruchsvolle Tätigkeiten, wie dies z.B. beim Zahnarzt der Fall
ist. Es sollte auch immer mit beiden Händen ungefähr gleich lang geübt werden
(Stichwort *Monolateralismus*).

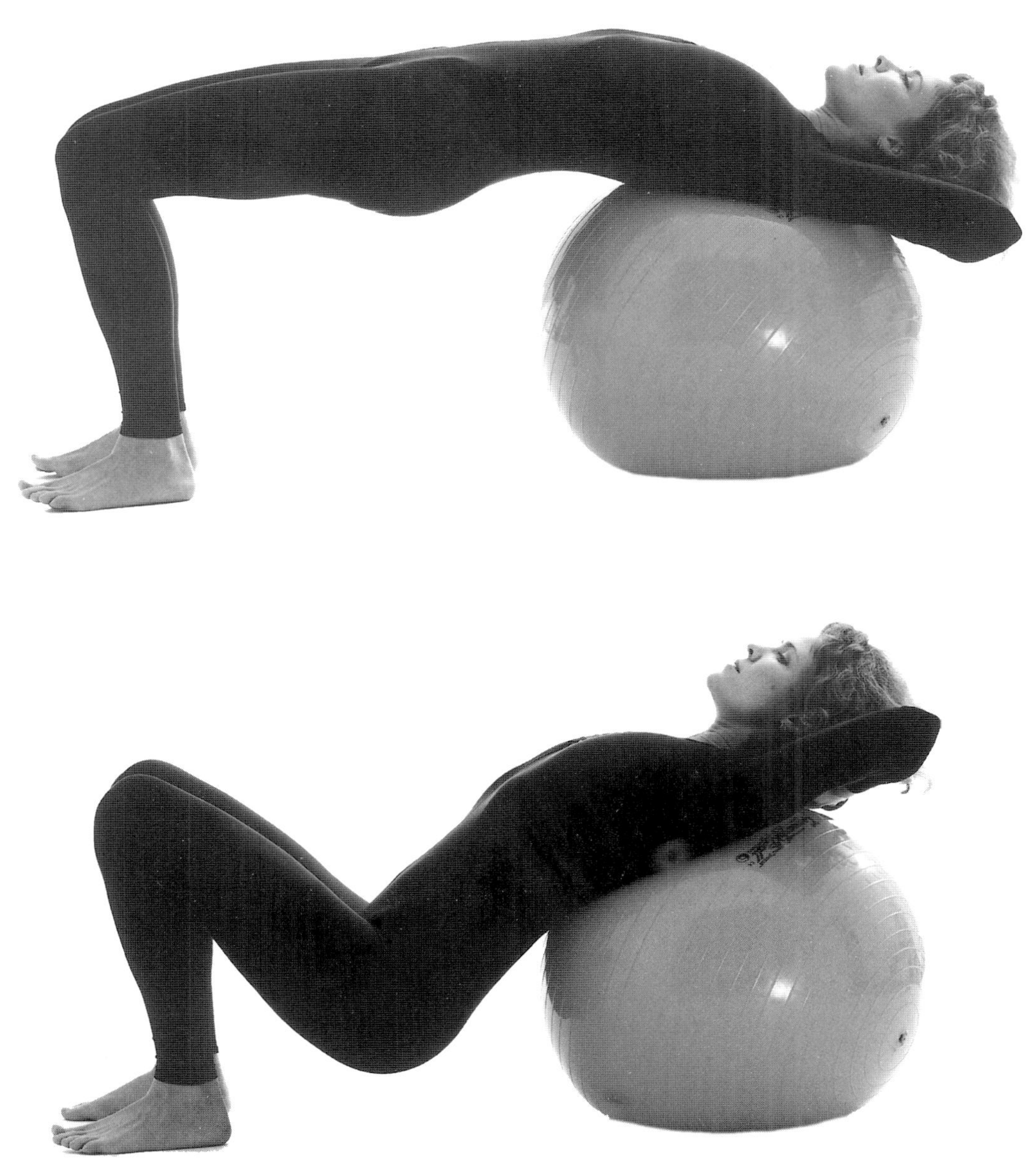

Bewegung und Sport

In diesem Kapitel finden sie:

- Bewegungsmangel und seine Folgen
- Ziele von Bewegung und Sport
- Sport ja – aber welchen?
- Grundregeln für gesunde Sportausübung
- Analyse ausgewählter Sportarten

  - Schwimmen – Bewegung im Wasser
  - Radfahren
  - Laufen (Dauerlauf)
  - Gymnastik/Wassergymnastik
  - Wandern/Bergwandern/Walking
  - Skiwandern, Skilanglaufen
  - Rudern
  - Paddelboot/Kajak
  - Tennis
  - Federball/Badminton
  - Golf

Passiver und *aktiver Bewegungsapparat* sowie die *Organe* bilden die Stützen des Systems „Körper" (wenn man die Psyche einmal außer Acht lässt).

Der aktive Bewegungsapparat – also Bänder, Sehnen und Muskeln – und die Organe, allen voran das Herz-Kreislauf-System, müssen aktiv gehalten und trainiert werden. Geschieht dies nicht, verkümmern die Muskeln, lässt die Leistungsfähigkeit der Organe nach. Bewegungsmangel hat nicht nur Auswirkungen auf den aktiven Bewegungsapparat und das Herz-Kreislauf-System, sondern auch der passive Bewegungsapparat, die Atmung und das Hormonsystem werden davon negativ beeinflusst.

Bewegungsmangel und seine Folgen

Aktiver Bewegungsapparat

Das Muskelgewebe zeichnet sich durch einen großen Stoffwechsel und damit entsprechend hohen Sauerstoffverbrauch aus. Nur bei dynamischer Muskelarbeit, also ständiger Muskelanspannung und -entspannung kann der Stoffwechsel sichergestellt werden.

Überwiegend statische Haltearbeit (sitzen) führt zu Verspannungen und Muskelverhärtungen (Hartspann, Myogelosen), diese wiederum beeinträchtigen die Funktion der passiven Anteile, z. B. der Wirbelsäule. Dort nimmt die Druckbelastung auf die Bandscheiben stark zu.

Es kommt durch Bewegungsmangel zu Atrophie, Abnahme der intramuskulären Energiespeicher, Nachlassen der aeroben und anaeroben Leistungsfähigkeit, schneller Ermüdung der Muskulatur und Verschlechterung der Koordinationsfähigkeit.

Passiver Bewegungsapparat

Durch langandauernden Bewegungsmangel kommt es zu einem verstärkten Abbau des Knochengewebes und damit zu einer „Inaktivitätsosteoporose". Damit einher gehen Entmineralisierung und Abnahme der Bruchfestigkeit der Knochen. Durch Reduzierung des Stoffwechsels wird eine verringerte Belastbarkeit von Knorpeln, Sehnen und Bändern ausgelöst.

Die Folgen sind massive Beschwerden und eine Schädigung der Wirbelsäule bis hin zur Verkrümmung.

Hormonsystem/Stoffwechsel

Es erfolgt eine Abnahme der metabolischen Leistungsfähigkeit, dies führt zu einer erhöhten Anfälligkeit für Stoffwechselerkrankungen wie z. B. Erhöhung des Cholesterinspiegels, Störung des Blutzuckerspiegels (Diabetes), Reduzierung des Stoffwechsels von Pankreas und Leber, Defizite an Vitaminen, Mineralien, Spurenelementen, Störung des Harnsäurestoffwechsels und generell eine höhere Infektanfälligkeit.

Herz-Kreislauf-System

Die Leistungsfähigkeit des gesamten kardio-pulmonalen Systems nimmt ab, d. h. Herzgröße und -volumen sowie das Schlagvolumen des Herzens verringern sich mit der Folge einer erhöhten Pulsfrequenz und erhöhtem Blutdruck. Der venöse Rückfluss wird schwächer, die Gefäßelastizität nimmt ab, die Gefahr von Arteriosklerosen und Thrombosen steigt.

Atmung

Die Sauerstoffaufnahme verringert sich, dadurch erhalten alle Zellen weniger Sauerstoff. Die Atmung wird flach, die Elastizität des Brustraumes verringert sich, die Vitalkapazität nimmt ab. Somit ist auch hier eine Zunahme der Infekte der Atemwege zu verzeichnen.

Nichts zu tun ist also das falsche Verhalten. Körperliche Aktivität als Ausgleich für ein Zuviel an Ruhe, für zuviel Sitzen, Stehen und einseitige Belastung ist notwendig, sofern man funktionsfähig bis ins hohe Alter bleiben will. Körperliche Aktivität kann aber ebenfalls einseitige Belastung oder Überlastung werden – und damit vielleicht genau das Gegenteil bewirken.

Oberste Regel bei allen Tätigkeiten muss es sein, die Wirbelsäule so wenig wie möglich und *auf keinen Fall falsch zu belasten*, dabei aber gleichzeitig ausgewogene und vielseitige Aktivitäten zu entfalten.

Ziele von Bewegung und Sport

Bei jeder Aktivität ist das WAS und das WIE entscheidend. Dazu sollte man sich Gedanken darüber machen, welche Ziele man mit Bewegung und Sport erreichen will. *Beweglichkeit, Kraft und Ausdauer* sind drei Oberziele, die intensiv verfolgt werden sollten.

Beweglichkeit/Dehnfähigkeit

Gelenke werden steif, wenn man sie nicht bewegt, Bänder und Muskeln verkürzen sich, wenn sie nicht belastet werden. Die Folge ist eine Fixierung bisher beweglicher Körperteile. Gezielte Mobilisation und viel Dehnung sind die Rezepte für Schaffung und Erhaltung der Beweglichkeit.

Kraft

Kraftlose Muskeln können einerseits den Körper nicht mehr stützen, andererseits ihre dynamischen Funktionen wie z. B. Laufen, Heben, Aufstehen nicht korrekt ausüben. Ohne ein ausgewogenes Muskelkorsett sind Fehlhaltungen die Folge, da der passive Bewegungsapparat nicht genügend gestützt wird, ihm die „Halteseile" fehlen.

Bei der Ausübung des zahnärztlichen Berufes werden durch die eingangs beschriebene Arbeitshaltung bestimmte Muskelgruppen dauerhaft überdehnt (Rückenmuskulatur), andere wiederum dauerhaft verkürzt (Brustmuskulatur). Dies kann bis hin zu morphologischen Veränderungen führen, die nicht mehr rückgängig gemacht werden können.

Welche konkreten Muskeln gerade bei Zahnarzt und Zahnarzthelferin besonders gefährdet sind und deswegen bewusst gedehnt bzw. gekräftigt werden müssen, zeigt diese Grafik.

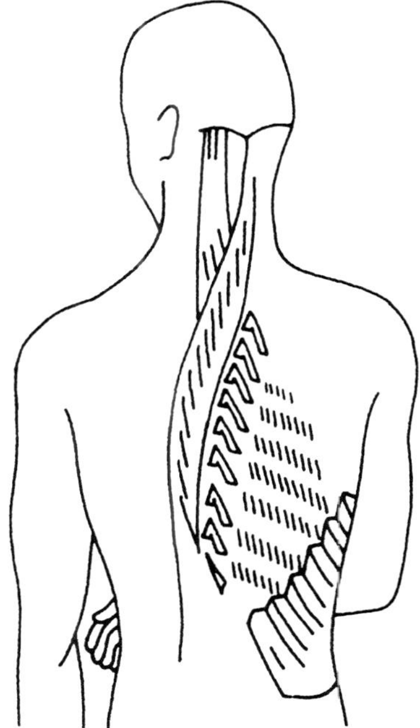

(aus: Weineck 1990 b,
mit freundlicher Genehmigung des Perimed-Verlags)

Ausdauer

Herz und Lunge als Zentrale der körperlichen Leistungsfähigkeit müssen immer wieder gefordert werden, um nicht zu verkümmern. Ohne ein intaktes und leistungsfähiges Herz-Kreislauf-System nützt der beste Muskelapparat nichts, denn nur dann sind Ernährung und Entschlackung in ausreichendem Maße gewährleistet.

Sport ja – aber welchen?

Die Riesenauswahl an angebotenen Sportarten in Vereinen, Sportzentren usw. macht eine Entscheidung für eine konkrete Disziplin nicht einfach. Je nach Ziel, Neigung, Alter und Möglichkeit wird man eine oder mehrere Sportarten betreiben, z. B. Waldlauf und Schwimmen alleine, Volleyball im Verein, Skifahren im Urlaub.

Bei einer Prioritätenliste geeigneter, also rückenfreundlicher Sportarten, stehen an erster Stelle *Individualsportarten ohne Gerät* wie Laufen oder Schwimmen, an letzter Stelle Kampfsportarten oder Extremsportarten (Fallschirmspringen). Dazwischen gibt es ein starkes Mittelfeld von nicht optimalen und mehr oder weniger eingeschränkt empfehlenswerten Sportarten, die aber bei korrekter Technik und ohne übertriebene Ausführung (Hochleistungssport) noch akzeptabel sind.

Welche Anforderungen werden an geeignete Sportarten gestellt?

- keine Schädigung der Wirbelsäule,
- keine schnellkräftige Bewegungsausführung,
- Förderung der Ausdauer,
- bis ins hohe Alter durchführbar („Life-Time-Sportarten"),
- möglichst an frischer Luft durchführbar,
- entspannend,
- Ausgleich zur täglichen Belastung,
- keine Verletzungsgefahr wichtiger Körperteile (z. B. Hände beim Zahnarzt).

Optimale Sportarten

Die folgenden Sportarten erfüllen meist diese Forderungen und sind daher besonders gut geeignet:

- Schwimmen, Radfahren: Ausdauersportarten ohne schnellkräftige Bewegungen,
- Wandern, Laufen, Walking, Ski-Langlaufen: Dies sind die natürlichsten Sportarten, die die Ausdauer und die Kräftigung der Gesamtmuskulatur fördern,
- Gymnastik aller Art: Das bringt Beweglichkeit und Kraft, je nach Spezialform,
- Rudern: Das kräftigt die „richtige" Muskulatur und fördert die Ausdauer,
- Bogenschießen: Konzentration und Entspannung gepaart mit Kräftigung der Rückenmuskulatur.

Zwei wesentliche Gemeinsamkeiten haben alle genannten Beispiele: Es sind *Einzelsportarten*, d. h. man braucht keinen Partner, und man muss auch *nicht* auf Geräte *reagieren* wie beim Ballsport, man benutzt die Sportgeräte und gibt das Tempo selbst vor.

Wie diese Sportarten optimal betrieben werden und was es dabei alles zu beachten gilt, wird im Kapitel „Ausgewählte Sportarten" beschrieben.

Weniger günstige Sportarten

Es gibt natürlich noch sehr viele weniger günstige Sportarten wie *Mannschaftsspiele* (Fußball, Volleyball, Basketball, Handball), *Racket-Sportarten* (Tennis, Badminton, Squash), *Kampfsportarten* (Judo, Karate etc.) und so weiter. Hierbei sind immer ein oder mehrere Mit- oder Gegenspieler erforderlich, es ist also *Wettkampfcharakter* gegeben.

Dies zusammen mit meist ungünstigen Bewegungen während der Ausübung macht diese Sportarten nicht optimal bzw. lässt aus der Sicht der Wirbelsäule die ungünstigen Auswirkungen überwiegen (z. B. Judo, Squash, Handball).

Auch *Ski alpin* ist durch die starken Drehbewegungen, verbunden mit Stauchungen und Schlägen, äußerst ungünstig, ganz zu schweigen von eventuellen Stürzen.

Windsurfen, alpines Skifahren, Tennis, Badminton und Golf als klassische Urlaubssportarten bzw. weit verbreitete Hobbies sind ebenfalls im Anschluss ausführlicher beschrieben.

Grundregeln für gesunde Sportausübung

Aber – die eben aufgezählten Sportarten machen *Spaß,* und solange keine Schmerzen auftreten, ist man auch kaum geneigt, damit aufzuhören.

Daher sollten zumindest einige *Regeln für rückenschonenden Sport* beachtet werden:

Grundsätzlich gilt: Bei jeder Sportart sollte die Technik sauber beherrscht werden. Korrekte Bewegungsausführungen belasten den Körper minimal, gleichzeitig wird der Sport effektiver ausgeführt (schneller, höher, weiter). Fehlbelastungen und somit Schädigungen können durch gute Technik selbst bei ungünstigeren Disziplinen meist vermieden werden.

* Wettkampf nur, wenn die Technik der jeweiligen Sportart beherrscht wird
  (z. B. beim Skilauf).
* Erlernen Sie die Sportart immer unter fachmännischer Anleitung,
  nie auf eigene Faust.
* Lassen Sie sich vor Aufnahme einer sportlichen Betätigung von einem Arzt
  untersuchen und gegebenenfalls geeignete Sportarten empfehlen.
* Treiben Sie Sport, ohne „gewinnen" zu müssen, evtl. ohne hundertprozentige
  Regeleinhaltung (z. B. Tennis ohne Aufschlag von oben).
* Mannschaftssport fair betreiben, Körperkontakte minimieren
  (z. B. beim Fußball- oder Basketballspiel).
* Immer vorher aufwärmen, auch wenn es schlecht möglich ist
  aufgrund fehlender Aufwärmräume.
* Schmerzen während oder nach einer Betätigung sind fast immer Zeichen für
  falsche Technik, Überlastung, ungeeignete Sportarten oder ähnliches und daher
  als Warnung zu verstehen, diesen Sport sein zu lassen oder die Intensität zu
  reduzieren.

Bewegungsprogramm Ausdauer

Welche fatalen Folgen Bewegungsmangel haben kann, ist weiter oben schon ausführlich dargestellt worden. Bereits minimales Ausdauertraining kann diese Folgen beseitigen und ist daher das ideale Mittel zur Prävention degenerativer Herz-Kreislauf-Erkrankungen.

Grundlagen

Ausdauertraining kann prinzipiell von jedem Gesunden ohne besondere Vorkehrungen betrieben werden, jedoch sollten sich Trainingsanfänger nach mehrjähriger „Sportabstinenz" und ab einem bestimmten Alter (ca. ab 40 Jahren) sicherheitshalber einer sportärztlichen Eingangsuntersuchung unterziehen. Vor allem bei Vorschädigungen wie z. B. Herzfehlern, Rhythmusstörungen, Hypertonie o. ä. ist eine unkontrollierte Sportausübung nicht anzuraten.

Methodische Grundsätze

Ausdauer wird langsam und schrittweise erworben, und auch die ersten Trainingseinheiten sollten eine behutsame Belastungssteigerung aufweisen. Zu Beginn sollte nur so lange gelaufen, geradelt, geschwommen werden, wie es ohne Beschwerden möglich ist. Hierzu einige Hinweise am Beispiel „Joggen":

- Beginnen Sie mit intervallartigen Belastungen, also unterbrechen Sie die Laufphasen durch Gehpausen.
- Steigern Sie die Belastungszeiten kontinuierlich, ohne die Intensität (= schneller) zu erhöhen. Grundsatz: lang und langsam.
- Laufen Sie nur so lange, wie es Spaß macht, bauen Sie keinen neuen Stress auf („ich muss unbedingt …").
- Trainieren Sie regelmäßig ohne große Unterbrechungen (ab 10 Tagen Pause bauen Sie wieder ab).
- Tragen Sie entsprechende Kleidung, also z. B. gut dämpfendes Schuhwerk.
- Versuchen Sie, eine Pulsfrequenz nach der Faustregel „180 minus Lebensalter" zu erreichen. Nur dann ist die Sauerstoffaufnahme so weit erhöht, dass die durchschnittliche „Alltagsbelastung" übertroffen wird (ideal: ca. 70% der maximalen Sauerstoffaufnahme. Zum Vergleich: Normalwert = ca. 30%).
- Benutzen Sie ein Pulsfrequenz-Messgerät zur Überprüfung des Pulses während des Laufens.
- Versuchen Sie, einen konstanten Atem-Schritt-Rhythmus einzuhalten. Auch hier eine Faustregel: 3 Schritte ein-, 4 Schritte ausatmen.

Geeignete Sportarten

Geeignet sind alle Sportarten, die gleichmäßig über einen längeren Zeitraum ausgeführt werden können und bei denen ein möglichst großer Anteil der Gesamtmuskulatur beteiligt ist. Laufen (Dauerlauf, Joggen), schnelles Gehen (Walking), Rad fahren, Schwimmen, Wandern, vor allem Bergwandern, und Skilanglaufen sind die idealen Sportarten. Die Kombination mehrerer dieser Disziplinen ist die empfehlenswerteste Variante (= „Minitriathlon").

Eine Beschreibung und genauere Analyse dieser Sportarten finden Sie auf den nächsten Seiten.

Minimalprogramm/Optimalprogramm

So viel Zeit muss sein – nur 5 Minuten täglich sind das Minimum, das Sie aufwenden müssen, um einen feststellbaren Beitrag zur Entspannung, zur Regeneration und zum Stressabbau zu leisten. Und Sie erreichen dadurch einen Anstieg von Konzentration und Leistungsfähigkeit.

Es kommt zwar nur zu funktionellen Anpassungserscheinungen wie Senkung der Herzfrequenz oder Anregung metaboler Parameter, doch bringt diese „Kurzaktivität" schnellere Regeneration als jede andere „Aktivität" (wie z. B. Müsliriegel oder Zigarette). Bereits ein schneller „Spaziergang" von 10 Minuten Dauer täglich, bei dem Ihre Pulsfrequenz um mehr als 50% über dem Ruhepuls liegt, bewirkt die oben beschriebenen Effekte.

Anstelle der täglichen 5 Minuten können 3×20 Minuten oder 2×30 Minuten pro Woche denselben Effekt bringen.

Als Optimum gelten 3×40 Minuten Ausdauerbelastung (aerober Bereich) pro Woche. Eine Obergrenze, die wegen der Gefahr möglicher orthopädischer Schädigungen nicht überschritten werden sollte, sind 4×60 Minuten pro Woche (nach *Bringmann*, 1987, 127).

Konkrete Ausdauerprogramme

Es gibt nicht **das** Ausdauerprogramm, sondern viele mögliche Kombinationen, die natürlich mit Ihren Vorlieben (manch einer mag nicht schwimmen) und Möglichkeiten (manchmal gibt es kein Schwimmbad) verknüpft werden müssen.

Die Grundregel lautet: möglichst täglich und möglichst abwechslungsreich aktiv sein.

Aktiv sein bedeutet dabei nicht notwendiger Weise Trainingsanzug und durchgeschwitzte Kleidung. Aktiv sein können Sie, indem Sie mit dem Rad oder zu Fuß zur Arbeit fahren/gehen, Mittagsspaziergänge machen, keine Rolltreppen und Aufzüge benutzen (und beim Treppen steigen möglichst immer zwei Stufen auf einmal nehmen), das Auto 500 m von der Praxis weg parken und, und, und …

Wollen Sie mehr tun, sind hier ein paar Umsetzungsvorschläge:

Vorschlag 1: täglich 5–10 Minuten

- Mo: 10 Minuten flotter Spaziergang/Marsch,
- Di: 10 Minuten Gymnastik mit dynamischen Anteilen (z. B. Wippen, Hampelmann, $30\times$ Hinsetzen und Aufstehen, Treppensteigen etc.),
- Mi.   10 Minuten flotter Spaziergang/Marsch,
- Do: 10 Minuten mit dem Fahrrad fahren (z. B. Brötchen holen) oder Zimmerfahrrad strampeln,
- Fr: 10 Minuten flotter Spaziergang/Marsch,
- Sa: Zu Fuß in die Stadt zum Einkaufen laufen (keine Rolltreppen etc.), Einkaufskorb tragen,
- So: Familienausflug

Vorschlag 2: tägliche Aktivität mit $3\times$ 30–40 Minuten, $4\times$ 5–10 Minuten

- Mo: 10 Minuten flotter Spaziergang/Marsch,
- Di: Besuch Freibad/Hallenbad mit 800 m schwimmen, abwechselnd in Rückenkraul- und Bruststil,
- Mi: 10 Minuten flotter Spaziergang/Marsch,
- Do: 20 km mit dem Fahrrad fahren, relativ flott (maximal 40 Minuten),
- Fr: 10 Minuten Gymnastik mit dynamischen Anteilen (z. B. Wippen, Hampelmann, $30\times$ Hinsetzen und Aufstehen, Treppensteigen etc.),
- Sa: Dauerlauf ca. 6 km, möglichst im Wald oder in einem Park,
- So: Wandern, Baden, Ausflug ins Grüne etc.

Analyse ausgewählter Sportarten

Die beschriebenen Sportarten werden wie folgt bewertet:

☺☺☺☺☺ = besonders zu empfehlen

☺ = gerade noch zu empfehlen

(Zwischenstufen sind ☺☺, ☺☺☺ und ☺☺☺☺)

☹ = nicht zu empfehlen: sein lassen!

☹ kennzeichnet gleichzeitig die Negativ- und Gefahrenpunkte der jeweiligen Disziplin.

Bei der Bewertung wurden nicht nur rein biomechanische Gesichtspunkte, also die optimale Belastung für die Wirbelsäule und der Aspekt „Ausgleich" bzw. „Verstärkung" der beruflich bedingten Belastung betrachtet, sondern auch die Umstände und Gefahren der praktischen Ausübung, z. B. Sturzgefahr, Zusammenstöße etc. berücksichtigt. Daher kann eine Sportart auch mehrere Bewertungen haben.

Schwimmen – Bewegung im Wasser

Sport und Bewegung im Wasser hat viele Vorteile:

- Die Tragfähigkeit des Wassers und der Auftrieb entlasten die Gelenke und ermöglichen es, Bewegungen auszuführen, die man am „Festland" vermeiden müsste, z. B. Hüpfen auf beiden Beinen.
- Der Wasserwiderstand zwingt die Muskeln und Gelenke zu mehr Leistung, gleichzeitig können keine schnellkräftigen Übungen durchgeführt werden, womit die Verletzungsgefahr vor allem bei Untrainierten minimiert ist.
- Die Massagewirkung des Wassers bewirkt eine Anregung der Blutzirkulation im ganzen Körper und unterstützt damit die positiven Aspekte des Ausdauertrainings.
- Beim (vor allem etwas sportlicherem) Schwimmen werden sehr viele Muskeln des Körpers aktiviert, gleichzeitig das Herz-Kreislauf-System trainiert.
- Das Element „Wasser" ist ideal für schonenden Ausgleich zu extremen einseitigen Belastungen.

Daher ist der oft gegebene Rat: „Gehen Sie schwimmen" richtig, doch muss dieser ergänzt werden um die Information, wie Schwimmen optimal durchgeführt und welcher Schwimmstil dabei angewendet werden sollte.

Obwohl Schwimmen eine „sanfte" Sportart mit geringer Verletzungsgefahr ist, sollte ein kleines Aufwärmprogramm nicht fehlen. Einige gymnastische Übungen im hüft- bis schulterhohen Wasser wie z. B. Schulterkreisen, Arme vor- und zurückbewegen, Drehungen etc. sind die optimale Einstimmung auf die folgende 1000-m-Strecke.

Brustschwimmen

Brustschwimmen als Orientierungschwimmstil ist vor allem im vollen Schwimmbecken nötig und wird von den meisten Schwimmern (mal mit, mal ohne „Beinschere") beherrscht.

Die Hauptarbeit wird von den Bein- und Gesäßmuskeln geleistet (ca. 80% des Vorschubs), die Arme können je nach Intensitätswunsch selbst beim sportlicheren Tempo relativ entspannt rudern oder energisch eingesetzt werden.

Für eine gute Wasserlage ist es nötig, in der Gleitphase den Körper ganz zu strecken und dabei das Gesicht ins Wasser zu tauchen.

Wird diese Gleitlage nicht eingenommen, wird die Wirbelsäule vor allem im Hals- und Lendenbereich sehr stark nach vorne gewölbt, was auf Dauer unangenehm werden kann.

Für Menschen, die lange sitzen müssen (z. B. im Büro, auf dem Zahnarztstuhl) ist diese Lordose im Lendenwirbelbereich bzw. die Streckung des Körpers in der Gleitphase ein idealer Ausgleich für die gekrümmte Rückenhaltung.

Ein klarer Nachteil bei diesem Schwimmstil ist die Schwunggrätsche der Beine, bei der mit dem Scharniergelenk Knie eine kreisförmige Bewegung ausgeführt wird. So gesehen kann Brustschwimmen, vor allem bei längeren Schwimmstrecken ohne Pause, auch Beschwerden im Rücken und Knie verursachen.

Fazit: ☺☺☺☺☺

Gut als Ausgleich für langes Sitzen, technisch richtig auch für die Wirbelsäule unschädlich, gut bei vollem Schwimmbecken, Orientierungsschwimmstil.

☹ Nicht optimal für Rücken und Hals, schlecht für das Knie.

Delphin

Dieser sehr dynamische Schwimmstil bringt eine extreme Belastung der Lendenwirbelsäule mit sich und ist nicht zu empfehlen.

Fazit: ☹

Sein lassen!

Rückenschwimmen

Rückenschwimmen ist die gesündeste Art zu schwimmen. Aber: wie schwimmt man korrekt rückwärts? Gemeint ist „Rückenkraul", aber ehrlich – schwimmen Sie mit diesem Schwimmstil mehr als 100 m am Stück (außer Sie sind Wettkampfschwimmer)?

Wesentlich verbreiteter sind Mischformen mit Schwunggrätsche wie beim Brustschwimmen und einer mehr oder weniger effektiven Armbewegung, die über die Schulterachse nicht hinausgeht (so genannte „tintenfischartige Fortbewegung").

Aber unabhängig vom speziellen Rückenschwimmstil gibt es ein nicht zu unterschätzendes Handicap – die rückwärtige Fortbewegung und damit die Gefahr eines Zusammenstoßes mit anderen Badegästen (womöglich ein anderer Rückenschwimmer, das gibt Kopfbeulen) oder der Wand. Die Folgen für die Halswirbelsäule durch einen solchen Zusammenstoß können ziemlich schmerzhaft und gefährlich sein.

Korrektes Rückenkraulen

Der Rücken liegt gerade, der Kopf ist in Verlängerung der Wirbelsäule, die Gelenke werden anatomisch richtig eingesetzt und das Gesicht braucht nicht unter Wasser. Wie beim Brustkraul werden die Arme sehr stark eingesetzt (80% des Vorwärtsschubs kommen aus den Armen), gleichzeitig müssen die Arme über den Kopf nach hinten geführt werden, also eine genau entgegengesetzte Bewegung zur täglichen Arbeit in der Zahnarztpraxis ausführen. Dies erfordert Beweglichkeit im Schultergelenk und Kraft bei den beteiligten Muskeln des Oberkörpers und Arm-Schulter-Bereichs.

Weitere Mischformen aus verschiedenen Beinschlagarten mit verschiedenen Armbewegungen, z. B. Doppelarmzug, können zur Abwechslung auch ausprobiert werden.

Fazit: ☺☺☺☺☺

Gut für die Wirbelsäule, optimal im leeren Becken oder in offenen Gewässern, hervorragender Ausgleich für den Zahnarzt, da genau die Gegenmuskulatur der täglichen Arbeit aktiviert wird.

☹ Verletzungsgefahr bei Zusammenstößen mit anderen Schwimmern/ Wand, Orientierung durch Kopfdrehung nach oben-hinten belastet Halswirbelsäule, bei nicht korrekter Rückenkraultechnik belastet die Schwunggrätsche die Kniegelenke.

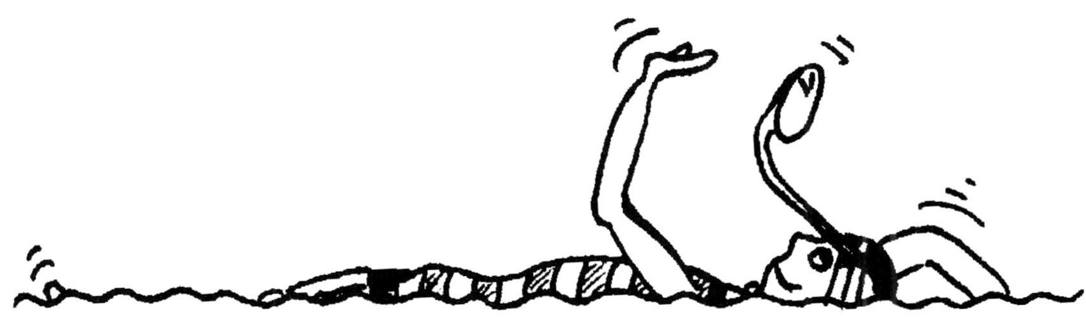

Ungewöhnlich, aber wirkungsvoll: Rückenschwimmen mit Rückspiegel

Brustkraul

Kraulen ist die natürlichste Schwimmart, jedes Kind und jedes Landtier „krault" automatisch. Zur korrekten Bewegungsausführung gehört allerdings der Kopf (das Gesicht) in Verlängerung der Wirbelsäule ins Wasser, ein Nachteil gegenüber dem Rückenschwimmen. Dafür sieht man beim Vorwärtsschwimmen Hindernisse und kann entsprechend reagieren.

Gut am Kraulen ist die Streckung des Körpers und der „Vorderantrieb", der eine Entlastung geplagter Wirbelsäulen bringt. Gleichzeitig wird die Schulter-, Arm- und Brustmuskulatur gekräftigt, allerdings auf der Rumpfvorderseite, die beim Zahnarzt in der Regel verkürzt ist und eigentlich gedehnt werden sollte.

Fazit: ☺ ☺ ☺ ☺ ☺

Optimal für die Wirbelsäule, optimal in einem (nicht überfüllten) Schwimmbecken oder für den sportlichen Schwimmer, sehr gut für Zahnärzte.

Empfehlung

Technisch richtiges Schwimmen ist aus vielerlei Sicht eine der empfehlenswertesten Sportarten:

- das Herz-Kreislauf-System wird gefordert,
- die Gelenke sind entlastet (Wasserauftrieb),
- Schnellkraftbewegungen sind nicht nötig,
- die Wirbelsäule wird nicht belastet.

Ideal ist hierbei ein Abwechseln der Schwimmstile (z. B. 50 m Brustschwimmen, 50 m Rückenschwimmen), um die oben genannten Nachteile auszugleichen.

Empfehlung für das Zahnarztteam:

1–2 Mal pro Woche 800 m Schwimmen, dabei abwechseln zwischen Brust 50 m, Rückenkraul 100 m, Brust 50 m usw.

Radfahren

Beim Radfahren wird ungefähr ein Siebtel der menschlichen Muskulatur beansprucht, am intensivsten die Muskeln zur Knie- und Hüftgelenksstreckung. Genau diese Muskulatur wird beim korrekten Bücken und Heben gebraucht. Der Einsatz dieser Muskelmasse erfordert eine starke Tätigkeit des kardiopulmonalen Systems, so dass Radfahren zu den intensiveren Ausdauersportarten zu zählen ist. Diese Intensität kann individuell je nach Leistungsvermögen sehr gut gesteuert werden, sodass Überforderungen beinahe ausgeschlossen werden können.

Aus der Sicht der Wirbelsäule ist wegen der ausgeglichenen Sitzhaltung ein Tourenrad zu empfehlen.

Auf einem Sportrad sitzt man wettkampfgerecht, also „windschlüpfrig" und damit stark gebeugt auf dem Rennrad bzw. stabil bei Gefälle auf dem Mountain-Bike, aber man sitzt nicht gesund. Die geduckte Haltung führt zum Radlerbuckel, der permanent gehobene Kopf erzeugt Beschwerden im Hals- und Nackenbereich.

Ein weiterer Nachteil beim Radfahren ist die Weiterleitung von Schlägen (Schlaglöcher) direkt auf die Wirbelsäule, da die Federwirkung der Beine fehlt. Dies ist bei Benutzung eines Heimtrainers beispielsweise nicht der Fall – dafür fehlt hier meist die frische Luft.

Wie sitzt man richtig auf einem Fahrrad?

Ziel ist es, den Rücken weitestgehend zu schonen. Dies erreicht man entweder durch sehr aufrechtes Fahren oder durch Abstützen auf der Lenkstange bei gleichzeitig geradem Rücken.

Damit bieten sich zwei Fahrradmodelle an:

* das Hollandrad oder Gesundheitsrad, bei dem man durch den relativ hoch befestigten Lenker mit nach hinten gebogenen Griffen sehr aufrecht und durch den extrem gefederten Sattel sehr bequem sitzen kann (bei Gegenwind und in der Steigung jedoch kaum noch vorwärts kommt), oder

* das Tourenrad mit einer annähernd gleich hohen Einstellung von Lenker und Sattel (evtl. Lenker höher oder tiefer, je nach Anatomie und Alter des Fahrers) in einem optimalen Abstand voneinander, d. h. bei fast gestrecktem Stützarm muss ein gerader Rücken noch möglich sein. Bei der Montage empfiehlt sich eine leichte Vorneigung des Sattels, denn wenn die Sitzfläche unverändert waagrecht bleibt, lässt sich beim Vorbeugen des Oberkör-

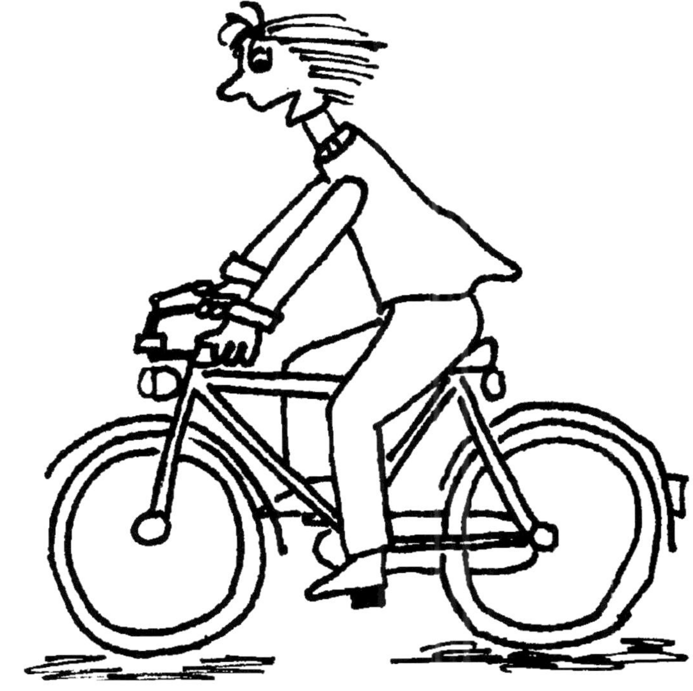

pers durch die Fixierung des Beckens ein Rundrücken garnicht vermeiden. Das Gleiche passiert, wenn die Arme stark gewinkelt werden, also i. d. R. bei Steigungen, Gegenwind etc.

Darauf sollten Sie achten:

Das Rad sollte möglichst viele der schädigenden Elemente bereits abfangen. Daher empfiehlt sich, bei den Standardelementen auf Folgendes zu achten:

- Sattel:
  Der Sattel muss seitenstabil (da sonst permanente Beckenseitkippung während des Fahrens) und gut gefedert sein.
- Bereifung:
  Die Reifen sollten breit und dick sein (wie bei 26-Zoll-Rädern
  oder Mountain-Bikes).
- Lenker:
  Der Lenker sollte variabel sein mit verschiedenen Griffhöhen und Handhaltungen, z. B. Hörner am Mountain-Bike-Lenker oder ein umgedrehter Rennrad-Lenker, oder ein Tourenrad-Lenker mit schräg nach hinten gerichteten Griffen. Dies kommt der natürlichen Haltung der Hände entgegen. Dicke Handgriffe (Stütz- und Federwirkung) sind ebenfalls nötig.
- Rahmen und Gabel:
  Ideal ist ein gefederter Rahmen mit zusätzlicher Federgabel. Diese Fahrräder sind stark „im Kommen" und mittlerweile auch erschwinglich.
- Montage:
  Lenker und Sattel sollten aufeinander abgestimmt montiert werden: ungefähr gleich hoch, der Abstand voneinander so, dass mit vorgeneigtem Oberkörper und gleichzeitig mit fast gestrecktem Ellbogen gefahren werden kann (abhängig von der individuellen Anatomie des Radfahrers). Der Sattel sollte mit leichter Vorneigung montiert werden.
- Fahrverhalten:
  Während des Fahrens die Sitzhaltung öfter wechseln, Pausen einlegen mit Ausgleichsgymnastik, zwischendurch Arme ausschütteln und Nackenmuskulatur entlasten durch Auspendeln des Kopfes.

Fazit: ☺☺☺☺

Mit guter Ausstattung, abgestimmter Montage und variabler Fahrtechnik sehr zu empfehlen. Vorteil: Radfahren ist überall und in jedem Alter durchführbar und lässt sich mit Dingen des täglichen Lebens (einkaufen) gut verknüpfen, daher auch ideal für Zahnärzte als Ausgleich „zwischendurch".

☹   Leistungssportliches Fahren (Rennrad oder Mountain-Bike) ist wegen des sehr starken Rundrückens und der extremen Stauchung nicht zu empfehlen.

Laufen (Dauerlauf)

Dauerlauf ist seit der Trimm-Trab-Welle ein absoluter Volkssport, wie das Wandern eine natürliche Fortbewegungsart und fast ohne Einschränkungen zu empfehlen. Durch die leicht vorgebeugte Oberkörper- und Kopfhaltung befindet sich die Wirbelsäule in ihrer funktionellen Mittelstellung, die Bandscheiben werden gleichmäßig be- und entlastet. Alle für eine optimale Haltung und korrekte Bück- und Hebetechnik relevanten Muskeln werden beim Laufen beansprucht (Gesäß- und Beinmuskulatur, Rumpfmuskulatur), zugleich wird das Herz-Kreislauf-System stark aktiviert.

Ein großer Vorteil dieser Disziplin: Laufen, Joggen, Trimm-Trab kann überall ausgeführt werden.

Allerdings wird beim Laufen die Wirbelsäule mehr gestaucht als beim Walking bzw. Wandern. Extrem wichtig sind daher gute Schuhe, gute Lauftechnik und weicher Untergrund. Nach jeder Laufeinheit sollten zudem die belasteten Bandscheiben entlastet werden, z. B. durch Hinhängen an einen Ast oder eine Stange und auspendeln.

Darauf sollten Sie achten:

- Aufwärmen durch Dehnübungen vor dem Loslaufen,
- gut dämpfende spezielle Laufschuhe (nicht sparen, das Teuerste ist gerade gut genug),
- nicht auf geteertem oder steinigem Untergrund laufen,
- aufrechter Laufstil,
- Armeinsatz, keine Rotation des Schultergürtels (sonst permanente Verwringung der Wirbelsäule),

- Atemtechnik: gleichmäßiger Atem-Schritt-Rhythmus,
- Kontrolle des Pulses mit entsprechendem Pulsmesser,
- zuerst mit der Ferse auftreten, über den ganzen Fuß abrollen,
- Aushängen an Ast, Reckstange, Türholm o. ä.,
- Die letzten 5 Minuten „Auslaufen", also Tempo drosseln und Puls auf ca. 130 Schläge pro Minute absinken lassen,
- nach dem Lauf einige Minuten Dehngymnastik.

Fazit: 

Mit guten Schuhen auf geeigneten Wegen sehr empfehlenswert.

☹   Ausrüstung und Geländewahl sind wichtig, da sonst die Belastung der Wirbelsäule erhöht ist.

Gymnastik/Wassergymnastik

Gymnastik ist die allgemeinste Form der körperlichen Betätigung und hat dementsprechend viele Ausprägungen. Je nach Neigung und Notwendigkeit betreibt man Funktionsgymnastik wie z. B. Wirbelsäulengymnastik, Dehnungsgymnastik, rhythmische Sportgymnastik, Konditionsgymnastik, Skigymnastik, Kraftgymnastik (Body-Building), Yoga und so weiter. Dies kann man ohne und mit Gerät, ohne und mit rhythmischer Unterstützung (Musik) tun.

Auf den ersten Blick sind alle gymnastischen Übungen ohne Gerät und ohne rhythmische Musik für die Wirbelsäule am besten geeignet, denn hier kann man sich auf die Bewegungen konzentrieren, muss nicht auf Gegenstände oder Menschen reagieren und kann die Dosierung und das Tempo individuell steuern.

Bei Gymnastik in Gruppen gilt: Der eigene Körper ist der Maßstab, nicht die Erwartungen des Nachbarn. Übungen, die offensichtlich den Gesetzen rückengerechten Verhaltens widersprechen, sollte man nicht machen oder entsprechend abändern. Paradebeispiel dafür sind die weitverbreiteten „Sit-ups" oder „Klappmesser", wahre Förderer des Bandscheibenschadens. Machen Sie solche Übungen weder schnell noch mit gestreckten Beinen noch oft – am besten überhaupt nicht.

Ideal ist Gymnastik unter fachkundiger Anleitung, da hier falsche Bewegungen sofort beseitigt werden können und ein zielgerichtetes Training bestimmter Muskelgrup-

186

pen besser möglich ist. Grundsätzlich sollten bei allen Gymnastikeinheiten eine mehrminütige Erwärmung und einige Vorübungen absolviert werden, bevor das eigentliche Übungsprogramm beginnt.

Dies gilt in gewisser Weise auch für die „Pausengymnastik" bzw. das 10-minütige „Kurzprogramm" zwischendurch oder als tägliche Pflichtveranstaltung. Bei einem vernünftigen Übungsaufbau sind auch hier mobilisierende (= die Beweglichkeit fördernde) und dehnende Übungen vor den Kraftübungen durchzuführen.

Oft werden diese Kurzprogramme zur Entspannung und zum Ausgleich für einseitige Tätigkeiten auch konkret als Maßnahme gegen Beschwerden wie Nackenverspannungen oder Schmerzen „im Kreuz" durchgeführt.

Werden solche Übungseinheiten mehrmals täglich absolviert, beugt dies Schäden und Überlastungserscheinungen vor – man fühlt sich länger wohl.

Beispiele für geeignete Übungen sind im Übungsteil dieses Buches zu finden.

Darauf sollten Sie achten:

* Unbedingt vorher erwärmen,
* Vorübungen absolvieren, bevor extremere Übungen angesetzt werden,
* zumindest am Anfang unter Anleitung üben,
* bei Schmerzen Übung sofort absetzen,
* auf korrekte, rückenfreundliche Ausführung von Übungen achten,
* Übungshäufigkeit und Intensität nicht übertreiben.

Empfehlung für das Zahnarztteam

Zu empfehlen sind gesundheitsorientierte gymnastische Übungen, wie sie in diesem Buch beschrieben sind. Eine sehr schonende Art ist „Wassergymnastik", da hier die positiven Einflüße des Elementes Wasser (Auftrieb, Widerstand, Massage) die Belastung für die Gelenke und die Verletzungsgefahr minimieren. Bei Durchführung von Kraftgymnastik, z. B. in einem Fitnessstudio oder an der heimischen Hantelbank, sollten die Regeln rückengerechten Verhaltens unbedingt beachtet und jede Übung kritisch begutachtet werden. Nicht alles, was teuer ist, muss auch gut und gesund sein (z. B. Kraftgeräte).

Fazit: ☺☺☺☺☺

Gymnastik ist bei Beachtung aller Hinweise sehr zu empfehlen, vor allem Funktionsgymnastik unter Anleitung.

☺☺☺ Skigymnastik, Body-Buildung mit Einschränkungen, nicht alle Übungen sinnvoll.

Wandern/Bergwandern/Walking

Die natürlichste Art der Fortbewegung für den Menschen ist Gehen. Geschieht dies mit unterschiedlichen Geschwindigkeiten oder über längere Strecken oder mit Gewicht oder in entsprechendem Gelände, so ist dies Ausdauerbelastung. Wandern, Bergwandern, und Walking sind die Titel hierfür. Wichtig ist eine korrekte Haltung beim Gehen und ein guter Laufstil, aber auch die technische Grundausstattung, also gutes Schuhwerk und, bei Gepäck, ein dem Rücken angepasster Rucksack.

Bei ungeübten Wanderern oder bei längeren Wanderungen können Kreuzschmerzen im Lendenwirbel-Bereich auftreten. Ursache ist in der Regel zu schwache Bauchmuskulatur mit der Folge, dass das Becken nach vorne kippt und damit eine Hyperlordose im Lendenwirbelbereich auslöst.

Derselbe Mechanismus tritt beim langsamen Gehen (Schlendern, Einkaufsbummel) auf. Verhindert werden kann dies durch schnelles Gehen bzw. Wandern, da dabei automatisch die fixierende Rumpfmuskulatur angespannt wird. Hilfreich sind auch zusätzliche Kraftübungen und Entspannungsübungen im akuten Schmerzfall (siehe Übungsteil).

Für die Entlastung nach längeren Laufstrecken hat sich die „Katzenbuckel-Übung" im Stehen sehr gut bewährt. Stützen Sie sich auf Ihren Oberschenkeln ab, nehmen das Kinn auf die Brust und machen Sie einen Katzenbuckel. Sie werden im Lendenwirbelbereich einen „angenehmen", nachlassenden Schmerz empfinden. Kurz entspannen, dasselbe noch einmal – und schon kann es weitergehen (siehe Seite 204).

Darauf sollten Sie achten:

- Wander- oder Trekkingschuhe mit seitlicher Stütze und dämpfender Sohle,
- individuell angepasster Tragegestellrucksack (Innengestell), nicht zu großvolumig (maximal 45 l),

- Pausen in regelmäßigen Abständen, evtl. Entlastungsübungen (siehe oben),
- „aktive" Körperhaltung, also aufrechter Oberkörper, Schultern gerade,
- nicht überschätzen, Streckenlänge kontinuierlich steigern,
- beim Walking Einsatz der angewinkelten Arme,
- vorher Dehnungsgymnastik absolvieren.

Fazit: ☺☺☺☺☺

Sehr empfehlenswert,

☹   bei schwacher Rumpfmuskulatur Gefahr der Hyperlordose.

Skiwandern, Skilanglaufen

Eine Ergänzung zum Wandern ist bei entsprechender Möglichkeit (Schnee, Loipen) das Skiwandern. Es ist etwas mühsamer als das „normale" Wandern, aber es werden allein durch die Ausrüstung (Skier, Stöcke) mehr Muskelgruppen angesprochen bzw. stärker beansprucht. Der Schultergürtel, die Armmuskulatur sowie die Rumpfmuskulatur als Halteapparat werden aktiviert, womit dieser Sport besonders gut als Ausgleich für „Büromenschen" und das Zahnarztteam geeignet ist.

Die dynamische Form des Skiwanderns ist das (klassische) Skilanglaufen mit etwas höherem Tempo und sportlichem Anspruch. Fast alle Muskeln des Körpers sind dabei beteiligt, das Herz-Kreislauf-System stark beansprucht. Gleichzeitig werden die Wirbelsäule und alle Gelenke physiologisch richtig belastet. Die rhythmische Bewegung ist eine Massage für die Bandscheiben und fördert deren Ernährung.

Die starke Anspannung der Rumpfmuskulatur erfordert allerdings öfters eine Entlastung und Entspannung durch Technik-Wechsel oder Pausen.

Nachteilig ist die erhöhte Verletzungsgefahr bei Stürzen, vor allem bei kleineren Abfahrten. Das Gelände sollte also dem Fahrkönnen entsprechend ausgesucht werden.

Darauf sollten Sie achten:

- saubere Technik, vor allem bei abschüssigem Gelände,

- angepasste Skier, gute Bindung und Schuhe (Belastung in der Bindung, nicht im Fuß),
- nicht überschätzen, lieber die Skier einmal abschnallen und tragen,
- immer wieder Pausen einlegen mit Entlastung der besonders beanspruchten Muskulatur. Dies lässt sich meistens gut mit einem Blick auf reizvolle, verschneite Landschaft verbinden.

Fazit: ☺☺☺☺☺

Sehr gut für gesamten Muskelapparat und Herz-Kreislauf-System, natürliche Bewegung, also physiologisch richtige Belastung der Wirbelsäule.

☹   Nachteilig: Sturzgefahr, damit Verletzungsgefahr.

Rudern

Rudern ist durch die vielen Heimtrainer von einer Wasser- zu einer Kellersportart geworden. Solange beim Rudern die *Sitzfläche* beweglich ist, also vor- und zurückrollt, können Wirbelsäule und Becken stabilisiert bleiben; die Arbeit wird von den Beinen und Armen geleistet. Die gesamte Schultergürtel- und Armmuskulatur, vor allem Schulterblatt und Armbeuger, und die Streckmuskulatur der Beine werden intensiv benutzt, die Rumpfmuskulatur wird stabilisiert und somit korrekt belastet. Diese Sportart ist für das Zahnarztteam ideal, da genau die zu kräftigende Muskulatur beansprucht wird.

Bei *fixiertem* Sitz wird der Oberkörper hauptsächlich im Lendenwirbel-Bereich vorgebeugt, da jetzt die Wirbelsäule die Funktion des beweglichen Sitzes übernehmen muß. Bei der Ruderbewegung wird mit viel Kraft der gebeugte Oberkörper aufgerichtet, wodurch auf den Vorderkanten der Bandscheiben ein hoher Druck herrscht. Dies ist der klassische Verletzungsmechanismus (Zwetschgenkern-Effekt) für Bandscheibenverletzungen wie Protrusion und Bandscheibenvorfall, der vor allem Freizeitruderer beim Sonntagnachmittagsausflug mit dem Leihboot ereilt.

Darauf sollten Sie achten:

- beweglicher Sitz, möglichst auf Rollen,
- korrekte Bewegungsausführung mit fixiertem Rumpf und Becken,

- vor allem am Anfang nicht zu lange am Stück rudern,
- öfters Pausen einlegen, Wirbelsäule entspannen.

Fazit: ☺☺☺☺ beweglicher Sitz

Beansprucht viel Muskulatur, vor allem wichtige Muskeln für korrekte Haltung und Bewegung, ideale Ausgleichsbewegung für das Zahnarztteam.

☹ unbeweglicher Sitz, bei schlechter Technik und falscher Grundausstattung durch Rundrücken-Haltung gefährlich für die Bandscheiben.

Paddelboot/Kajak

Beim Kanu oder Kajak fährt man im Gegensatz zum Rudern vorwärts und hat das Paddel komplett in der Hand, dies ist nicht mit dem Bootsrand verbunden.

Das „Familienboot", der Kanadier bzw. das Kanu, ist in der Regel lang, breit und flach und bietet bequeme Sitzbänke. Wegen der Bootsbreite werden Stechpaddel, also Paddel mit nur einem Blatt, verwendet. Korrekt gefahren wird im Knien bei gleichzeitigem Sitz auf der Sitzbank, Fuß, Knie und Gesäß bilden ein Dreieck.

Die Belastung ist wahlweise auf den Knien oder auf dem Gesäß, je nach Lust des Fahrers, Belastungsdauer, Wasserbeschaffenheit etc. Durch die Winkelstellung von ca. 110° im Hüftgelenk ist die Wirbelsäule physiologisch optimal aufgerichtet.

Die Paddelbewegung kommt hauptsächlich aus den Schultern heraus (nicht aus den Armen), wobei der Oberkörper eine Drehbewegung ausführt. Bei beschriebener optimaler Oberkörperhaltung ist die Drehbewegung korrekt ausführbar, die Belastung der Bandscheiben nicht extrem. Der Druck wird über den Rumpf und die Beine auf das Boot übertragen, d. h. fast der ganze Körper ist angespannt. Von Zeit zu Zeit sollte die Paddelseite gewechselt werden, um den Körper gleichmäßig zu belasten.

Sitzt man allerdings „normal" auf der Bank mit aufgestellten Füßen, so wird relativ schnell mit Rundrücken gefahren und damit die Fehlbelastung der Bandscheiben deutlich erhöht.

Die schmaleren und sportlicheren Kajaks werden mit Doppelpaddeln gefahren. In diesen Booten sitzt man fest auf dem Bootsboden in einer Sitzschale, die Beine leicht gewinkelt mit geöffneten Knien. Diese angedeutete Schneidersitzhaltung ist notwendig für ein gutes und vor allem kippsicheres Fahrverhalten des Kajaks. Trotz einer Rückenstütze läßt sich dadurch ein Rundrücken beim Paddeln nicht vermeiden, die Dreh-Kipp-Belastung der Bandscheiben ist erheblich.

Die Paddelbewegung kommt hier mehr aus den Armen, da der Paddelarm wegen der tieferen Sitzhaltung gebeugt werden muss. Noch ungünstiger ist die Doppelpaddelbewegung in Schlauchbooten (starke Seitbeuge erforderlich bzw. Paddeleinstich weit weg vom Schwerpunkt) und auf Surfbrettern, den „Hilfskajaks" bei wenig Wind.

Im Wildwasser mit entsprechendem sportlichen Anspruch und z. B. bei der Eskimorolle sind die Belastungen vor allem in der Lendenwirbelsäule durch die technisch bedingte Seitrückbeuge mit starker Hebelbelastung erheblich.

Darauf sollten Sie achten:

- Knie-Sitz-Haltung einnehmen, nicht „normal" hinsetzen,
- Rundrücken vermeiden,
- nicht zu ruckartig und heftig paddeln,
- Belastungswechsel durch Paddelwechsel (Seite) und Sitz- bzw. Kniebelastung,
- vorher aufwärmen,
- gute Rückenstütze beim Kajak,
- Ausgleichsbewegungen, öfters Pausen, evtl. zwischendurch Boot verlassen.

Fazit:　　☺☺☺　　bei korrekter Knie-Sitz-Technik,

☺　　bei normalem Sitzen/Kajak.

Gut für gesamte Rumpfmuskulatur, allerdings nur eingeschränkt empfehlenswert.

☹　　falsche Sitzhaltung, Bandscheibenbelastung durch Rundrücken.

Tennis

Tennis stellt hohe Anforderungen an die Wirbelsäule, da die Energie des Schlagarmes von der Rumpfmuskulatur kompensiert werden muss. Geschieht dies nicht, wird die Wirbelsäule beim Grundschlag vor allem im Lendenwirbelbereich zum Teil sehr stark verdreht. Beim Aufschlag von oben wird durch die aufgebaute Bogenspannung bei der Ausholbewegung der Körper überstreckt, die Gelenke und Bandscheiben entsprechend stark belastet. Die Schlagbewegung ist eine abrupte Auflösung dieser Rückbeuge mit Spitzenbelastungen auf die Vorderkante der Bandscheiben.

Schwierige Bälle werden oft mit einem weiten Ausfallschritt und tiefem Oberkörper geschlagen, so dass eine gute Dehnfähigkeit im Becken-Hüft-Bereich notwendig ist. Ist dies nicht der Fall, werden vor allem die unteren Wirbelsäulenabschnitte extrem belastet, da der Rücken nicht gerade gehalten werden kann.

Grundvoraussetzungen für rückenschonendes Tennisspiel sind also gute Technik und gezielte Erwärmung vor dem Spiel. Zusätzlich ist ein Sand- oder Granulatplatz zu empfehlen, auf dem man in die Bälle „hineinrutschen" kann. Auf Hartplätzen mit extremer Bodenhaftung muss die ganze Energie des Abstoppens von Knie und Wirbelsäule abgefangen werden.

Noch ein Tipp zum Bälle Sammeln: Beim Bücken mit einem Unterarm auf dem Oberschenkel abstützen oder die Bälle mit Schläger und Fuß aufheben und gar nicht bücken.

Darauf sollten Sie achten:

* unbedingt vor dem Spiel aufwärmen, Wirbelsäule mobilisieren, Hüftbereich dehnen,
* gute Technik, Anfänger unbedingt Trainerstunden nehmen,
* Sand- oder Granulatplatz,
* gute, dämpfende Schuhe,
* gleichstarke Gegner,
* Spielen aus Spaß, keine Wettkämpfe,
* Aufschlag von oben möglichst sein lassen,
* keine Drehbewegungen in gebückter Haltung,
* Abstützen beim Bälle Aufheben.

Fazit: ☺☺

Bei guter Technik und auf Sandplatz als Hobby noch empfehlenswert.

Für das Zahnarztteam nur bedingt empfehlenswert, da die Schlägerhand auch die Arbeitshand ist und diese zusätzlich belastet wird. Dadurch wird die Einseitigkeit (Monolateralismus) noch unterstützt, eventuelle Beschwerden verstärkt. Gut ist allerdings der Effekt für das Herz-Kreislauf-System.

Federball/Badminton

Federball wird im Gegensatz zu Tennis mehr aus dem Handgelenk gespielt, der Oberkörper muss kaum rotieren. Die Belastungen für die Wirbelsäule sind hier weniger durch den eigentlichen Schlag (Ausnahme Überkopfangriffsschlag), sondern durch die Überstreckung (Lop-Ball) oder den schnellen Ausfallschritt (Stopball) vor dem Schlag gegeben.

Beim „gemütlichen" Federballspiel mit Überkopf-Bällen ist hauptsächlich die Nackenmuskulatur durch das dauernde Hochschauen stark beansprucht. Beim sportlichen Badminton über das Netz sind vor allem die extremen Bälle (ganz kurz, ganz lang) eine Belastung der Wirbelsäule, da der schnelle Ball mit dem Schläger erreicht werden muss.

Eine intensive Erwärmung mit Dehnung der Hüft-Gesäß-Region, Mobilisation der Wirbelsäule und Erwärmung des Schultergürtels ist vor allem vor dem sportlichen Spiel unbedingt notwendig.

Darauf sollten Sie achten:

- unbedingt vor dem Spiel aufwärmen, Wirbelsäule mobilisieren, Hüftbereich dehnen,
- gute Technik, Anfänger unbedingt Trainerstunden nehmen,
- Sand- oder Granulatplatz,
- gute, dämpfende Schuhe,
- gleichstarke Gegner,
- Spielen aus Spaß, keine Wettkämpfe,
- Aufschlag von oben möglichst sein lassen,
- keine Drehbewegungen in gebückter Haltung,
- erst gemütlich Einspielen,
- gute, dämpfende Schuhe.

Fazit: ☺☺☺ Als Hobby empfehlenswert.

☹ Als Wettkampf weniger empfehlenswert.

Eignung für das Zahnarztteam siehe Tennis.

Golf

Beim Golfspielen handelt es sich um eine sportliche Disziplin, die weit mehr erfordert, als eine gut entwickelte Rumpf- und Arm-Schultermuskulatur. Der technisch anspruchsvolle Bewegungsablauf der verschiedenen Schwünge und Schläge setzt neben einer ausreichend entwickelten Muskelkraft ein hohes Maß an Koordination, Flexibilität und Beweglichkeit (vor allem im Hüftschulterbereich), sowie Gleichgewichtsvermögen und Ausdauer voraus. Neben den genannten motorischen Grundeigenschaften spielen im Golfsport auch mentale Qualitäten eine wesentliche Rolle. Wer erfolgreich sein will, braucht nicht nur ausreichendes technisches Vermögen, sondern auch eine positive und zielorientierte innere Einstellung und eine hohe Frustrationstoleranz (vor allem als Anfänger).

Technik

Ein Golfschwung kennzeichnet sich dadurch aus, dass der Oberkörper wie eine Feder im Rückschwung gegen den Widerstand der unteren Körperhälfte aufdreht. Im Abschwung wird beim Zurückschnellen dieser Feder die Hand-Arm und Schlägerkopfgeschwindigkeit erzeugt. Dabei wirken kraftvolle Muskeln auf die LWS ein. Die Hüften müssen beim Aufdrehen des Körpers genügend Widerstand entgegensetzen, da sonst beim Zurückschnellen ein Kraftverlust die Folge ist und die Geschwindigkeit im Treffmoment negativ beeinflusst wird. Beim Abschwingen dreht sich der Körper und das Rückgrat, das als Achse fungiert und eine Art feststehende Säule bilden sollte. Da der Impuls zum Abschwung aus der Hüfte kommt, spielt eine gut entwickelte Hüftmuskulatur eine wichtige Rolle. Bei der Schulterdrehung übernimmt die Dreher- bzw. Rotationsmanschette die Hauptfunktion. Die Drehung der Arme wird durch Bizeps und Trizeps unterstützt. Während der Ansprechposition (Grundhaltung) sind Knie (und auch Hüftgelenke) leicht gebeugt. Eine ausreichend entwickelte Oberschenkelmuskulatur ist erforderlich. Auf die einseitige Belastung der Kniegelenke durch die Körperdrehung ist hinzuweisen.

Um Sportschäden zu vermeiden, ist auf eine möglichst exakte technische Ausführung zu achten. Eine schlechte Haltung, niedriger Muskeltonus und geringe Beweglichkeit sind Gefahrenpunkte für Bandscheiben und Lendenwirbel. Ausreichend Kraft und Dehnfähigkeit der beteiligten Muskulatur stellen eine effektive Verletzungsprophylaxe dar.

Darauf sollten Sie achten:

- Eine solide, jedoch nicht überteuerte Ausrüstung. Bei bereits bestehenden Beschwerden am Bewegungsapparat bieten maßangefertigte Sets in manchen Fällen Abhilfe. Gutes Schuhwerk ist wichtig!
- Als Anfänger sollte man seine Fertigkeiten durch einen erfahrenen Golf-Pro (Golflehrer) in regelmäßigen Unterrichtseinheiten erwerben. Ein gutes technisches Können bietet die beste Verletzungsprophylaxe. Theorie und Regelkunde aneignen: Diese spielen im Golfsport eine große Rolle.
- Bevor man zum Spielen auf den Platz geht, sollte man auf der Driving Range ein gezieltes Aufwärm- und Lockerungstraining absolvieren.
- Neben einer guten Technik bedarf es ausreichender Kraft und Beweglichkeit. Ein entsprechendes Training zu Hause oder im Studio sollte daher dazugehören.
- Spieler mit angehenden oder bereits bestehenden Beschwerden sollten diese erst beseitigen (z. B. JUST-FIVE).
- Innerlich locker bleiben und keine zu hohen Erwartungen an sich selbst stellen. Vor allem sich nicht mit anderen Spielern vergleichen. Geht man zu kritisch mit sich um, wird der Golfplatz schnell zum „Stressplatz".
- Mentales Training unterstützt das Bewegungslernen (Bewegungsablauf wie einen Film immer wieder vor dem geistigen Auge abspielen).
- Ein gewisses Maß an Sportlichkeit bzw. Beweglichkeit in anderen Sportarten (z. B. Tennis) ist sehr von Vorteil.
- Ältere Anfänger sollten ihre Technik leicht modifizieren, d. h. Extrempositionen abmildern, z. B. Drehbewegung reduzieren.

Argumente pro Golf

- viel Bewegung an frischer Luft (viel Grün wirkt außerdem entspannend),
- Golf ist bis ins hohe Alter durchführbar und auch erlernbar,
- man kann allein oder in Gruppen (zu maximal vier Personen) spielen, unabhängig von Geschlecht und technischem Niveau,
- bei entsprechender Kleidung/Ausrüstung bis auf wenige Wochen im Jahr spielbar,
- Golf ist als reines Hobby oder auch als Turniersport durchführbar.

Argumente gegen eine Ausübung des Golfsports

- Hohe Anforderungen an das Gelenk- und Muskelsystem, vor allem im LWS- und Schulterbereich. Ohne entsprechende Ausgleichsgymnastik sind muskuläre Dysbalancen geradezu vorprogrammiert. Durch die dauerhaft einseitigen Drehbewegungen kommt es zu Belastungsspitzen für die Zwischenwirbel. Längerfristig können sich ohne kompensatorische Maßnahmen ungünstige Veränderungen an der gesamten Statik des Knochenapparates einstellen (z. B. Beinlängendifferenz).
- Großer temporärer Aufwand, vor allem bei Trainingsbeginn. Um als Anfänger Fortschritte zu erzielen, ist ein zwei- bis dreimaliges Üben pro Woche unter fachkundiger Anleitung unumgänglich. Hinzu kommen teilweise lange Anfahrtswege zu den Clubs sowie das Aufwärmen und die Übungszeit ohne den Trainer.
- Golf ist im Gegensatz zu anderen Sportarten an besondere Rahmenbedingungen und aufwendigere Ausrüstung gebunden. Golfanlagen sind im Vergleich zu Tennisplätzen und Fitness-Studios noch stark unterrepräsentiert.
- Hoher finanzieller Aufwand. Sowohl die Kosten für die Ausrüstung als auch die Mitgliedsbeiträge sind teilweise recht erheblich.
- Kompliziertes Regelwerk und Etikette. Das eigentliche Sporttreiben wird von einem aufwendigen „Drumherum" begleitet (z.B. Erlangung der Platzreife bzw. des Handicaps durch den Golf-Pro).

Fazit: ☺☺   Als Hobby eingeschränkt empfehlenswert.

Für Menschen mit einem intakten Bewegungsapparat ist Golf eine auch in höherem Alter ausführbare sportliche Aktivität, die als Ausgleich zu vorwiegend sitzender Tätigkeit im Berufsleben und als Mittel gegen einseitige Belastungen durchaus empfehlenswert ist.

Empfehlung für das Zahnarztteam

Für den Zahnarzt ist dieser Sport nur bedingt zu empfehlen, da Angehörige dieses Berufes wesentlich häufiger als andere Menschen bereits Schädigungen am Bewegungsapparat aufweisen. Diese können dadurch noch verstärkt werden.

Also: Lieber sein lassen oder wirklich nur als Hobby betreiben.

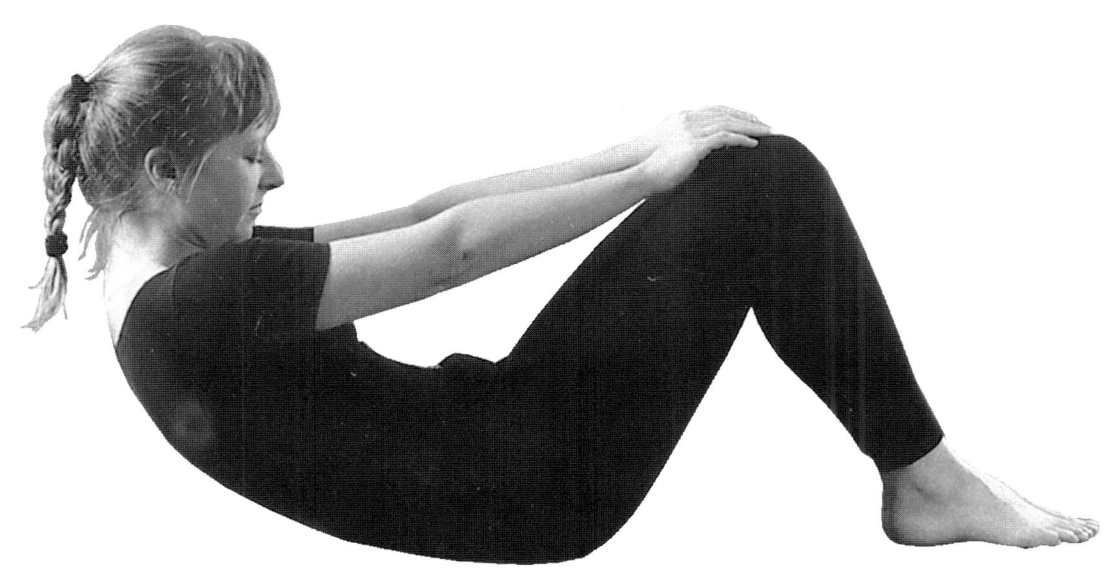

Ausgewählte Gymnastikübungen

In diesem Kapitel finden Sie:

- Tipps und Grundpositionen

- 34 ausgewählte Gymnastikübungen für die

  - Mobilisation und Dehnung

  - Kräftigung und Dehnung

  - Kräftigung

Im folgenden Praxisteil finden Sie Basisübungen mit Varianten für alle wichtigen Muskelgruppen, die Sie am besten zu Hause oder in einem entsprechenden Gymnastikraum (Fitness-Studio) bzw. teilweise auch in Ihrer Praxis durchführen können. Diese ergänzen die Übungen aus dem Kapitel „Gezielter Ausgleich zur täglichen Belastung" (S. 87ff.), sodass Sie ein Repertoire von ca. 60 Übungen zur Verfügung haben, aus dem Sie sich eigene Sequenzen zusammenstellen können.

Bevor Sie starten ein paar Tipps

- Bei akuten Schmerzen oder frischen Verletzungen
  fragen Sie bitte unbedingt vorher Ihren Arzt,
- treten Schmerzen während einer Übung auf, brechen Sie diese sofort ab,
- nehmen Sie vor dem Übungsstart immer bewusst die jeweils beschriebene (oder andere) korrekte Ausgangsstellung ein,
- achten Sie bei der Durchführung auf Ihre Atmung (keine Pressatmung),
- wärmen Sie sich zu Beginn des Übungsprogramms auf,
  z. B. mit mobilisierenden Übungen,
- beachten Sie unbedingt die mit ! gekennzeichneten Hinweise.

Grundpositionen

Die Ausgangsstellungen bzw. Grundpositionen:

- Stand,
- Stand mit gebeugtem Knie,
- aufrechter Sitz und
- Bankstellung.

Diese sollen immer wieder eingenommen werden, entweder als Start- oder Zwischenposition. Die korrekte Ausführung ist auf den folgenden Bildern zu sehen.

Tägliches Übungsprogramm

Stellen Sie sich selbst Ihr tägliches Übungsprogramm aus dem folgenden Angebot zusammen. Je nach Schwerpunkt können Sie Programme z. B. für den Hals-/Nacken-Bereich, für den Lendenwirbelsäulen-Bereich oder für den Hüft-/Bein-Bereich aufstellen und üben.

Ideal sind Übungssegmente mit 6–10 Übungen in der Reihenfolge Mobilisation, Dehnung, Kräftigung.

Und nun: viel Spaß!

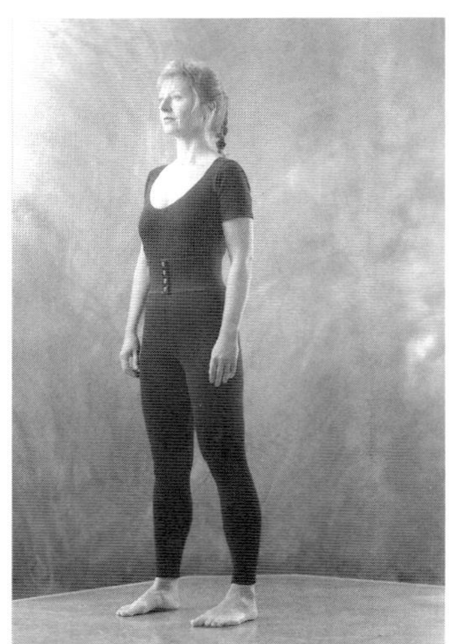

Stand

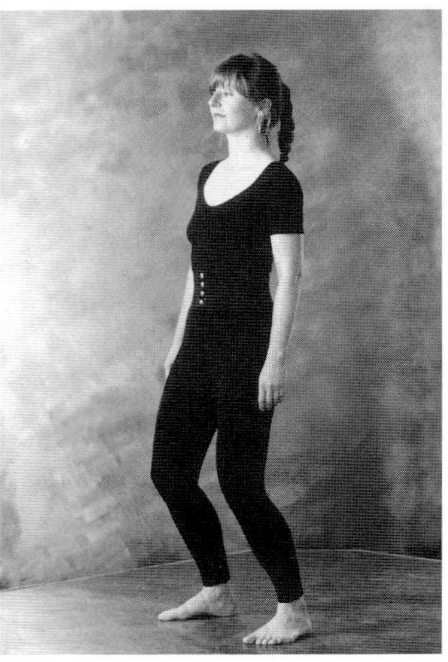

Stand mit gebeugten Knien

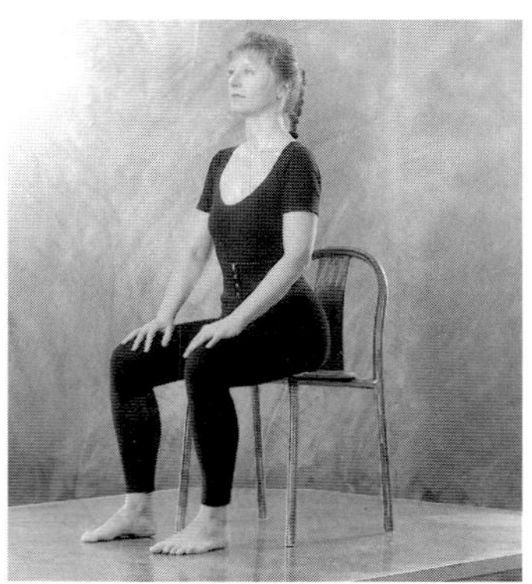

aufrechter Sitz

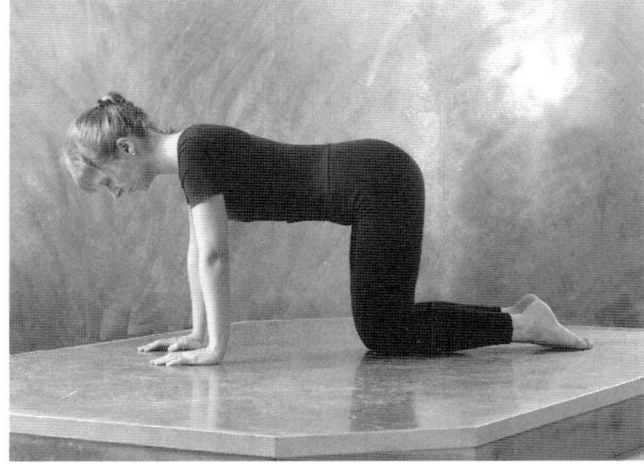

Bankstellung

Übung 1

Ausgangsstellung

Sitz oder Stand, Oberkörper aufrecht, Arme hängen locker herunter:

- gleichzeitiges Heben beider Schultern, möglichst die Ohren mit den Schulterspitzen berühren (dabei den Hals nicht einziehen), dann aktives Senken nach unten (Schulterblatt nach unten ziehen).
- *Variation:* abwechselnd linke und rechte Schulter hochziehen, die jeweilige Gegenschulter senken.

Wirkung

Beweglichkeit im Schultergürtel, Kräftigung der Schultermuskulatur, Dehnung der Rumpfseitmuskulatur.

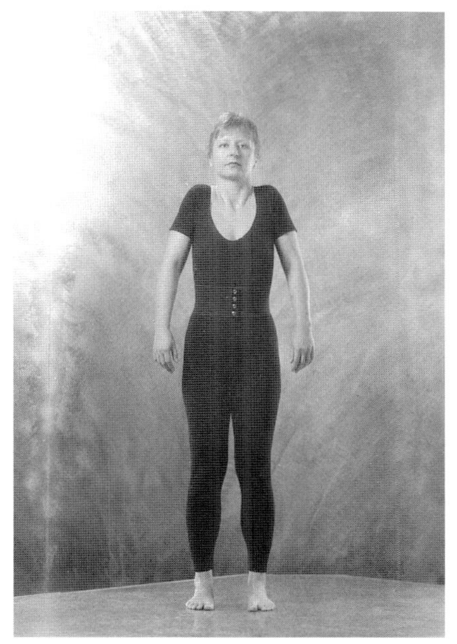

Den Kopf gerade lassen, nicht ausweichen oder seitkippen, langsame Bewegungsausführung.

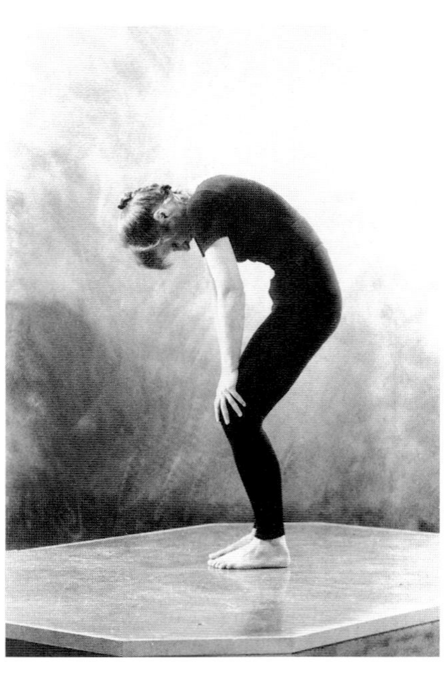

Übung 2

Ausgangsstellung

Schlussstand, Knie leicht gebeugt, Hände auf Knie aufgestützt:

* Rundrücken machen, dabei Kopf auf die Brust nehmen, ausatmen, Rücken wieder gerade machen, Kopf wieder aufrichten, einatmen.

Wirkung

Mobilisation gesamte Wirbelsäule, Kräftigung Bauchmuskulatur, Dehnung Rückenmuskulatur (gut als Ausgleich nach langem Stehen oder Gehen).

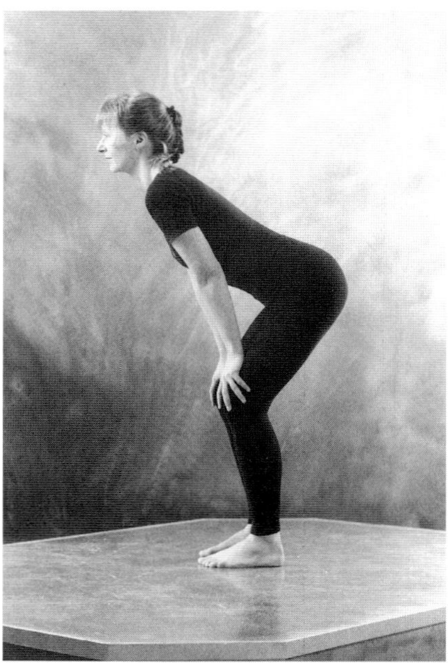

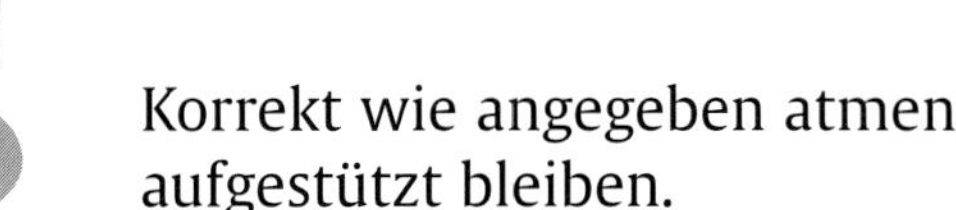

Korrekt wie angegeben atmen, aufgestützt bleiben.

Übung 3

Ausgangsstellung

Ausfallschritt, hinteres gestrecktes Bein und Oberkörper bilden eine Linie, Abstützen auf dem vorderen Bein:

* Ferse des hinteren Beines auf den Boden drücken, ca. 15 s halten, dabei das Bein möglichst gestreckt lassen, nicht mit dem Fuß ausweichen.

Wirkung

Dehnung Wadenmuskulatur.

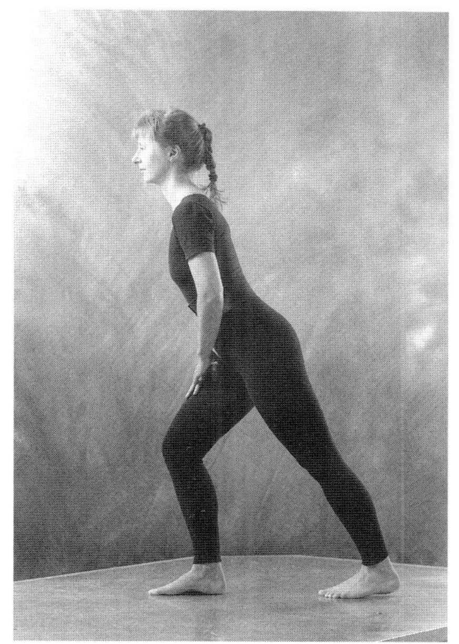

Keinen Hüftknick machen, nicht federn, langsam drücken, möglichst abstützen, Rücken gerade lassen.

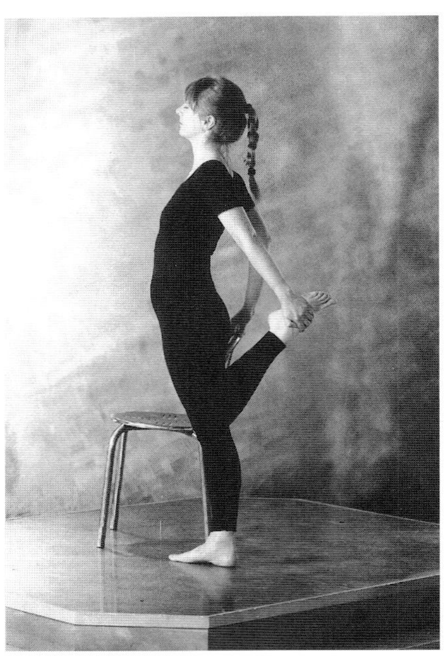

Übung 4

Ausgangsstellung

Stabiler Stand, möglichst neben einem Stuhl oder Tisch, ein Bein abwinkeln und den Fuß fassen:

* Fuß nach hinten oben ziehen, gleichzeitig die Hüfte vordrücken, ca. 15 s halten, wechseln.

Wirkung

Dehnung vordere Oberschenkelmuskulatur.

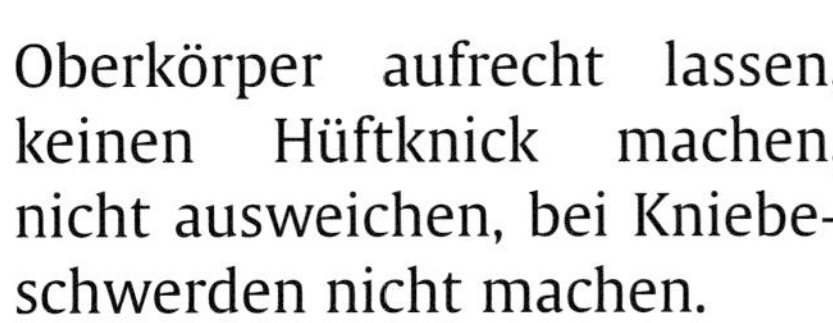

Oberkörper aufrecht lassen, keinen Hüftknick machen, nicht ausweichen, bei Kniebeschwerden nicht machen.

Übung 5

Ausgangsstellung

Stand auf einem Bein vor dem Stuhl, das zweite Bein mit der Ferse auf die Sitzfläche des Stuhles legen, beide Beine sind gestreckt:

* Standbein beugen, bis Dehnungseffekt im anderen Bein spürbar (Rückseite Oberschenkel), dann ca. 15 s halten, wechseln.
* *Variation:* Verstärkung durch Vorbeugen des Oberkörpers.

Wirkung

Dehnung der hinteren Oberschenkel- und der Gesäßmuskulatur, Kräftigung der vorderen Oberschenkel- und der Wadenmuskulatur.

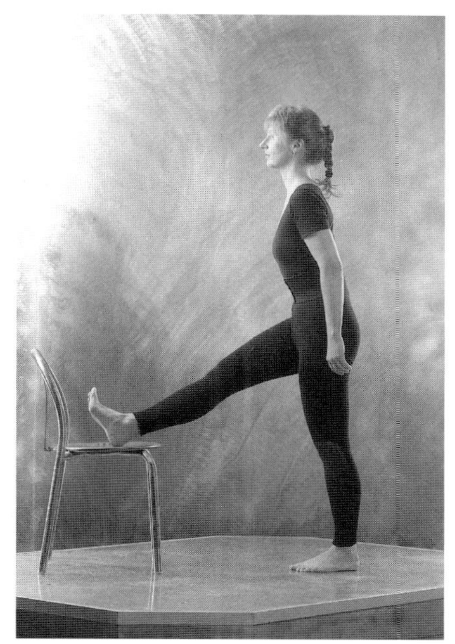

Keinen Rundrücken machen, sondern den Oberkörper gerade lassen bzw. gerade nach vorne schieben, evtl. an Wand oder Tisch abstützen.

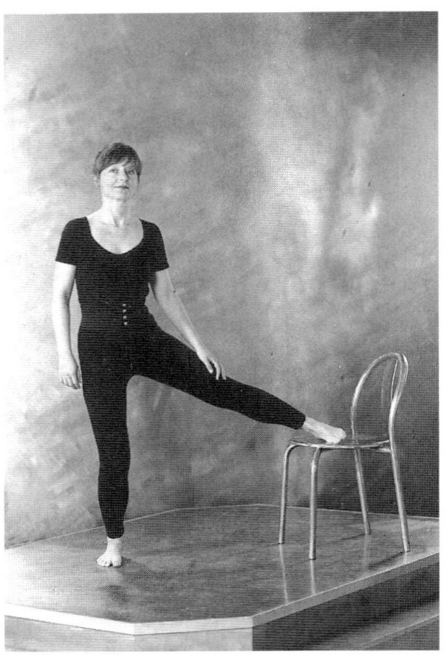

Übung 6

Ausgangsstellung

Stand auf einem Bein neben dem Stuhl, den anderen Fuß mit dem Innenrist auf die Sitzfläche des Stuhles legen, beide Beine sind gestreckt:

- Standbein beugen, bis Dehnungseffekt im anderen Bein spürbar (Innenseite Oberschenkel) wird, dann ca. 10 s halten, wechseln.
- *Variation:* Verstärkung durch Seitbeugen des Oberkörpers in Richtung Stuhl.

Wirkung

Dehnung der Gesäßmuskulatur und der Oberschenkelinnenseite, Kräftigung der Oberschenkelvorderseite und der Gesäßmuskulatur.

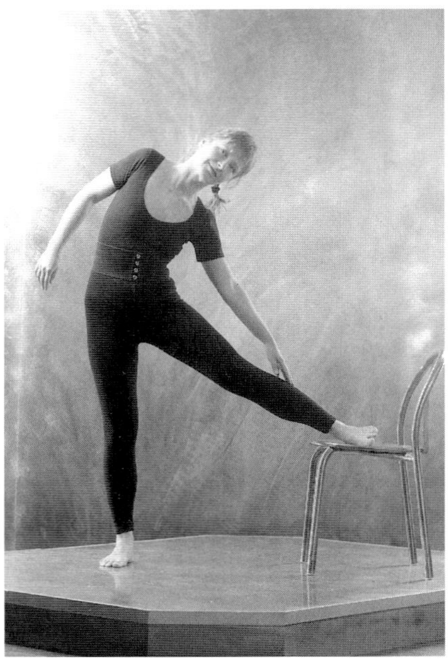

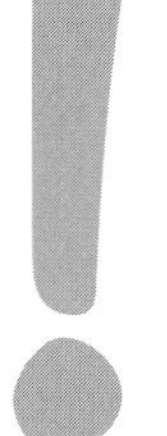

Nicht mit dem Oberkörper nach vorne oder zur Seite ausweichen, nicht federn.

Übung 7

Ausgangsstellung

Ausfallschritt, vorderes Bein auf dem Stuhl, an der Lehne festhalten:

* Vordrücken der Hüfte in Richtung Stuhl, ca. 15 s halten, wechseln.

Wirkung

Dehnung der Hüftbeugemuskulatur.

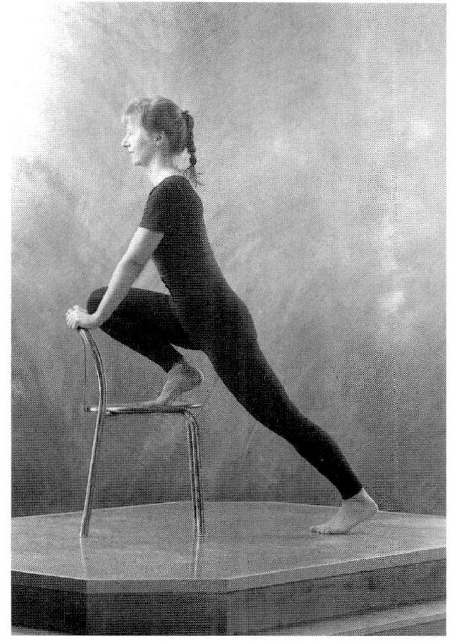

! Nicht ins Hohlkreuz fallen, unbedingt abstützen.

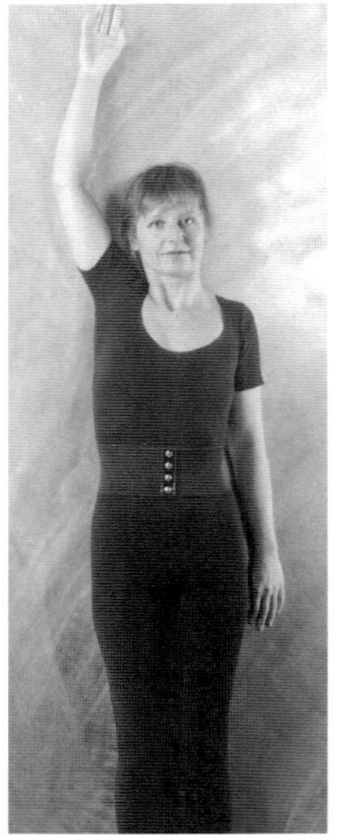

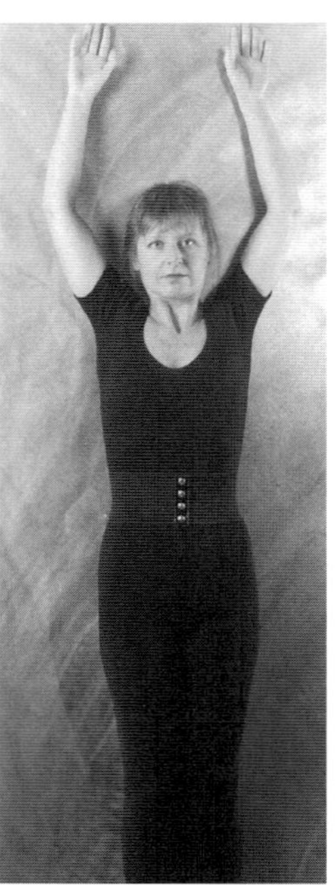

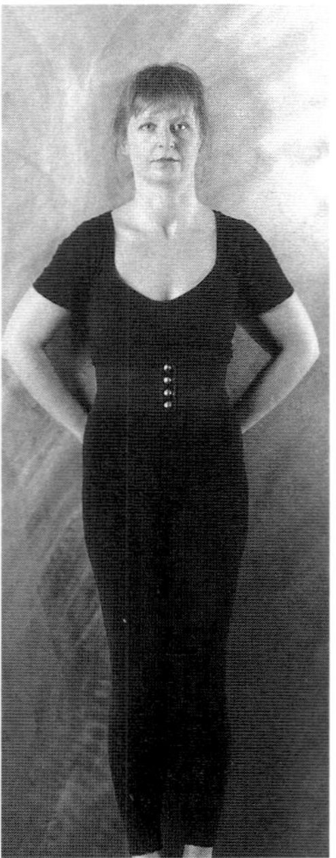

Übung 8

Ausgangsstellung

Stand an der Wand, Füße ca. 10 cm von der Wand entfernt, mit ganzem Rücken anlehnen (alle Brust- und Lendenwirbel):

* einen Arm gestreckt heben, bis der Handrücken die Wand berührt, dabei Kontakt Wand – Wirbel beibehalten,
* Verstärkung: Füße näher an die Wand (Idealform: Fersen berühren die Wand).
* *Variation 1:* mit beiden Armen gleichzeitig,
* *Variation 2:* Hände zwischen Wand und Beckenknochen legen, dann die Lendenwirbelsäule an die Wand drücken.

Wirkung

Mobilisation Lendenwirbelsäule, Dehnung Brustmuskulatur, Kräftigung Bauch-, obere Rücken- und Schultermuskulatur.

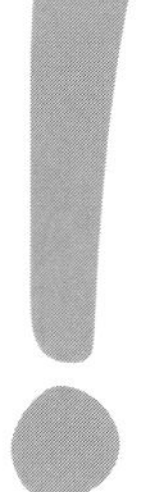

Nicht ausweichen (ins Hohlkreuz fallen), keine Pressatmung.

Übung 9

Ausgangsstellung

Stand seitlich neben der Wand, Abstand Armlänge, abstützen:

- Hüfte nach außen schieben, gleichzeitig die Schulterachse zur Wand kippen, mit dem Außenarm über Kopf an die Wand fassen, einige Sekunden halten, zurück, wechseln.

Wirkung

Dehnung der seitlichen Rumpf- und Hüftmuskulatur.

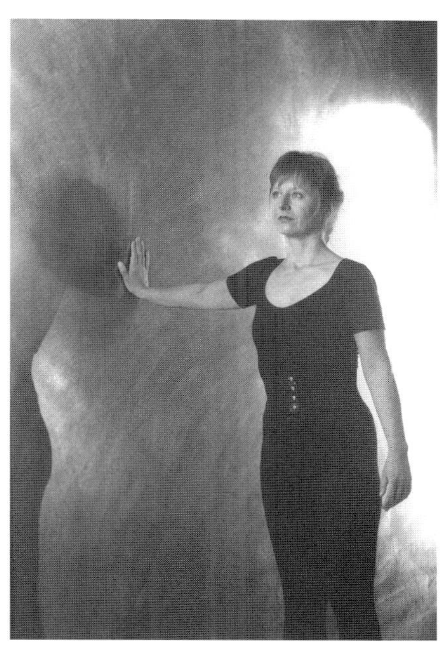

Abgestützt bleiben, langsame Bewegungsausführung.

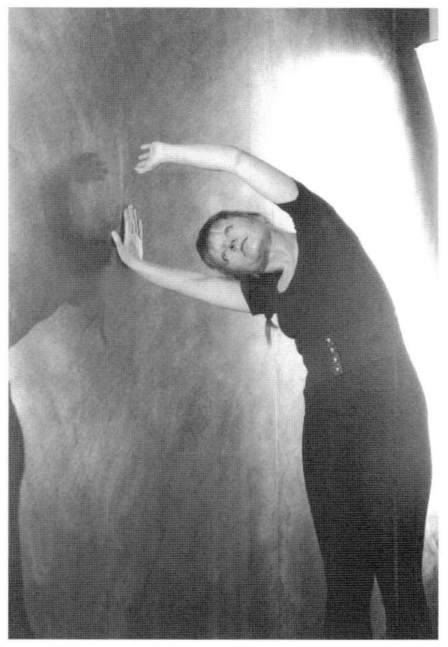

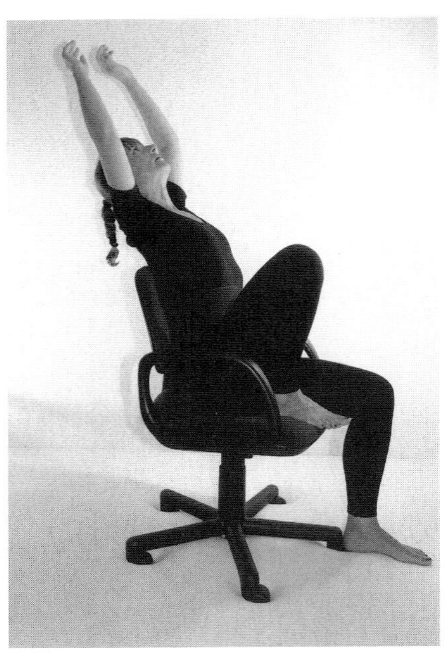

Übung 10

Ausgangsstellung

Sitz auf Stuhl, anlehnen, einen Fuß auf die Stuhlvorderkante stellen, Arme in Hochhalte:

* Körper und Arme strecken und nach hinten führen, den Kopf dabei zwischen den Armen lassen, den Hals lang machen, einatmen, wieder entspannen, ausatmen.

Wirkung

Atemunterstützung, Weitung des Brustkorbs, Dehnung der gesamten Rumpfmuskulatur (vor allem der Brustmuskeln), Kräftigung Schulter- und Rückenmuskulatur.

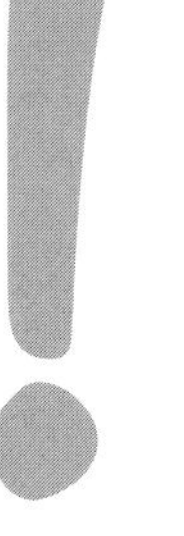

Den Fuß auf der Stuhlkante lassen, da sonst sehr starke Hohlkreuzbildung (Becken kann ausweichen).

Übung 11

Ausgangsstellung

Aufrechter Sitz auf Stuhl, Kopf in Mittelstellung, Hände hängen locker seitlich herab:

- langsam den Kopf so weit es geht nach rechts drehen, dann einige Sekunden halten, wechseln.

Wirkung

Kräftigung der Kopfdreher, Mobilisation der Halswirbelsäule.

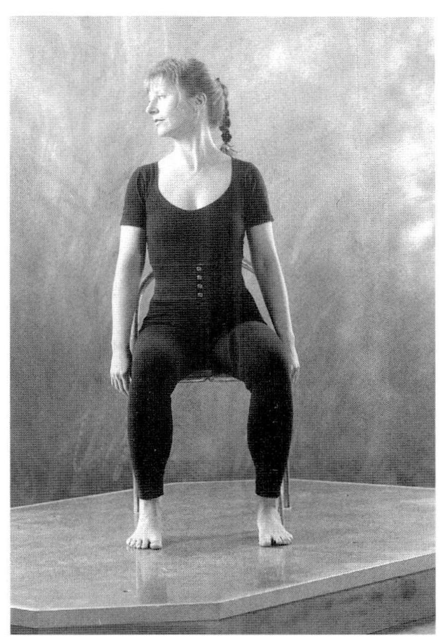

Die Bewegung langsam ausführen, nicht ruckartig, den Kopf aufrecht lassen.

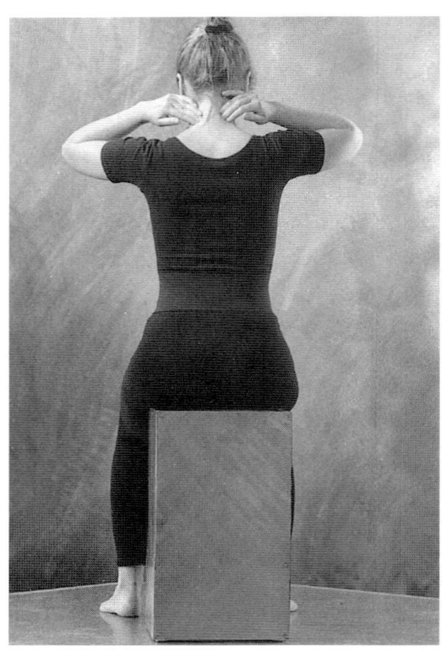

Übung 12

Ausgangsstellung

Sitz auf Stuhl, Hände am Hinterkopf, Fingerspitzen auf den Muskelansatz (unterhalb Hinterhauptschuppe) legen, Finger pressen fest auf die Nackenmuskelstränge:

* mit Druck auf die Muskelstränge von oben nach unten bis zur Schulter entlangstreichen, dabei ausatmen, dann die Hände loslassen und locker hängen lassen, einatmen.

Wirkung

Massage der Nackenmuskelstränge, Durchblutung der Nackenmuskulatur und des Gehirns.

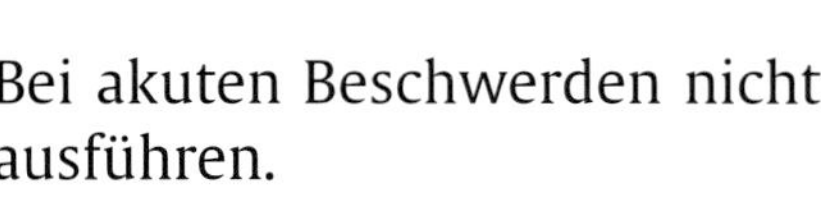

Bei akuten Beschwerden nicht ausführen.

Übung 13

Ausgangsstellung

Sitz auf Stuhl, Handgelenkfassung hinter dem Rücken, Oberkörper aufrecht:

* die rechte Hand zieht den linken Arm nach schräg rechts unten, ca. 15 s halten, wechseln.
* *Variation:* gleichzeitig Kopfseitneigen zur rechten Schulter.

Wirkung

Dehnung der seitlichen Hals-, Schulter- und Brustmuskulatur, Kräftigung der Schultermuskulatur.

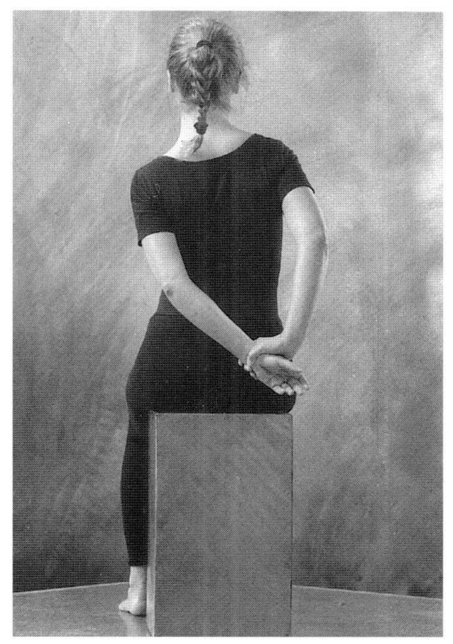

Langsame Bewegungsausführung, die Dehnung ca. 15 s halten, bei Schmerzen abbrechen.

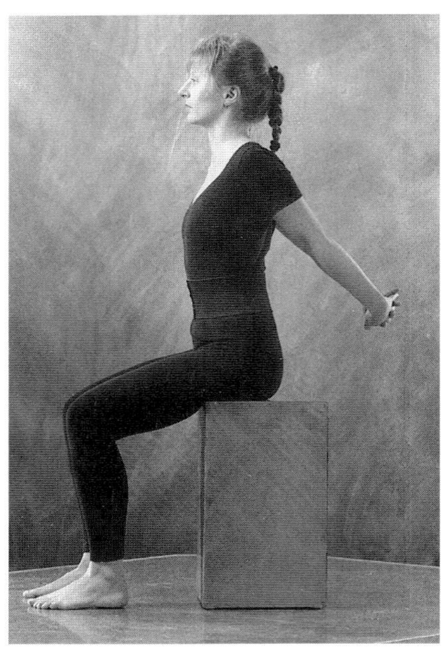

Übung 14

Ausgangsstellung

Sitz auf Stuhl, Handfassung hinter dem Körper, Oberkörper aufrecht, Arme gestreckt:

* Heben der Hände bei gestreckten Armen so weit es geht, ohne mit dem Oberkörper auszuweichen, einige Sekunden halten, entspannen.
* *Variation:* Arme gebeugt.

Wirkung

Dehnung Brustmuskulatur und Muskeln der Schultervorderseite, Kräftigung obere Rückenmuskulatur (aktiv) und Rumpfmuskulatur (stabilisierend).

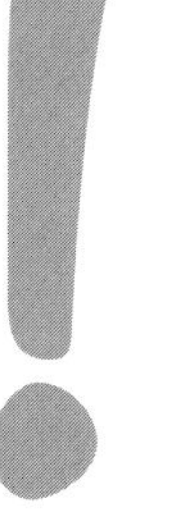

Während der Übung weiteratmen, nicht die Luft anhalten, langsame Bewegungsausführung.

Übung 15

Ausgangsstellung

Sitz auf Stuhlkante, Oberkörper aufrecht, Arme in Seithalte:

* rechten Arm 45° nach oben, linken Arm 45° nach unten bewegen, dann beide Arme langsam nach hinten führen, einige Sekunden halten, entspannen, locker hängen lassen, wechseln.
* *Variation:* dasselbe mit 30° bzw. 60°.

Wirkung

Dehnung Brustmuskulatur, Kräftigung der Rücken- und Schultermuskulatur.

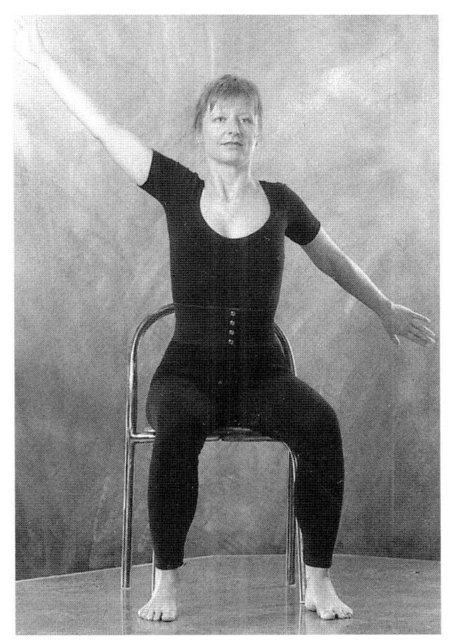

Oberkörper aufrecht, nicht mit Becken nach vorne ausweichen, keine Pressatmung.

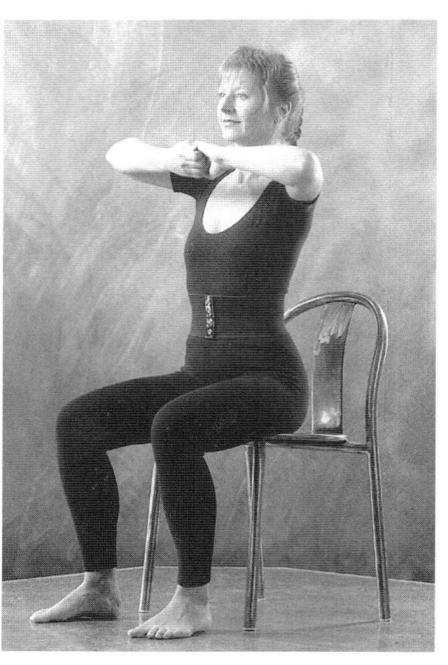

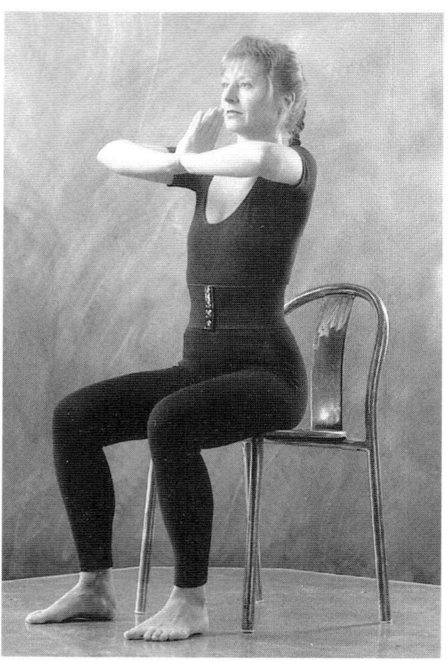

Übung 16 a und b

Ausgangsstellung

Sitz auf Stuhl, Arme hängen neben dem Körper herab:

* a: Arme seitlich bis Schulterhöhe anheben, Ellbogen beugen, Finger verhaken, Schulterblätter zusammenziehen, dabei die Arme auseinander ziehen, kurz halten, lösen, Arme senken, entspannen.
* b: Hände aneinanderlegen und gegeneinander drücken.

Wirkung

a: Kräftigung der Rückenmuskulatur (aktiv) und der Rumpfmuskulatur (stabilisierend), Dehnung der Brustmuskulatur.

b: Kräftigung der Schultermuskulatur und der Brustmuskulatur.

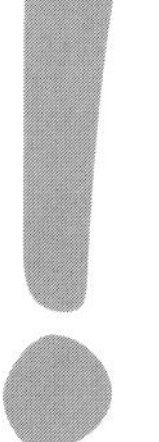

Den Kopf aufrecht lassen, während der Übung weiteratmen, keine Pressatmung, zwischen einzelnen Übungen lockern.

Übung 17

Ausgangsstellung

Aufrechter Sitz auf Stuhl, Arme seitlich bis Schulterhöhe heben, Ellbogen beugen:

* wechselweise die Arme drehen, bis die Unterarme senkrecht stehen (einer zeigt nach oben, einer nach unten), die Oberarme dabei auf Schulterhöhe belassen.

Jede Seite ca. 5 × in beide Richtungen drehen, dann entspannen, wiederholen.

* *Variation:* Unterarme parallel, gleichzeitig nach unten drehen.

Wirkung

Kräftigung der oberen Rücken- und der Schultermuskulatur, Kräftigung und Dehnung der Brustmuskulatur.

Die Bewegung langsam ausführen, nicht ruckartig, Kopf dabei aufrecht lassen, die Arme nicht absinken lassen, bei Variation Oberkörper unbedingt aufrecht lassen.

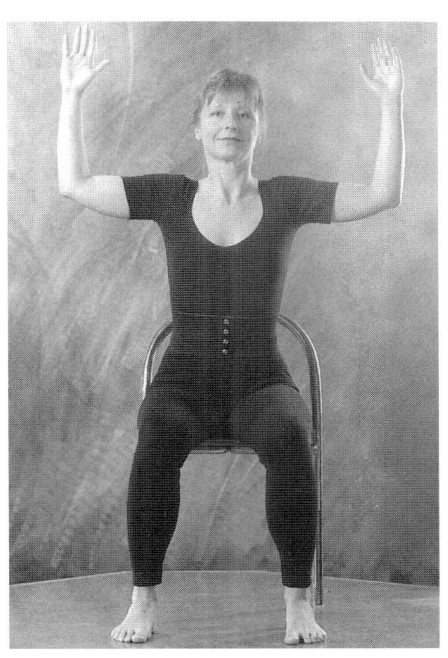

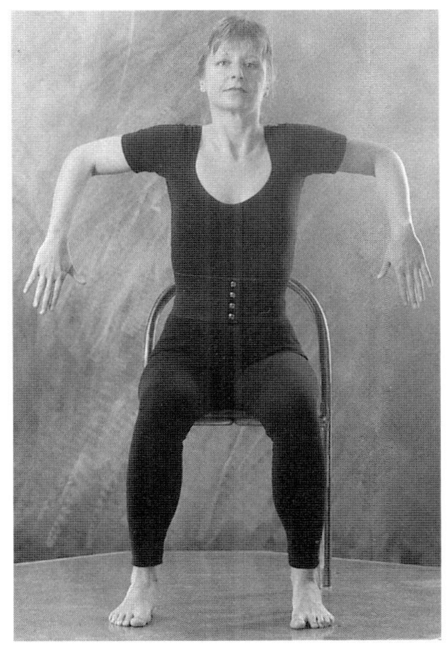

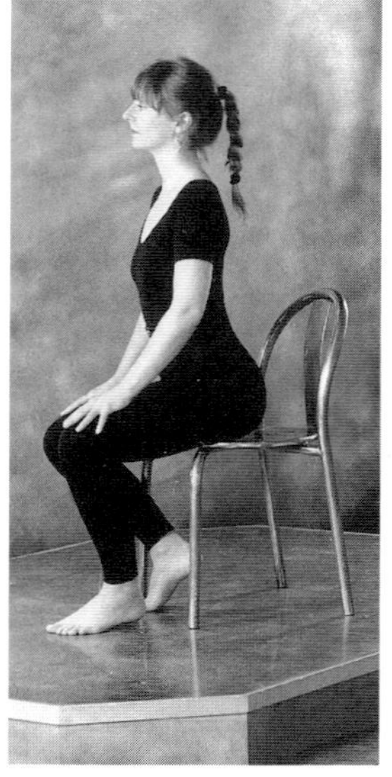

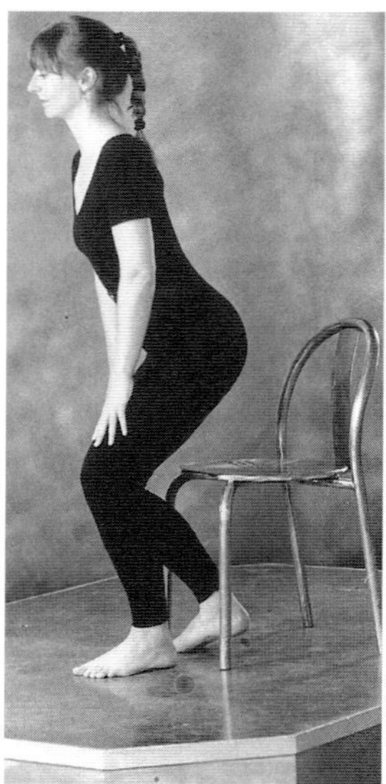

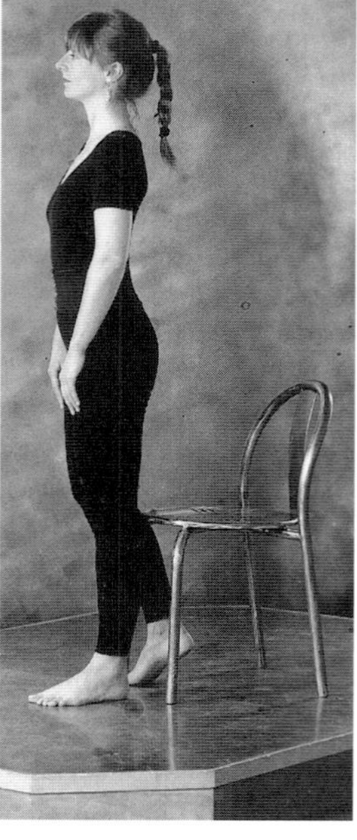

Übung 18

Ausgangsstellung

Sitz mit aufrechtem Oberkörper, Füße Schrittstellung oder parallel mit ganzer Sohle auf dem Boden, Becken aufrichten:

- Aufstehen vom Stuhl mit gleichzeitigem Abstützen auf dem Oberschenkel. Dabei den Oberkörper und den Kopf aufrecht lassen.
- *Variation 1:* Abstützen auf den seitlichen Stuhllehnen oder auf dem Tisch,
- *Variation 2:* Aufstehen ohne Unterstützung mit besonderem Augenmerk auf den aufrechten Oberkörper.

Diese Übung 30×machen (= Kraftausdauer)

Wirkung

Kräftigung der Oberschenkel- und Gesäßmuskulatur, bei 30 Einheiten Aktivierung Herz-Kreislauf-System.

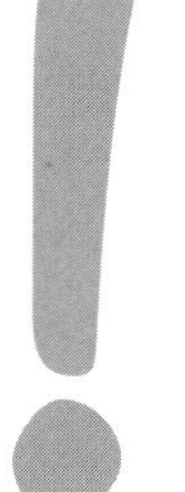

Bewegung aus den Beinen heraus machen, keine Vorbeuge des Oberkörpers.

Übung 19

Ausgangsstellung

Sitz auf Stuhl, Hände auf Stuhl-Seitenlehnen auflegen, Füße aufgestellt, Unterschenkel senkrecht:

* Aufstützen auf die Lehnen und den Körper vom Stuhl heben, dann aktives Heben aus der Schulter heraus, den Kopf dabei nach oben schieben, kurz halten, wieder absetzen, entspannen. Dabei nicht mit den Beinen unterstützen.

* *Variation:* strecken, dann mit gestreckten Armen aufgestützt bleiben und die Wirbelsäule aushängen,

* *Variation:* in der Stützphase Beckenkreisen.

Wirkung

Kräftigung der gesamten Schulter- und Armmuskulatur. Bei lockerem Unterkörper Druckentlastung der Lenden-Bandscheiben.

Heben aus den Schultern heraus, nicht in den Stuhl zurückfallen lassen, während der Übung weiteratmen, keine Pressatmung,

bei Variation möglichst Oberkörper ab Schulter abwärts entspannen.

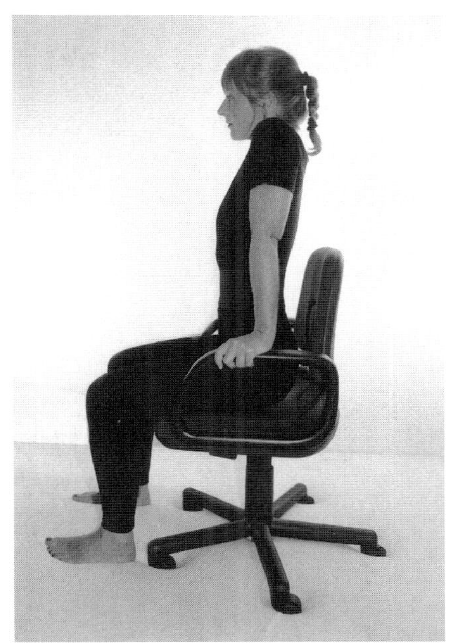

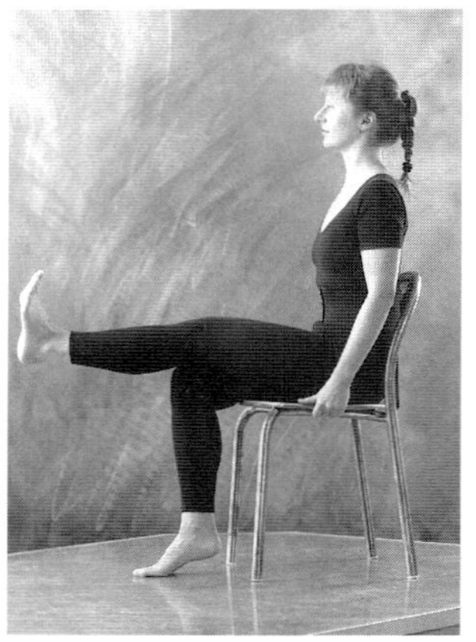

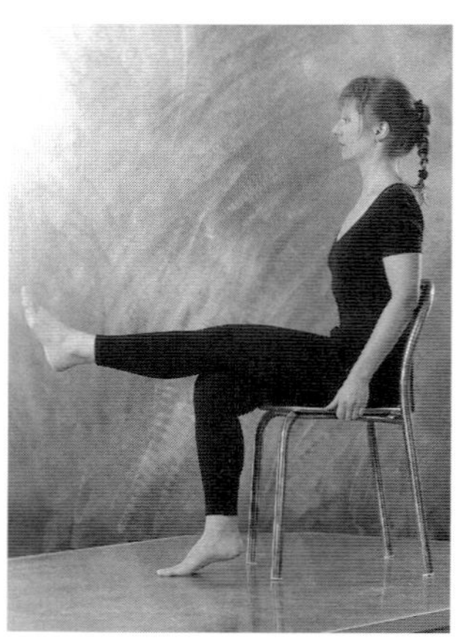

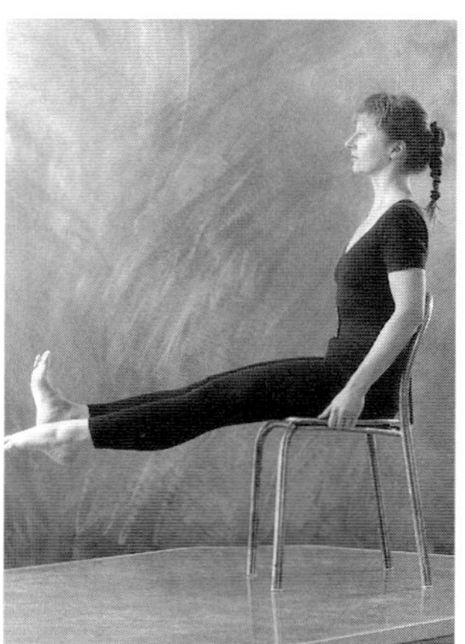

Übung 20

Ausgangsstellung

Sitz auf Stuhl, wenn möglich angelehnt:

* Ein Bein strecken (Unterschenkel heben), Fuß beugen und strecken.
* *Variation:* beide Beine gleichzeitig strecken.

Wirkung

Kräftigung der Wadenmuskulatur und Oberschenkelvorderseite, Dehnung der Oberschenkelrückseite und Gesäßmuskulatur, Mobilisierung der Fußgelenke.

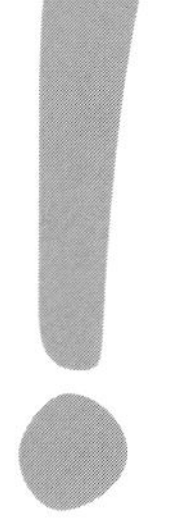

Oberkörper anspannen, möglichst anlehnen, eventuell festhalten, keine Pressatmung.

Übung 21

Ausgangsstellung

Rückenlage, Beine angestellt, Hände in Hochseithalte:

* seitliches Ablegen der Knie, die Arme halten Bodenkontakt, dabei kein Hohlkreuz machen, zurück in die Ausgangsstellung, wechseln.

* *Variation:* beim Ablegen den Kopf zur anderen Seite drehen.

Wirkung

Dehnung der Brustmuskulatur, der seitlichen Oberkörpermuskulatur und der Bauchmuskulatur, bei der Variation zusätzlich Dehnung der Halsmuskulatur.

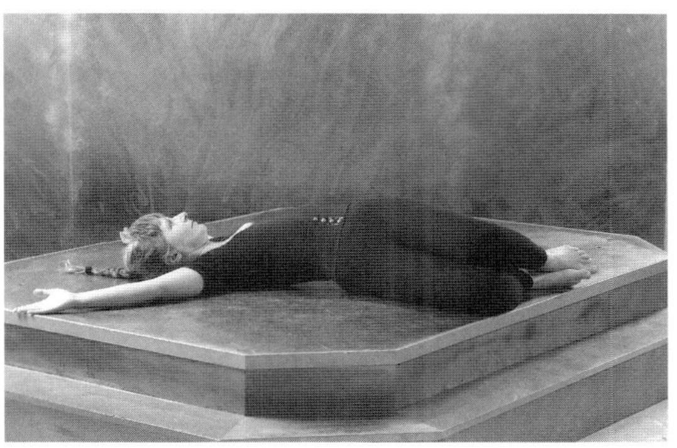

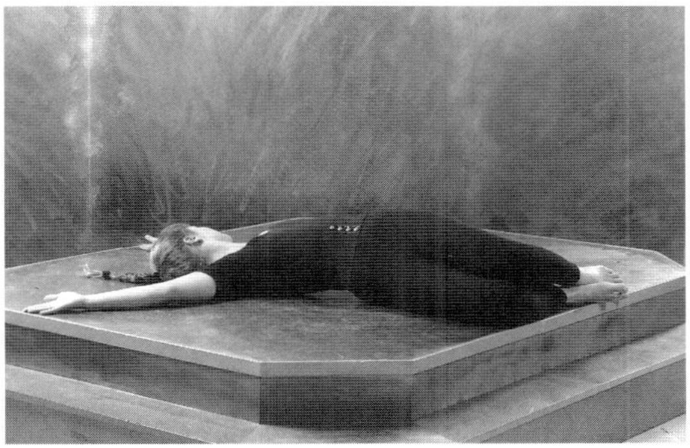

Die Beine langsam und geführt ablegen, weiteratmen, keine Pressatmung.

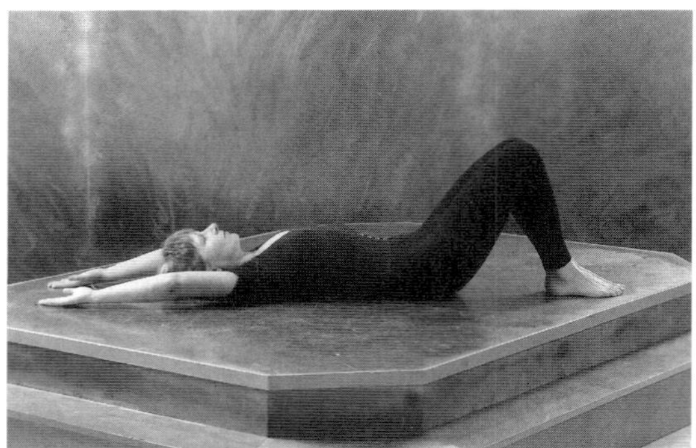

Übung 22

Ausgangsstellung

Rückenlage, Beine angestellt, Arme gestreckt über dem Kopf (in Hochhalte):

* alle Lendenwirbel auf den Boden drücken, gleichzeitig die Arme gestreckt auf den Boden legen, einige Sekunden halten, entspannen.

* *Variation:* Beine langsam strecken, dabei auf den Fersen vorrutschen.

Wirkung

Kräftigung Bauchmuskulatur, Dehnung Brustmuskulatur.

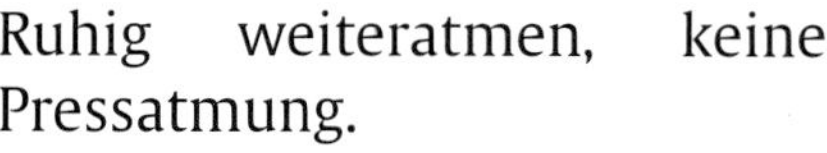

Ruhig weiteratmen, keine Pressatmung.

Übung 23

Ausgangsstellung

Rückenlage, Beine angestellt, Fußsohlen aneinander, Knie zur Seite fallen lassen:

* Kopf anheben, dann den Oberkörper aufrichten, dabei die Hände nach vorne durch die geöffneten Beine schieben, kurz halten, wieder ablegen, entspannen.

Wirkung

Kräftigung der geraden Bauchmuskulatur und der Kopfheber.

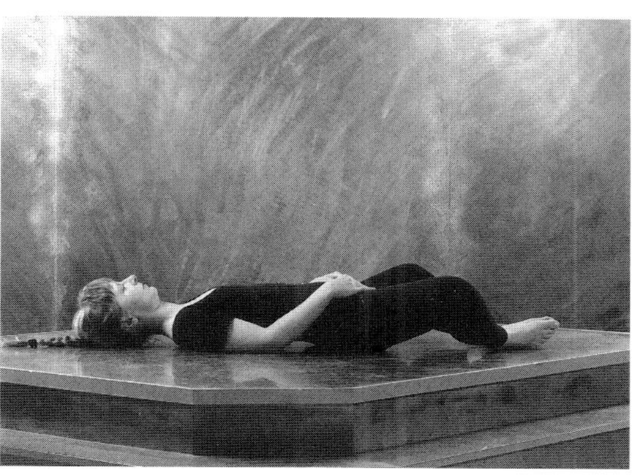

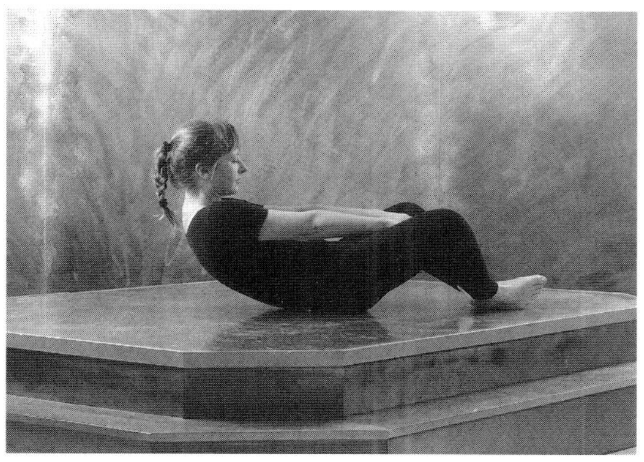

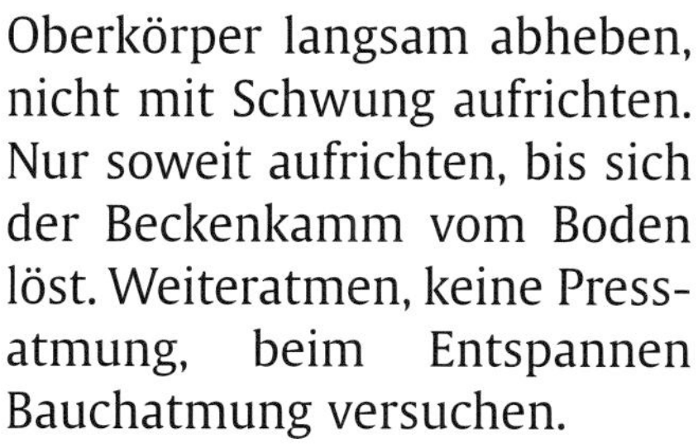

Oberkörper langsam abheben, nicht mit Schwung aufrichten. Nur soweit aufrichten, bis sich der Beckenkamm vom Boden löst. Weiteratmen, keine Pressatmung, beim Entspannen Bauchatmung versuchen.

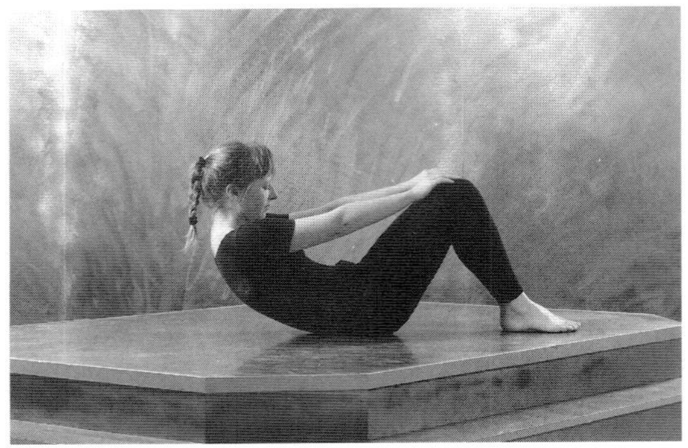

Übung 24

Ausgangsstellung

Rückenlage, Beine angestellt, Hände liegen auf dem Bauch, Lendenwirbelsäule auf den Boden drücken:

- Kopf heben, Schultern vom Boden heben und mit den Händen langsam zu den Knien wandern, dabei ausatmen. Wieder zurückrollen, einatmen, kurz entspannen.
- *Variation:* Kopf in Verlängerung der Wirbelsäule lassen, Kinn nicht auf die Brust nehmen.

Wirkung

Kräftigung Bauchmuskulatur.

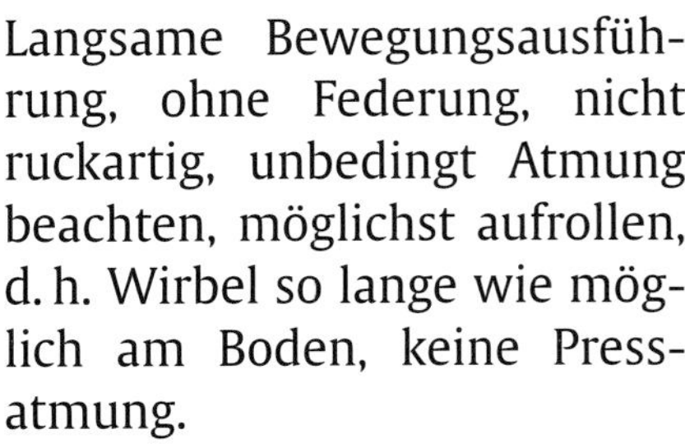

Langsame Bewegungsausführung, ohne Federung, nicht ruckartig, unbedingt Atmung beachten, möglichst aufrollen, d. h. Wirbel so lange wie möglich am Boden, keine Pressatmung.

Übung 25

Ausgangsstellung

Rückenlage, Beine angestellt, Hände liegen auf dem Bauch, Lendenwirbelsäule auf den Boden drücken:

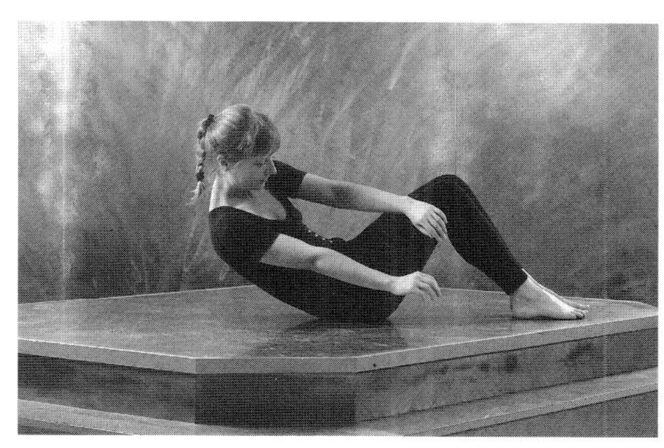

* Aufrichten des Oberkörpers, dabei Hände außen am Knie vorbeiführen, ausatmen.
* *Variation:* eventuell Hände an die Oberschenkelseite, dann aufrichten.

Wirkung

Kräftigung Bauch- und Rumpfseitmuskulatur, Mobilisation gesamte Wirbelsäule.

Langsame Bewegungsausführung ohne Federung, nicht ruckartig, unbedingt Atmung beachten, möglichst aufrollen, d. h. Wirbel so lange wie möglich am Boden, keine Pressatmung.

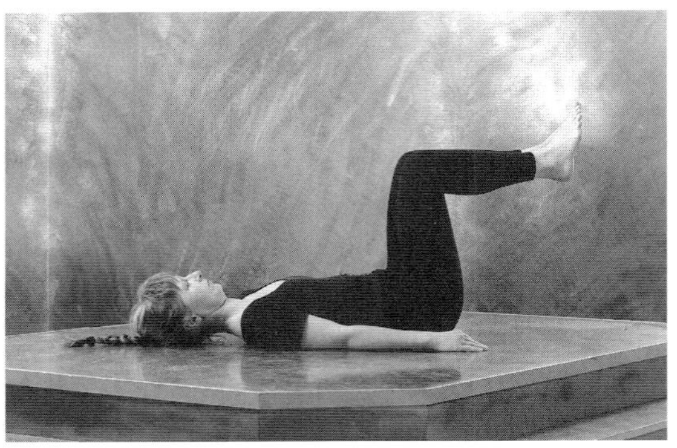

Übung 26

Ausgangsstellung

Alle Wirbel am Boden, Oberschenkel senkrecht, Unterschenkel waagerecht in der Luft (Stufenlage):

* 15 s die Unterschenkel waagerecht halten (statische Haltearbeit).

Wirkung

Kräftigung Bauchmuskulatur und Oberschenkelvorderseite.

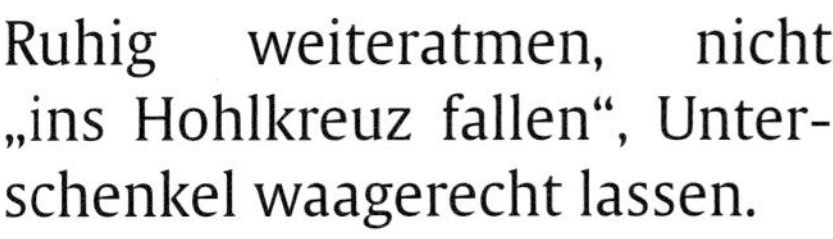

Ruhig weiteratmen, nicht „ins Hohlkreuz fallen", Unterschenkel waagerecht lassen.

Übung 27

Ausgangsstellung

Alle Wirbel am Boden, Oberschenkel senkrecht, Unterschenkel waagerecht in der Luft (Stufenlage):

- abwechselnd ein Bein strecken, Oberschenkel dabei parallel lassen (Bein senkrecht), 10–15 s halten, wechseln.
- *Variation:* Fuß beugen und strecken.

Wirkung

Kräftigung Bauchmuskulatur, Dehnung der Oberschenkelrückseite, Wade, Gesäß (Ischiokrurale Muskulatur), Kräftigung der Unterschenkelvorderseite und Fußmuskulatur.

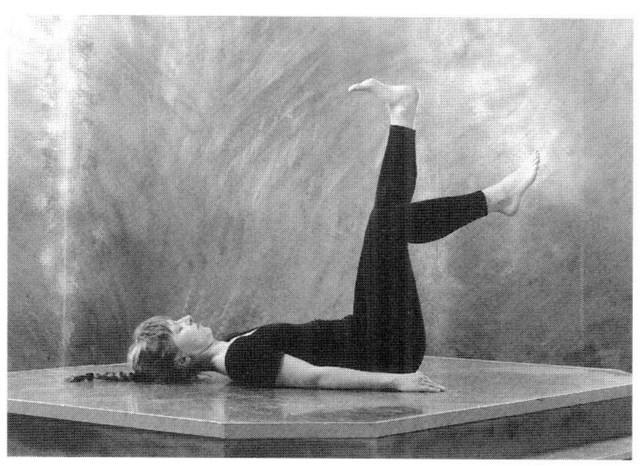

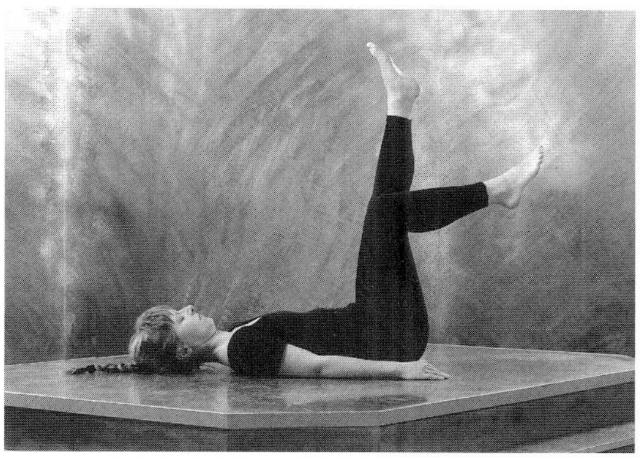

Langsame Bewegungsausführung, da Kombination Kraft/ Dehnung, öfter Wiederholungspause.

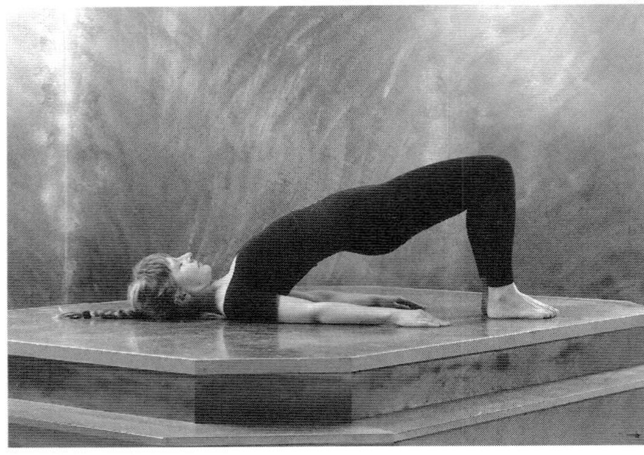

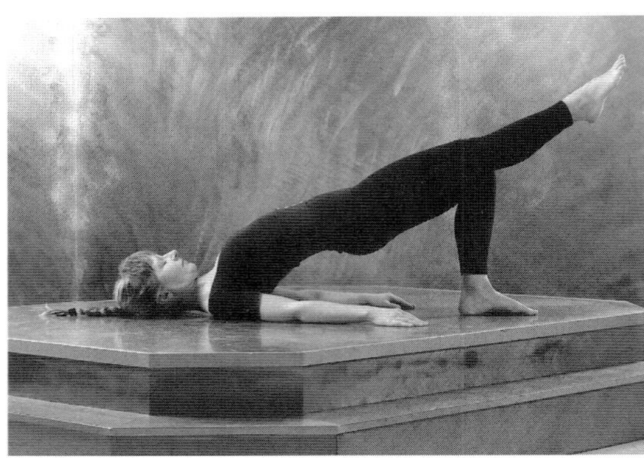

Übung 28

Ausgangsstellung

Rückenlage, Füße angestellt, Hände liegen neben dem Körper:

* Gesäß abheben und Oberkörper aufrollen, bis Oberkörper und Oberschenkel eine Linie bilden, dabei Wirbel vom Boden abheben, kurz halten, langsam zurückrollen.

* *Variation:* In der Schlussstellung ein Bein strecken, dabei Oberschenkel parallel lassen.

Vorsicht: nur für Gesunde und Geübte.

Wirkung

Kräftigung Bauch- und Brustmuskulatur, Gesäß und Oberschenkelvorderseite.

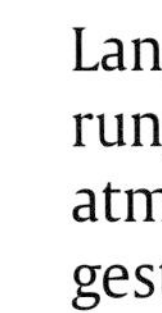

Langsame Bewegungsausführung, während der Übung ausatmen, nicht zu lange mit gestrecktem Bein halten.

Übung 29

Ausgangsstellung

Seitlage, unteres Bein angewinkelt, oberes Bein in Verlängerung des Oberkörpers gestreckt (kein Hüftknick), der Kopf liegt auf dem Oberarm:

* seitliches Abheben des gestreckten Beines, halten, wieder ablegen.

* *Variation:* Aufstützen auf Unterarm.

Wirkung

Kräftigung der seitlichen Rumpf- und Hüftmuskulatur.

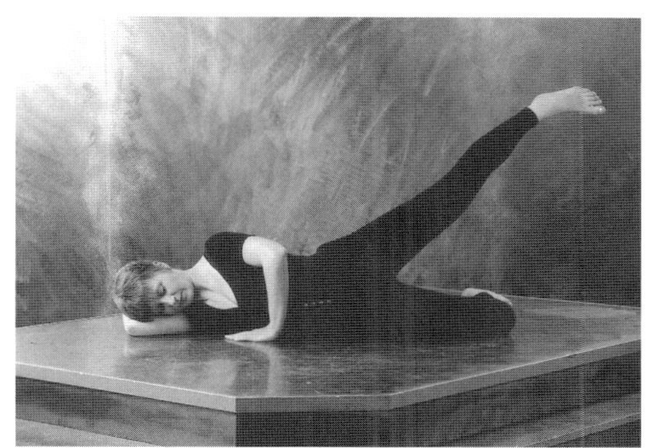

Ruhig weiteratmen, keine Pressatmung machen, nicht mit dem Bein nach vorne ausweichen.

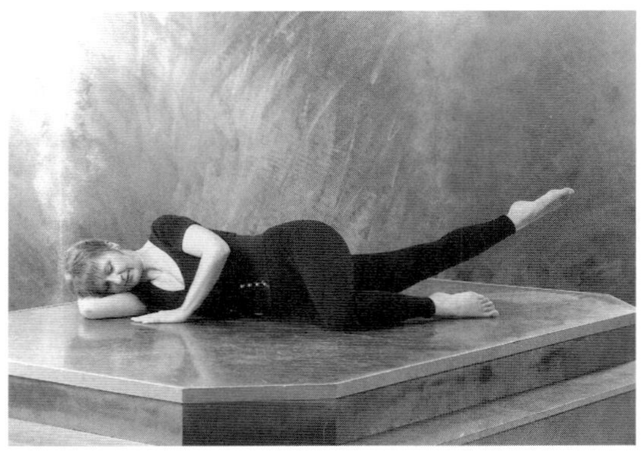

Übung 30

Ausgangsstellung

Seitenlage, oberes Bein angewinkelt vor unterem Bein, unteres Bein in Verlängerung des Oberkörpers gestreckt, der Kopf liegt auf dem Oberarm:

* Abheben des gestreckten unteren Beines, kurz halten, wieder ablegen,
* *Variation:* schnellere (dynamische) Bewegungsausführung ohne Haltepausen.

Wirkung

Kräftigung der Rumpf- und Hüftmuskulatur und der Gesäßmuskulatur, Kräftigung Oberschenkelinnenseite.

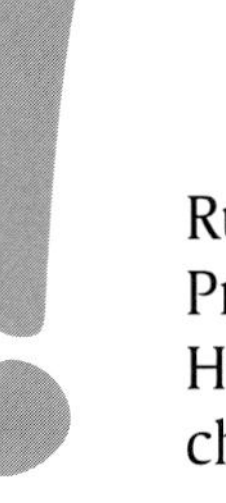

Ruhig weiteratmen, keine Pressatmung, nicht mit der Hüfte nach hinten ausweichen.

Übung 31

Ausgangsstellung

Bauchlage, Arme in Hochhalte = gestreckt über dem Kopf, Kopf liegt auf der Stirn:

* linkes Bein und rechten Arm strecken, dann abheben, halten, ablegen, entspannen, dasselbe gegengleich. Den Kopf dabei abheben, aber in Verlängerung der Wirbelsäule lassen.

Wirkung

Kräftigung der Rücken-, Schulter-, Gesäßmuskulatur und Oberschenkelmuskulatur, Dehnung der Rumpfmuskulatur.

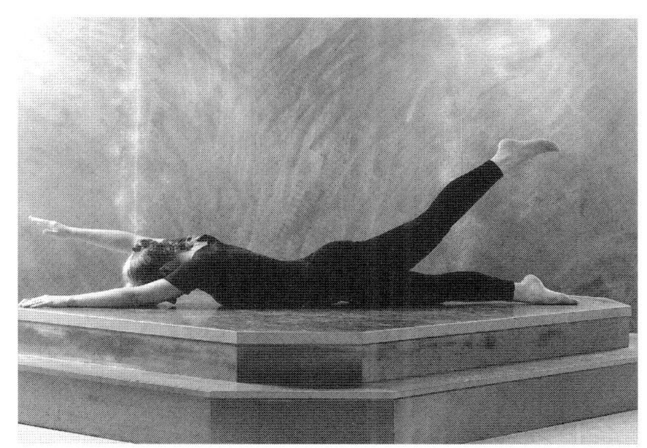

Langsame Bewegungsausführung, Kopf nicht ins Genick.

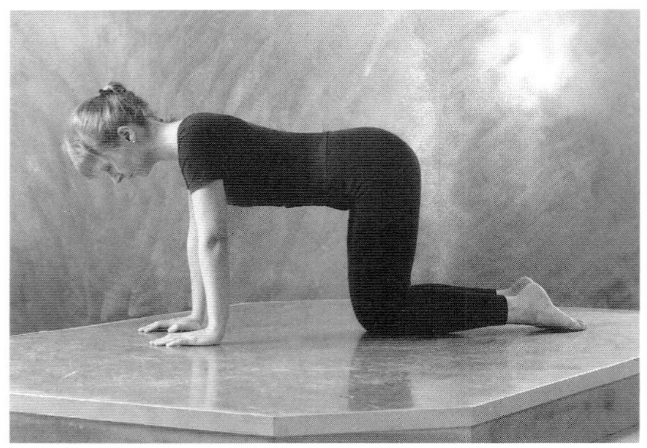

Übung 32

Ausgangsstellung

Bankstellung:

* Rundrücken machen, Kopf auf die Brust nehmen, ein Bein anziehen und mit dem Knie die Nase berühren, dabei ausatmen, zurück in die Ausgangsstellung.

Wirkung

Kräftigung der Bauchmuskulatur und der Beinhebemuskeln, Dehnung der Rückenmuskulatur, Mobilisation der gesamten Wirbelsäule.

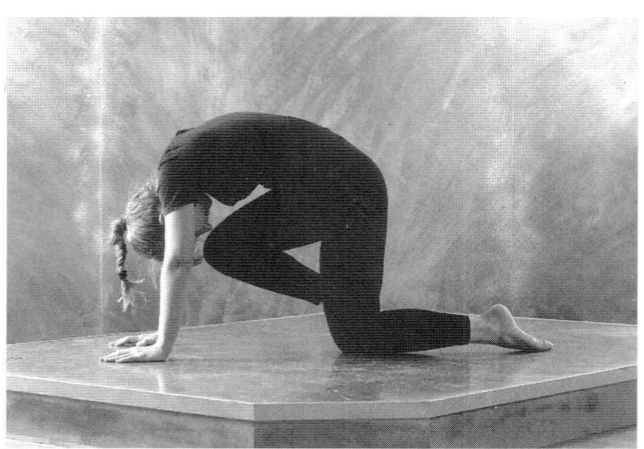

Atmung beachten, langsame Bewegungsausführung.

Übung 33

Ausgangsstellung

Bankstellung:

* linken Arm und rechtes Bein strecken, halten, wieder zurück in die Ausgangsstellung, Arm, Kopf, Oberkörper und Bein bilden dabei möglichst eine Linie.

Wirkung

Kräftigung der Arm- und Schultermuskulatur, der Rücken- und Gesäßmuskulatur, Koordination und Gleichgewichtsschulung.

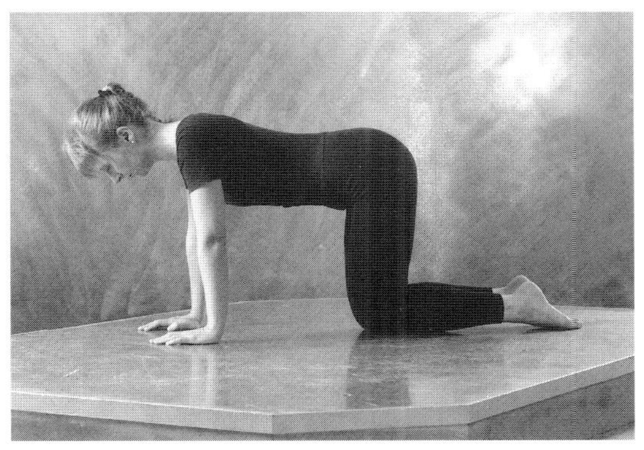

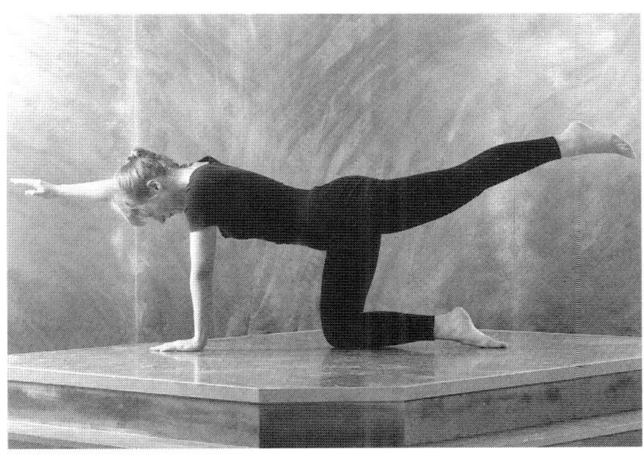

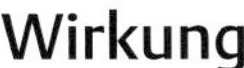

Kopf gerade lassen, nicht mit Scherung ausführen.

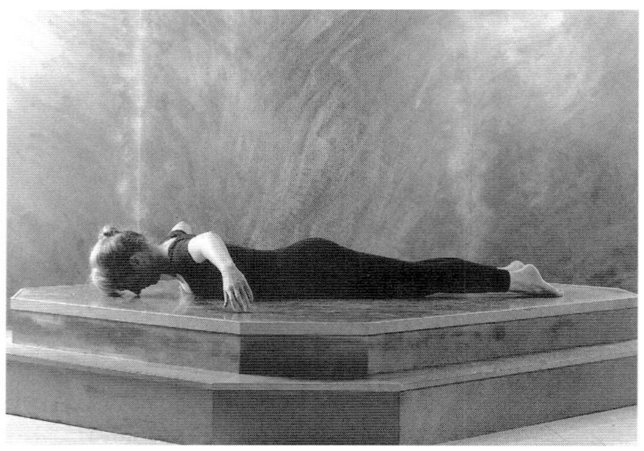

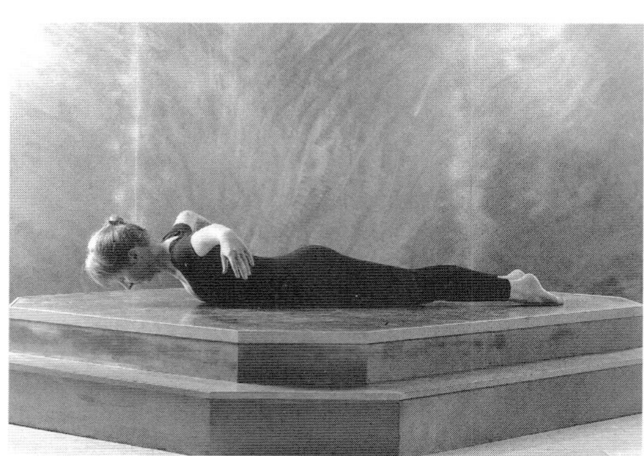

Übung 34

Ausgangsstellung

Bauchlage, Arme Seithalte:

- Kopf abheben, Oberarme heben, halten, wieder ablegen (Albatross), während der Übung weiteratmen,

- *Variation:* zusätzlich die Arme vor- (über Kopf) bzw. zurückführen (über Gesäß).

Wirkung

Kräftigung der Schulter- und Rückenmuskulatur.

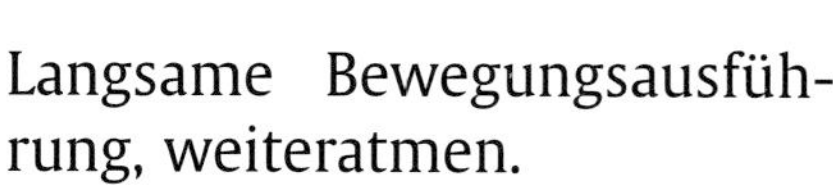

Langsame Bewegungsausführung, weiteratmen.

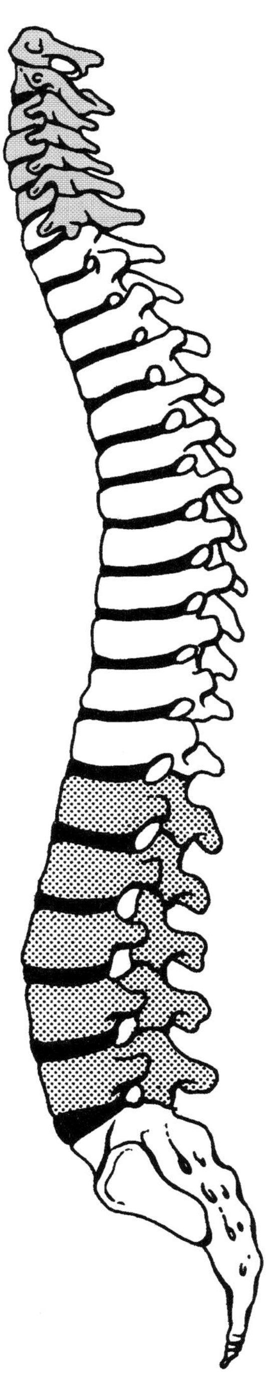

Anatomie
des Rückens

In diesem Kapitel finden Sie:

- Aufbau der Wirbelsäule
- Bandscheibe
- Bänder
- Muskulatur
- Nervensystem

Vielleicht ist Ihnen Anatomie zu kompliziert oder zu langweilig, vielleicht kennen Sie das meiste auch schon. Aber vielleicht wollen Sie die Einzelheiten etwas genauer kennenlernen oder wollen Ihr Wissen wieder auffrischen und suchen eine Nachschlagemöglichkeit. Aus diesem Grund ist das Wichtigste zur Anatomie des Rückens hier zusammengetragen, allerdings beschränkt auf die Wirbelsäulenregion.

Aufbau der Wirbelsäule

Die Wirbelsäule ist die zentrale Funktionseinheit im menschlichen Organismus. Als zentrales Achsenorgan stabilisiert sie einerseits die aufrechte Haltung, andererseits ist sie bei fast allen Bewegungen des Körpers beteiligt. Gleichzeitig ist sie Stoßdämpfer für alle Erschütterungen, die auf den Körper einwirken, und schützende Hülle für das Rückenmark, den Hauptnervenstrang des Menschen.

Durch die evolutorische Entwicklung und den damit verbundenen Übergang zur aufrechten Haltung hat sich die Wirbelsäule verändert, sie ist doppel-S-förmig gebogen, um die Federungsfunktion erfüllen zu können, und die unteren Wirbel sind breitflächiger als die oberen. Da die Wirbelsäule immer noch in Veränderung und damit auch noch nicht perfekt ist, ist sie relativ anfällig bei Überbeanspruchung oder falscher Belastung.

Die menschliche Wirbelsäule setzt sich aus einem beweglichen und einem unbeweglichen Teil zusammen.

Beweglicher Teil

Dieser besteht aus 24 Wirbelkörpern, die durch Gelenke, Bandscheiben, Bänder und Muskeln miteinander verbunden sind. Diese 24 Knochen werden in drei Gruppen eingeteilt:

- 7 Halswirbel (zervikale Wirbel),
- 12 Brustwirbel (thorakale Wirbel),
- 5 Lendenwirbel (lumbale Wirbel).

Die Halswirbelsäule ist sehr beweglich, vor allem für Drehbewegungen ausgelegt und bildet die Halslordose, eine Wölbung nach vorne.

Die Brustwirbelsäule ist nach hinten gewölbt (Kyphose) und bildet mit den Rippen den Brustkorb. Jeder Brustwirbel ist auf beiden Seiten mit je einer Rippe verbunden. Diese Verbindung und die relativ steile Orientierung der Wirbelgelenke fixieren die Brustwirbelsäule sehr stark.

Die Lendenwirbelsäule ist dagegen wieder beweglicher, vor allem für Beuge- und Streckbewegungen, und hat wie die Halswirbelsäule eine Wölbung nach vorne (Lordose). Zugleich sind die Wirbelkörper wesentlich größer und haben ausgeprägte Dornfortsätze, die als Ansatzstellen für Muskeln und Bänder dienen.

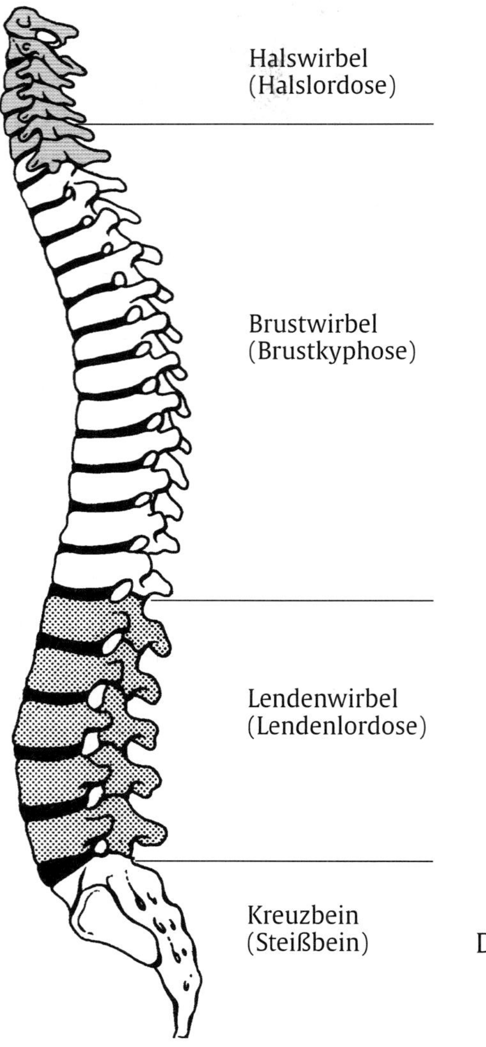

Die Wirbelsäule

Unbeweglicher Teil

Der unbewegliche, also verwachsene Teil der Wirbelsäule besteht aus dem Kreuzbein und dem Steißbein. Die 5 Wirbel des Kreuzbeines bilden zusammen mit den Hüftknochen das Becken, die 4, manchmal auch 3 oder 5 verwachsenen Wirbel des Steißbeines haben keine weiterreichende Funktion.

Wirbelkörper

Die Wirbelkörper sind zylinderförmige Knochen, die Blutgefäße, Knochenmark, Fett und Flüssigkeit enthalten und oben und unten relativ glatte Flächen, die Deck- bzw. Grundplatte, haben. In der Mitte des Wirbels ist ein Loch, das von den Wirbelbögen gebildet wird und durch welches das Rückenmark verläuft. Jeder Wirbel hat 7 Wirbelbogenfortsätze: 4 paarweise angelegte obere und untere Gelenkfortsätze mit je nach Wirbelsäulenabschnitt unterschiedlich gerichteten Achsen, sowie 2 Querfortsätze und einen Dornfortsatz (diese sind die Ansatzstellen der Bänder und Muskeln).

Je nach Wirbelsäulensegment sind die Wirbel anders geformt und haben unterschiedliche Ausprägungen im Querschnitt oder bei der Größe der Fortsätze.

In der Halswirbelsäule sind die Wirbel relativ zierlich und die Gelenke sehr steil angeordnet, damit sich die Wirbel gut drehen können. Die Lendenwirbel dagegen sind relativ groß mit sehr ausgeprägten Dornfortsätzen, da dort der meiste Druck abgefangen werden muss.

Wirbelgelenke

Verbunden sind die Wirbel untereinander mit Gelenken und Halbgelenken. Die „echten" Gelenke sind die 50 Wirbelbogengelenke (Zwischenwirbelgelenke) der beweglichen Wirbel sowie 5 Kopfgelenke und 10 Unkovertebralgelenke. Da diese Gelenke mit Gelenkhaut (Synovialmembran) und gleitfähigen Knorpelschichten versehen sind, können sie empfindlich auf Reizungen reagieren und sich entzünden. Die Halbgelenke sind die Bandscheiben, die u. a. die Funktion von Gelenken haben (vom Aufbau her jedoch Knorpelscheiben sind) und die beiden Iliosakralgelenke.

Wenn man noch die 24 Wirbel-Rippen-Gelenke dazuzählt, die bedeutsam für die schmerzerzeugende Arthrose sind, besteht die Wirbelsäule aus ca. 100 Gelenken, die alle bewegt werden wollen.

Die Wirbelgelenke führen die Bewegungen der Wirbelsäule und engen diese in bestimmten Richtungen ein. Abweichungen aus der Mittelstellung wie z. B. durch Beinlängendifferenz, seitliche Wirbelsäulenverkrümmung (Skoliose) oder Überbelastung haben zur Folge, dass das Gelenkspiel, auch Joint-Play genannt, empfindlich gestört wird.

Oft nimmt der Kreislauf der Schädigung am Wirbelsäulengelenk seinen Anfang. Durch eine Blockade des Gelenks kommt es zu degenerativen Veränderungen der Bandscheiben mit der Folge von Bänderschwäche (Bandinsuffizienz) und muskulären Störungen. Die auftretenden Störungen lösen eine Gegenreaktion des Körpers aus, dadurch entstehen Überlastungen anderer Bereiche und erneute Blockaden.

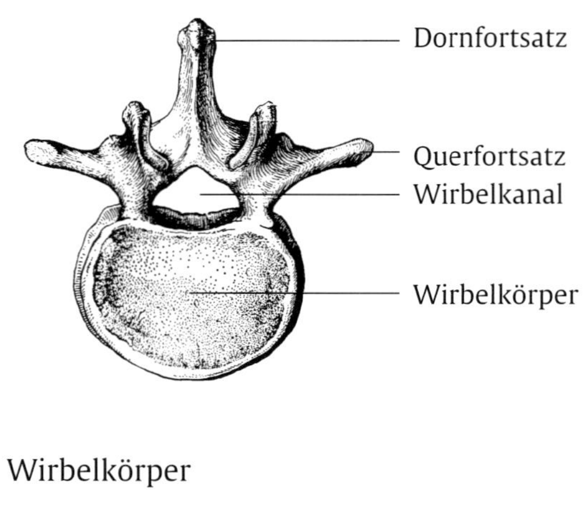

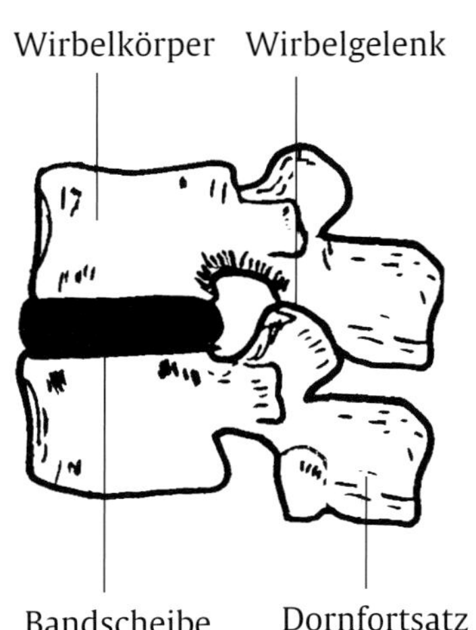

Bandscheibe

Die Bandscheibe, auch Zwischenwirbelscheibe genannt, ist Puffer, Gelenk und Kugellager in einem. Zwischen je zwei Wirbeln befindet sich eine Bandscheibe, die durch Bänder fest mit diesen verbunden ist, eine zweite Bandverbindung besteht zwischen den einzelnen Bandscheiben. Zusammen mit den sie einschließenden Wirbelkörpern und den Bändern und Muskeln bildet die Bandscheibe ein *Bewegungssegment*, die kleinste Funktionseinheit der Wirbelsäule.

Aufbau und Funktion

Die Bandscheibe besteht aus einem Gallertkern (Nucleus pulposus) im Zentrum und einem umgebenden Faserring aus zwiebelschalenartigen, zirkulär angelegten Knorpelschichten (Anulus fibrosus). Genaugenommen gehören auch noch die beiden am Wirbelkörper anliegenden Hyalinknorpelplatten dazu, da diese mit dem Faserring verbunden sind.

Der Gallertkern stellt mit seinem hohen Flüssigkeitsanteil (Wassergehalt: bei Säuglingen etwa 90%, bei 70-Jährigen ca. 70%) ein pufferartig wirkendes Wasserkissen dar, das einerseits die Wirbel auf Distanz und die Bänder straff hält, andererseits auftreffende Kräfte abfängt und je nach ihrer Belastungsrichtung auf die „Restbandscheibe" verteilt. Der Faserring ist verformbar und gleicht den Druck aus. Dadurch werden die ringsum in der knöchernen Randleiste der Wirbelkörper fest verankerten Lamellenfasern gestrafft. Dieses Druckspannsystem hält die angrenzenden Wirbelkörper zusammen, verhindert übermäßiges Kippen und bremst Drehungen ab.

Damit wird klar, dass die Bandscheibe mehr leisten muss als ein normales Gelenk. Neben den üblichen Gelenkfunktionen, Beweglichkeit und Hemmung übermäßiger Beweglichkeit, sind die Elastizität und die Pufferfunktion genauso wichtig. Die Bandscheiben sind die wichtigsten Federglieder, die das Knochensystem vor Bruch schützen und viele innere Organe (Hirn, Rückenmark) vor allzu harten Stößen bewahren.

Bei einer Fehlbelastung wird der Druck hauptsächlich in eine Richtung weitergegeben mit der Folge einer einseitigen Verformung und schlimmstenfalls eines Bandscheibenvorfalls.

Ernährung

Die Bandscheibe wird nicht durchblutet, kann sich also auf diese Art nicht ernähren. Die Versorgung mit ernährenden Grundstoffen und der Abtransport von Schlacken erfolgt nach dem Schwammprinzip durch Diffusion. Durch Druck wird Flüssigkeit aus der Bandscheibe gepreßt, durch Druckentlastung Flüssigkeit eingesogen. Da die Bandscheibe durch Belastung bis zu 10% schrumpfen kann, durch die Entlastung (die Hauptentlastung der Bandscheibe ist die Nachtruhe) aber wieder die ursprüngliche Größe erhält, sind wir meist morgens um 1–2 cm größer als am Abend.

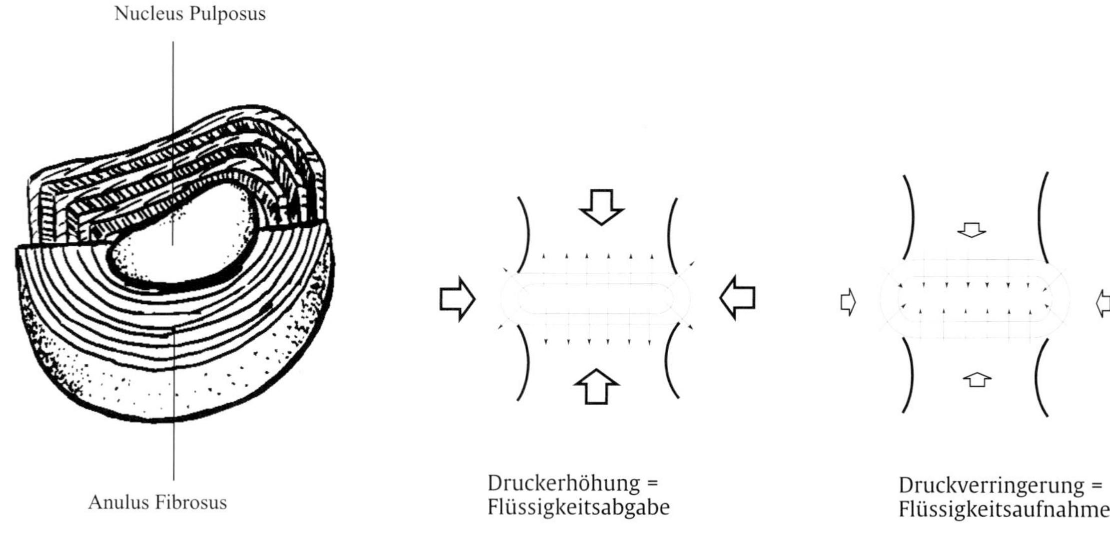

Aufbau einer Bandscheibe   Ernährung der Bandscheibe

Die Bandscheibe lebt also von der Bewegung, von der Be- und Entlastung. Daher kann totale Schonung auch nachteilig sein. Deswegen ist es gerade für Zahnarzt und Mitarbeiterin enorm wichtig, schon während der Arbeitszeit Bewegungsübungen zu machen.

Bänder

Neben der Bandscheibe halten sieben Bänder jeweils zwei Wirbel zusammen, die auch an der Steuerung der Wirbelsäulenbewegungen beteiligt sind. Bänder oder Ligamente sind robuste Stränge aus Fasergewebe, die Knochen oder andere Körperteile zusammenhalten und aufgrund ihrer Elastizität eine bestimmten Bewegungsspielraum lassen, extreme Bewegungen jedoch verhindern. Das vordere Längsband ist die Verbindung der Bandscheiben miteinander, das hintere Längsband, das hinter den Wirbelkörpern entlang der Wirbelsäule verläuft, ist die Verbindung der Wirbelkörper. Dies wird auf Höhe der Bandscheiben schmäler, sodass sich die Bandscheibe bei nachlassender Elastizität leichter vorwölben kann, mit der Folge einer Nervenreizung. Das so genannte „gelbe Band", das die rückwärtigen Knochenplatten der Wirbelbögen miteinander verbindet, kann sich bei Elastizitätsverlust wulstartig in den Wirbelkanal vorschieben und diesen verstopfen (Spinalstenose).

Muskulatur

Funktion

Die Muskeln als Hauptbestandteil des aktiven Bewegungsapparates haben zwei große Funktionen: Stützen und Bewegen. Die tiefer gelegenen Muskeln des Rumpfes sind meist klein, gehen von Wirbel zu Wirbel und bilden die Stütze. Dazu gehören bei der Wirbelsäule viele Muskeln, die die intensive Verstrebung der Dornfortsätze, der Querfortsätze und der Wirbelgelenke übernehmen. Die größeren und i. d. R. oberflächlicheren Muskeln sind für die Bewegungen in alle Richtungen zuständig.

Gleichzeitig fungiert die Muskulatur als Umschaltsystem, als Puffer auf bestimmte Reize und sie adaptiert, d. h. sie passt sich den Anforderungen an. Training der Muskulatur bedingt also eine Veränderung, einen Zuwachs an Menge und Leistungsfähigkeit, und das auch noch im hohen Alter.

Wesentlich ist eine ausgewogene Balance zwischen den muskulären Gegenspielern, den sogenannten Agonisten und Antagonisten. Jeder Muskel hat ein Pendant, das die Gegenbewegung durchführt, z. B. Beuger und Strecker eines Gelenkes. Dieses Muskelgleichgewicht ist für die Gelenke und damit auch für die Wirbelsäule wie ein Korsett, also zugleich Stütze und Schutz.

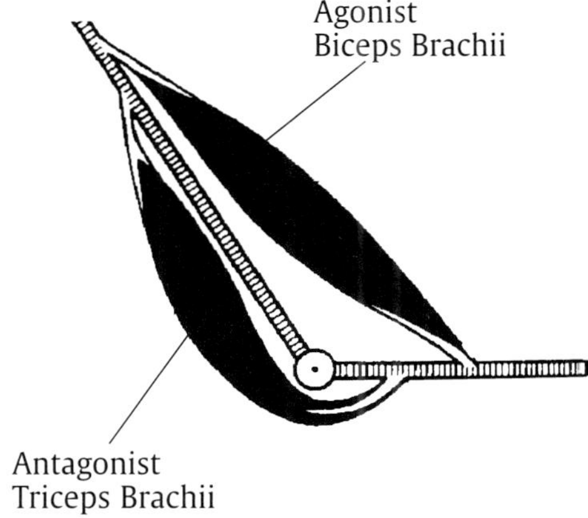

Agonist – Antagonist am Oberarm

Die wichtigsten Muskeln für die Stabilität der Wirbelsäule sind die Bauchmuskeln, (Verbindung Rumpf – Beckenknochen), der Darmbein-Lenden-Muskel (M. iliopsoas = Verbindung Lendenwirbel und Oberschenkelknochen) und die tiefen Rückenstrecker (M. erector spinae = Wirbelsäulenaufrichter). Diese Stabilitätsmuskeln können zu schwach sein, wie dies oft bei den Bauchmuskeln der Fall ist, oder verspannt, also zu kräftig, eine Spezialität des Großen Lendenmuskels. Da diese beiden Muskeln Gegenspieler sind, belasten beide Mechanismen die Wirbelsäule.

Ernährung

Ein Muskel wird durch dynamische Muskelarbeit, den Wechsel von Anspannung und Entspannung durchblutet und somit ernährt. Bei isometrischer Arbeit, also statischer Haltearbeit, ermüdet der Muskel sehr rasch, da die Durchblutung gedrosselt oder unterbrochen ist.

Störungen und Beschwerden

Eine Störung des Gleichgewichts belastet die Gelenke bis hin zu irreparablen Schädigungen. Außerdem werden durch Muskelverspannungen Regelkreise in Gang gesetzt, die schwer abzustellen sind. Folge einer Muskelverspannung ist in der Regel eine Minderdurchblutung des betreffenden Muskels. Der dadurch bedingte Sauerstoffmangel und schlechte Stoffwechsel hat eine Ansäuerung und damit Schmerzen zur Folge. Die Endstufe ist eine noch stärkere Muskelverspannung.

Bewegung und gezieltes Training der Muskulatur sind daher unbedingt notwendig, wobei bestimmte Muskelgruppen speziell trainiert werden müssen: Die zur Verkürzung neigende Muskulatur (z. B. Brustmuskulatur, Oberschenkelbeuger) muss gedehnt, die zur Abschwächung neigende Muskulatur (z. B. Bauchmuskeln, Rückenmuskeln, Gesäßmuskeln) muss gekräftigt werden.

Zur Verkürzung neigende Muskulatur:

1   Kopfwender (M. sternocleidomastoideus),

2   Brustmuskel (M. pectoralis major),

3   Hüftbeugemuskel (M. iliopsoas),

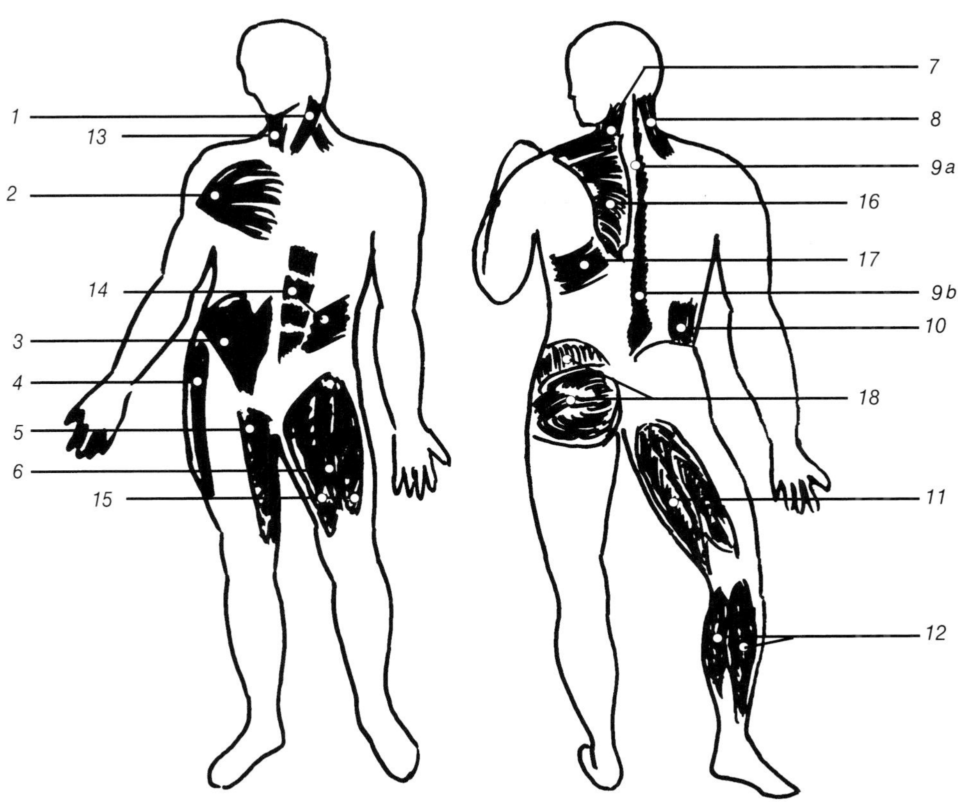

4   Hüftmuskel (M. tensor fasciae latae),

5   Oberschenkel-Adduktoren,

6   Oberschenkelmuskel (M. rectus femoris),

7   oberer Schulterblatthebemuskel (oberer Teil des M. trapezius),

8   unterer Schulterblatthebemuskel (M. levator scapulae),

9   lange Rückenstreckmuskeln (M. erector spinae),

9a   oberer Teil: Nackenmuskel (M. spinalis),

9b   unterer Teil: langer Rückenmuskel (M. longissimus dorsi),

10   Lendenmuskel (M. quadratus lumborum),

11   Oberschenkelbeugemuskel (ischiokrurale Muskelgruppe),

12   Unterschenkelmuskel (M. triceps surae).

Zur Abschwächung neigende Muskulatur:

13   tiefer Halsbeuger,

14   gerade und schräge Bauchmuskeln (M. rectus abdominis
        und M. obliquus abdominis),

15   Kniestabilisationsmuskeln (Vasti des M. quadriceps),

16   Schulterblattmuskeln (M. trapezius, unterer Anteil. Dieser fixiert
        das Schulterblatt bzw. zieht es nach unten),

17   vorderer Sägemuskel = Schulterblattfixator (M. serratus anterior),

18   Gesäßmuskeln (M. glutaeus medius und maximus).

Nervensystem

Funktion

Fast alle Bestandteile der Wirbelsäule sind von Nerven durchsetzt: das Fasergewebe der Bandscheibe, die Bänder, Abschnitte der Zwischenwirbelgelenke und natürlich die Muskeln. Die Nerven steuern die Muskelarbeit und leiten die notwendigen Informationen vom Gehirn zu den Muskeln und umgekehrt. Die Nervenleitungen sind für die Sendung von Impulsen (z.B. Anspannung des Muskels) und den Empfang von Empfindungen (z.B. Schmerz, Hitze) notwendig. Auch die vegetative Regulation, also die Anpassung des Körpers an äußere Bedingungen (z.B. Anpassung der Gefäßweite, Hauttemperatur) gehört zu den Aufgaben der Nerven.

Die Wirbelsäule schützt den Hauptnervenstrang Rückenmark und die Nervenwurzeln, die aus den Wirbellöchern treten und mit den Muskeln verbunden sind.

Störungen

Durch mechanische Reizung, z. B. durch einen Bandscheibenvorfall, werden die Nerven beengt, gepresst, komprimiert und eventuell dauerhaft geschädigt. Die Reizung wird als Signal an das Gehirn weitergeleitet und dort nicht als Schädigung an der Nervenleitung selbst, sondern als Schmerz im zuständigen Körperteil interpretiert. Daher hat man oft Beschwerden an Körperteilen, die ursächlich zunächst nicht geschädigt oder verletzt sind, z. B. ziehende Schmerzen in Oberschenkel, Gesäß und Wade oder Taubheit in den Fingern.

Die Ursache ist jedoch oft im Bereich der Wirbelsäule zu suchen, wo die Nervenwurzel gereizt wird, weswegen solche Krankheitsbilder Wurzelsyndrome genannt werden.

Bei einer Schädigung des Nervs und damit einer Störung oder Unterbrechung der Leitung Nerv–Muskel verkümmert der Muskel, die „Befehle" kommen nicht mehr an. Die Folgen sind weitere Störungen, Fehlhaltungen, Schmerzen etc.

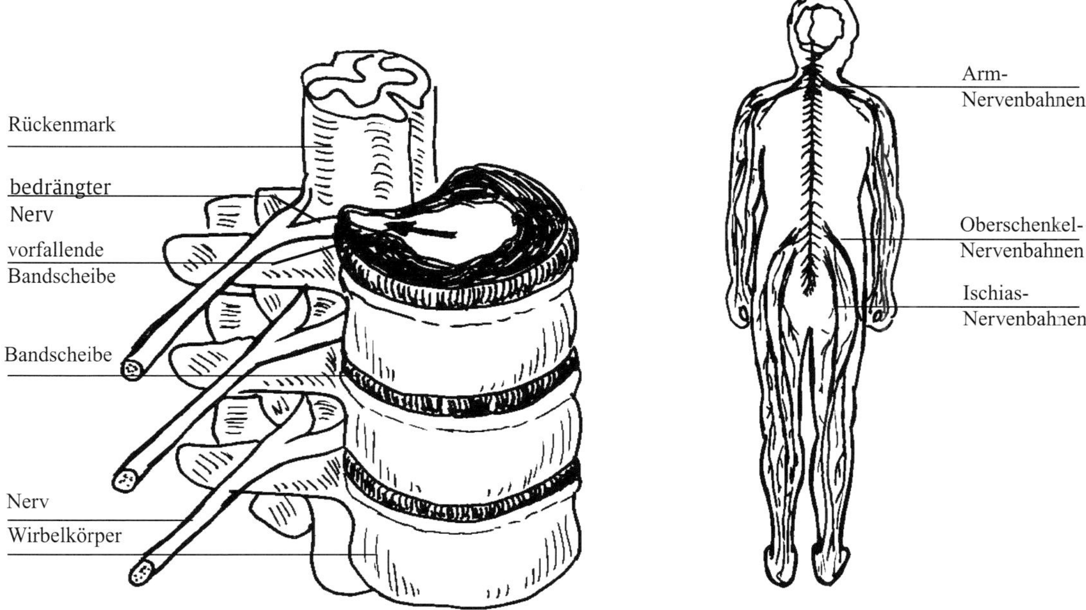

Reizung des Nervs durch Bandscheibenvorfall

Lexikon

Adaption

Anpassung z. B. eines Muskels an Belastungen.

Agonist – Antagonist

Muskuläre Gegenspieler bei einem Gelenk, z. B. Armbeuger (Biceps brachii) und Armstrecker (Triceps brachii).

Anulus fibrosus

Ringförmiger Randteil der Bandscheibe aus Faserknorpelgewebe.

Arthritis

Meist schmerzhafte, mit Schwellungen und Flüssigkeitsabsonderung einhergehende Reizung und Entzündung der Gelenke.

Arthrose

Degenerative Gelenkveränderung, deren Ursachen im natürlichen Alterungsprozess und in Abnutzungserscheinungen liegen.

Bandscheibe

Elastische und wie ein Stoßdämpfer wirkende Scheibe zwischen den zylinderförmigen Wirbelkörpern. Sie besteht aus einem gallertartigen Kern und einem Ring aus Faserknorpelgewebe.

Bandscheibendegeneration

Organische und funktionelle, durch Abnutzung bedingte, schmerzhafte oder nicht-schmerzhafte Veränderung der Bandscheibe.

Bandscheibenvorfall

Verlagerung des Gallertkerns und anderer Bandscheibenbestandteile über das Bandscheibenbett hinaus:

- Bandscheibenvorwölbung (Protrusion)

  Durch Wanderung des Gallertkerns bedingte Vorwölbung des Faserknorpelringes aus dem Bandscheibenbett.

- Bandscheibenvorfall (Prolaps)

  Vortreten des Bandscheibenkerns durch den Faserknorpelring in den Wirbelkanal.

- Freier Bandscheibenvorfall

  Vortreten eines abgelösten (freien) Fragmentes des Bandscheibenkerns in den Wirbelkanal mit eventueller Wanderung in andere Bezirke.

Bewegungssegment

Kleinste Funktionseinheit der Wirbelsäule, bestehend aus zwei benachbarten Wirbeln, einer Bandscheibe und den umgebenden Muskeln und Bändern.

Computertomogramm (CT)

Röntgenschichtbild von Knochen- und Weichteilgewebe. Der Bildaufbau in mehreren Ebenen und aus verschiedenen Perspektiven erfolgt durch den Computer. Die Computertomographie ermöglicht unter anderem die Darstellung des Wirbelkanals und sich vorwölbender Strukturen, beispielsweise der Bandscheibe.

Degeneration

Organische oder funktionelle Entartung von Gewebe; gemeinhin Bezeichnung für Veränderungen der Bandscheibe. Im Laufe der Jahre wandelt sich die Bandscheibe von einer elastischen, widerstandsfähigen Struktur mit Gallertkern und robustem Faserknorpelring zu einem ausgetrockneten, ziemlich unelastischen Gebilde mit brüchigem Rand. Im Zuge dieses Alterungsprozesses wird die Bandscheibe meist auch etwas dünner.

Degenerative Bandscheibenerkrankung

Von klinischen Symptomen begleitete Abnutzung der Bandscheibe.

Degenerative Erkrankung der Zwischenwirbelgelenke

Durch Abnutzung der Knorpelschicht und Osterophytenbildung gekennzeichnete degenerative Veränderungen der Zwischenwirbelgelenke.

Dura

Harte Rückenmarkhaut und äußerste der drei Hüllen, die Rückenmark und Nerven schützend umgeben.

Extension

Überstreckung der Wirbelsäule nach hinten.

Flexion

Beugung der Wirbelsäule nach vorn.

Hexenschuss

Plötzlich auftretende Schmerzen in der Lendenwirbelsäule, die bedingt sind durch abrupte, ungewohnte Bewegungen oder durch degenerative Bandscheiben- oder Gelenkveränderungen (Bandscheibenvorwölbung, Gelenkblockade).

Hohlkreuz

Verstärkte Krümmung der Lendenwirbelsäule nach vorne (Hyperlordose).

Illiosakralgelenk

Kreuzbein-Darmbein-Gelenk; beidseitige Verbindung zwischen Kreuzbein und Becken.

Ischialgie

Schmerzzustand in dem vom Ischiasnerv versorgten Körperbereich, das heißt normalerweise in Gesäß, rückwärtigem Oberschenkel und seitlich am Bein entlang, bis in den Fuß ausstrahlend. Ursache ist zumeist, wenn auch nicht immer, ein Bandscheibenvorfall.

Kyphose

Wölbung nach hinten, z. B. der Brustwirbelsäule (Buckel).

Lordose

Wölbung nach vorne, z. B. Halswirbelsäule, Lendenwirbelsäule. Eine ausgeprägte Lordose (etwa durch Fehlhaltung) kann zu Rückenbeschwerden führen.

Lumbalsyndrom

Bandscheibenbedingte Beschwerden, von der Lendenwirbelsäule ausgehend.

Monolateralismus

Beschwerden, die direkt oder indirekt auf die einseitige Beanspruchung des Körpers zurückzuführen sind. Folgen sind unausgeglichener Muskeltonus, ungleiche Entwicklung und Koordination paariger Muskeln u. ä.

Nervenwurzel

Nervenabschnitt zwischen Austrittspunkt am Rückenmark und Durchtrittsstelle aus dem Zwischenwirbelloch. Hier vereinigt er sich mit anderen Nervenwurzeln zu größeren Nerven wie beispielsweise dem Ischiasnerv.

Neurologische Störung

Anomalie aufgrund einer Nervenfehlfunktion, beispielsweise Kraftlosigkeit, Taubheitsgefühl oder Reflexausfall.

Nucleus pulposus

Gallertartiger Kern der Bandscheibe.

Oberer Querfortsatz

Paariger Knochenvorsprung am Wirbelbogen; er bildet gemeinsam mit dem unteren Gelenkfortsatz des darüber liegenden Wirbels das Zwischenwirbelgelenk.

Osteoporose

Knochenbrüchigkeit durch Entkalkung und Verlust der knöchernen Gerüstsubstanz. Der Knochen verliert an Festigkeit und wird brüchig.

Querfortsatz

Flügelähnlicher, seitlicher Knochenvorsprung am Wirbelbogen.

Rumpfmuskeln

Bauch- und Rückenmuskulatur einschließlich Darmbein-Lenden-Muskel.

Schmerzpunkt

Auch als Reizpunkt oder Trigger-Punkt bezeichnete lokal begrenzte, schmerz- oder druckempfindliche Stelle, die bei Berührung oder Druck bis in weiter entfernte Körperbezirke ausstrahlende Schmerzsymptome auslöst.

Sehne

Aus faserigem Bindegewebe bestehendes bandähnliches Endstück des Muskels. Die Sehne verankert den Muskel am Knochen.

Seitbeugen

Neigen der Wirbelsäule nach rechts oder links.

Skoliose

Seitliche Wirbelsäulenverkrümmung (pathologisch).

Spinalnervenwurzeln

Nervenstrukturen aus Fasern motorischer und sensorischer Wurzeln, die sich an ihrer Durchtrittsstelle aus der Dura zu gemischten Nerven vereinigen und, mit einer Duraumkleidung versehen, zum Spinalganglion im Zwischenwirbelloch verlaufen.

Spondylitis

Wirbelentzündung.

Spondylodese

Operative Wirbelsäulenversteifung.

Spondylolisthesis

Abgleiten eines Wirbelkörpers nach vorn. Ursachen: Angeborener oder erworbener Defekt im rückwärtigen Wirbelbogenbereich; durch Abnutzung bedingte Deformierung, Veränderung oder Lockerung der Zwischenwirbelgelenke sowie Trauma durch chronische Überbeanspruchung eines Wirbelsäulenelementes (beispielsweise bei Turnern, Gewichthebern).

Spondylose

Nichtentzündliche Wirbelerkrankung.

Steißbein

Knochen aus verwachsenen Wirbeln, das am Kreuzbein anschließend das untere Ende der Wirbelsäule bildet.

Torsion

Achsendrehung oder Verwindung. Verdrehung um eine Längsachse, z. B. Oberkörperdrehung bei aufrechtem Oberkörper.

Unterer Gelenkfortsatz

Paariger Knochenvorsprung an der Wirbelrückseite; er bildet mit einer ähnlichen Struktur des darunter liegenden Wirbels eine gelenkige Verbindung, das Zwischenwirbelgelenk. Die Gelenkflächen (Facetten) sind überknorpelt.

Wirbelbogen

Bogenförmige knöcherne Verbindung zwischen Wirbelkörper und rückwärtigen Wirbelstrukturen.

Wirbelgleiten

siehe Spondylolisthesis.

Wirbelkanal

Der von den Wirbellöchern gebildete, auch als Spinalkanal bezeichnete, tunnelähnliche Kanal der Wirbelsäule. Er beherbergt das bis zum 1. Lendenwirbel (L1) reichende Rückenmark. Unterhalb von L1 füllt das Nervenfaserbündel der Cauda equina den Wirbelkanal aus.

Wirbelkörper

Der große zylinderförmige Teil des Wirbels zwischen zwei Bandscheiben.

Wirbelloch

Das von der Wirbelkörperrückseite und der Wirbelbogenvorderseite gebildete Loch im Wirbel.

Wirbel-Rippen-Gelenk

Gelenk zwischen Brustwirbeln und Rippen.

Wirbelsäule

Biegsame, aus 24 Wirbeln sowie Kreuz- und Steißbein bestehende Mittelachse des Körpers. Die sogenannten Dornfortsätze an der Wirbelsäulenrückseite sind unter der Haut in der Mitte des Rückens deutlich tastbar.

Wurzelsyndrom

Krankheitsbild, bei dem die Nervenwurzel gereizt wird, der Schmerz jedoch in der Extremität empfunden wird.

Zervikalsyndrom

Bandscheibenbedingte Beschwerden, die von der Halswirbelsäule ausgehen.

Zervikalsyndrom (lokales)

Auf Halswirbelsäule beschränkte Beschwerden.

Zervikobrachiales Syndrom

Zervikalsyndrom mit Schmerzen im Arm.

Zervikozephales Syndrom

Zervikalsyndrom mit Kopfschmerzen, Schwindel, Hör-, Seh- und Schluckstörungen.

Zwischenwirbelgelenke

Paarige Gelenke an der Wirbelkörperrückseite. Sie besitzen durch „Gelenkschmiere" (Synovia) gleitfähig gehaltene Oberflächen (Facetten) und sind von einer Gelenkkapsel aus faserigem Bindegewebe umschlossen.

Literaturverzeichnis

Balters, W.: Rationalisierung der zahnärztlichen Arbeit. In: Kantorowicz (Hrsg.): Handwörterbuch der gesamten Zahnheilkunde, Bd. 3, 1931

Brügger, A.: Gesunde Körperhaltung im Alltag, Brügger-Verlag, Zürich 1990

Coleman, A: Lehrbuch der zahnärztlichen Chirurgie. Ash and Sons, Berlin 1883

Dreher-Edelmann, G.: Gymnastik für Halswirbelsäule, Schulter- und Brustbereich, Fischer-Verlag, Stuttgart 1992

EGZE: Technischer Bericht Nr. 6 der Europäischen Gesellschaft für Zahnärztliche Ergonomie, 1994

Focke, Dr.: Rationalisierung. In: Dt. Zahnärztl. Wschr. 40, 1064, 1937

Gillert, O./Rulffs, W.: Hydrotherapie und Balneotherapie, Pflaum-Verlag, München 1990

Grotkasten, S./Kienzerl, H.: Wirbelsäulengymnastik, Heyne-Verlag, München 1991

Hackl, M.: HUI CHUN GONG, Hugendubel-Verlag, München 1991

Hanke, A.: Rückenschule für Pflegekräfte, Lambertus-Verlag, Freiburg 1997

Hauser-Bischof, C., Dvorák, J., Ruef A.: VITA Rückenschule, Birkhäuser-Verlag, Ravensburg 1991

Hermann H-G./Midlich U./Schellenberger B.: Sport und Gesundheit, Nürnberger Lebensversicherung AG, Nürnberg 1992

Hilger, R.: Arbeitssystematik in der zahnärztlichen Praxis, Quintessenz 29, Heft 7 bis 10, Ref. 5802 (1978)

Hilger, R.: Praxisplanung, Infektionsschutz. In: Hilger, Jung, Spranger (Hrsg.): Die zahnärztliche Versorgung, Hüthig, Heidelberg 1984

Hilger, R.: Systematik der Teamarbeit. In: Heners/Schatz (Hrsg.): Das zahnärztliche Team, Quintessenz-Verlag, Berlin 1986

Hilger, R.: Arbeitssystem Zahnarztpraxis, Praxisgestaltung – Teamarbeit – Hygiene, Quintessenz-Verlag, Berlin 1988

Hilger, R.: Die ergonomische Behandlungssystematik. Videofilm. Quintessenz-Verlag, Berlin 1994

Hilger, R.: Praxisgestaltung und Praxisorganisation. In: Ketterl, W. (Hrsg.): Die zahnärztliche Praxis. Praxis der Zahnheilkunde, Bd. 1, Verlag Urban & Schwarzenberg, München 1994

Höting, H.: Aktiv und gesund durch die magischen Qigong Kugeln aus China, Deutscher Spurbuchverlag, Baunach 1993

Junghans, H.: Die Wirbelsäule in der Arbeitsmedizin, Hippokrates-Verlag, Stuttgart 1979

Just, M.: Körperschule – Entspannung, Haltung, Bewegung, Diavolo-Verlag, Forchheim 1994

Just, M.: Ganzheitliche Körperschule für Pflegepersonen, Schlütersche Verlagsanstalt, Hannover 2000

Just, M./Just, G.: Wirbelsäulengymnastik – Theorie und Praxis, Just-Verlag, Forchheim 1989

Kastenbauer, J.: Zahnarzt – ein Risikoberuf?, Quintessenz-Verlag, Berlin 1987

Kempf, H.-D.: Die Rückenschule, Rowohlt-Verlag, Reinbeck 1990

Kempf, H.D./Schmelcher F./Ziegler C.: Trainingsbuch Rückenschule, Rowohlt-Verlag, Hamburg 1996

Ketterl, W. (Hrsg) et al: Die zahnärztliche Praxis, Urban & Schwarzenberg, München 1994

Ketterl, W. (Hrsg) et al.: Grundlagen der Zahn-, Mund- und Kieferheilkunde, Urban & Schwarzenberg, München 1988

Kimmel, Wagner, Dombrowsky: Die zahnärztliche Praxis, Deutscher Ärzte-Verlag, 1978

Krahmann, H./Haag, G.: Die Progressive Relaxation, Pflaum-Verlag, München 1987

Lauritzen, C./Minne, H. W: Osteoporose. Wenn Knochen schwinden ..., Thieme-Verlag, Stuttgart 1990

Leukel, B.: „Zilgrei" macht Hoffnung, in: Gesundheitssport und Sporttherapie 2/94

Matthiaß, H. H.: Der Kreuzschmerz des Zahnarztes, Berufskrankheit oder vermeidbares Übel In: der freie Zahnarzt Nr. 6 / 1981

Mellerowicz, H/Franz I.W.: Training als Mittel der präventiven Medizin, Perimed-Verlag, Erlangen 1981

Nachemson, A.: The load on lumbar discs in different positions of dthe body, Clinical Orthopaedics 45, 1966

Netter, F. H.: Atlas der Anatomie des Menschen, 2. Aufl., Thieme-Verlag, Stuttgart 2000

Neuhauser, W.: Die Arbeitshaltung des Zahnarztes, unveröffentliches Skript zum Kurs, 1996

Neuhauser, W./Mainzer, J./Rohmert, W.: Unsere Arbeit, Ergonomie, Zahnärztliche Gesundheit, In: Zahnärztliche Mitteilungen Nr. 8/9/18/19/22 – 1987

Paul, J.E.: A manual of four-handed dentistry, Quintessenz-Verlag, Chicago 1980

Reed Gach, M.: Heilende Punkte, Knaur-Verlag, München 1992

Rehm, C.: Jonglieren, ein Übungsweg, Urachhaus, Stuttgart 1986

Reinhardt, B.: Gesunder Rücken – besser leben, Perimed-Verlag, Erlangen 1989

Ritter, M.: Die ideale Wirbelsäulen-Gymnastik, Orbis-Verlag, München 1993

Rohmert W./Mainzer J./Zipp P. (Hrsg.): Der Zahnarzt im Blickfeld der Ergonomie, Deutscher Ärzte-Verlag, Köln 1988 Institut der Deutschen Zahnärzte

Schöbel, R.: Wege zur Erhaltung der Leistungsfähigkeit des Zahnarztes, Johann Ambrosius Barth-Verlag, Leipzig 1959/1967

Schön, F.: Der neue Stil in der Zahnheilkunde. In: zahnärztliche Praxis 15, 197 (1964)

Tanner, J.: Rückenschmerzen, Maier-Verlag, Ravensburg 1988

Tran Vu Chi: WA DO Wohlbefinden durch Bewegung, Rowohlt-Verlag, Reinbeck 1989

Wagner, B.: Das Stehaufmännchen-Prinzip, in: Dental-Magazin 2/95

Wagner, B.: Die Arbeitshaltung des Zahnarztes, Teil 1 und 2. In: DS 3/92 und 4/92

Wagner, F.: Akupressur leicht gemacht, Gräfe und Unzer-Verlag, München 1985

Weineck, J.: a Der Zahnarzt im Spiegel seiner Gesundheit, Quintessenz-Verlag, Berlin 1990

Weineck, J.: b Sportanatomie, 6. Aufl., Perimed-Verlag, Erlangen, 1990

White, Augustus A.: Das Kreuz mit dem Rücken, BLV-Verlag, München 1992

Wilke, H.-J. et al: Neue intradiskale In-Vivo-Druckmessungen bei Alltagsbelastungen in: Hefte „Der Unfallchirurg", Heft 271, Springer-Verlag, Berlin 1999

Williams, H. E.: Humanizing Our Great Profession, Commercial Press, Red Bank, New Jersey (USA) 1949

Zillo, A./Greissing, H.: Neue Hoffnung: *Zilgrei*, Mosaik-Verlag, München 1985

Der Autor

Manfred Just, staatlich geprüfter Sportlehrer, Ergonomieberater, Ausbilder für Gesundheitstrainer (JUST-FIVE, Rückenschullehrer) ist seit 1985 bundesweit und international im Rahmen von Vorträgen, Kursen, Seminaren und Beratungsaufträgen tätig.

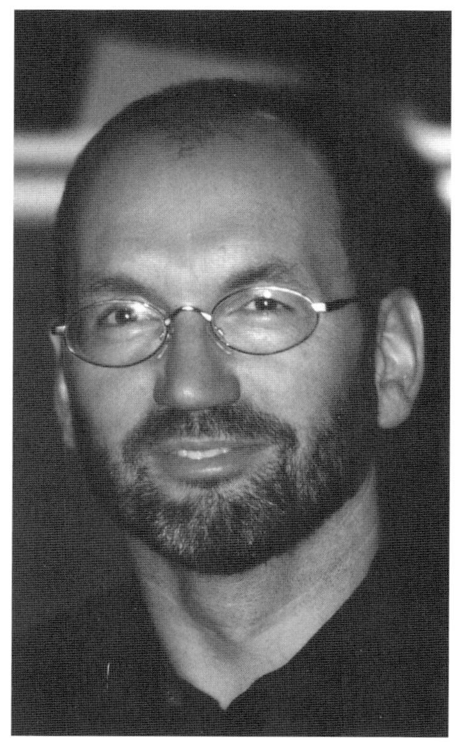

Er hat sich dabei auf bestimmte, besonders gefährdete Zielgruppen spezialisiert. Neben Kursen für Büroberufe werden von ihm vor allem für alle Beschäftigen „rund um den Zahn" (Zahnärzte, Assistenz und Zahntechniker), Krankenpfleger und Friseure Spezialseminare und Beratungsveranstaltungen durchgeführt.

Die dabei gewonnenen Kenntnisse über die vielfältigen, im Prinzip aber immer gleichen Probleme mit dem Rücken und die von ihm mit großem Erfolg angewandten Übungen hat er zusammen mit wertvollen Praxistipps in diesem vierten Buch zusammengefasst.